Anthroposophische Medizin

ANTHROPOSOPHISCHE MEDIZIN

Ein Weg zum Patienten

Beiträge aus der Praxis anthroposophischer Ärzte, Therapeuten, Pflegender und Pharmazeuten

Herausgegeben von
Dr. med. Michaela Glöckler,
Dr. med. Jürgen Schürholz
und Martin Walker

Verlag Freies Geistesleben

Die Deutsche Bibliothek – CIP-Einheitsaufnahme

Anthroposophische Medizin: ein Weg zum Patienten; Beiträge aus der Praxis anthroposophischer Ärzte, Therapeuten, Pflegender und Pharmazeuten / hrsg. von Michaela Glöckler. – Stuttgart: Verlag Freies Geistesleben, 1993

ISBN 3-7725-1183-X

NE: Glöckler, Michaela [Hrsg.]; Medizin

Einband: Walter Schneider unter Verwendung von Fotos der Werbeagentur Eberle

Alle Fotos, sofern nicht im Bildnachweis angegeben: Werbeagentur Eberle GmbH, Schwäbisch Gmünd

Druck: Greiserdruck, Rastatt

Inhalt

MARTIN WALKER
Zur Entstehung dieses Buches . . . 11

Teil 1: Die Grundlagen der anthroposophischen Medizin

DR. MED. MICHAELA GLÖCKLER
Einleitung 15
Anthroposophische Medizin. Ein Weg zum Patienten 15
Entstehungsgeschichte der anthroposophischen Medizin 18
Das integrative Konzept 21
Der mündige Patient 25

DR. MED. JÜRGEN SCHÜRHOLZ
Die anthroposophischen Ärzte – ihr Selbstverständnis 29

Teil 2: Die anthroposophische Medizin in der Praxis

DR. MED. MICHAEL LAMERDIN
Gebären und geboren werden . . . 35
Die Entbindung der Mutter 36
Die Geburt des Kindes 40
Geburtshilfe 44

DR. MED. RENÉ MADELEYN
Neugeborenen-Medizin 54
Rooming-in 54
Neugeborenen-Medizin und Technik 57
Das Neugeborene – ganz Sinneswesen 59

DR. MED. MICHAELA GLÖCKLER
Kinderheilkunde und schulärztliche Tätigkeit 62

CHRISTINE PFLUG
Biographiearbeit 70
Das Wachwerden für die eigene Biographie 70
Was ist heute eine Biographie? 71
Welche Rolle spielen Krankheiten in der Biographie? 73
Grundlagen und Ziele der Biographiearbeit 75
Der übende Umgang mit der Biographie 80

MARKUS TREICHLER
Die anthroposophischen Kunsttherapien 83
Welche Rolle spielt das Künstlerische in unserer Gesellschaft? 83
Wie können wir Krankheiten verstehen? 84
Was ist Heilung? 85
Worum geht es bei den künstlerischen Therapien? 86
Worauf kommt es bei den Kunsttherapien an? 89

SUSANNE REINHOLD
Musiktherapie in der Intensivmedizin 93
«Der leiseste Ton ist der lauteste ...» 93
Welches Instrument ist das richtige? 94
Zu Herzinfarkt und Schlaganfall – zwei Fallbeispiele 97
Die Schlüsselrolle des Atems 98
Zwischen Leben und Bewußtsein 99
Anwendungsbereiche der Musiktherapie 100

PIRKKO OLLILAINEN
Heileurythmie im Krankenhaus 101
Heileurythmie auf der chirurgischen Intensivstation 102
Behandlungsbeispiel nach einem Schädel-Hirn-Trauma 102
Anwendungsgebiete der Heileurythmie 103
Behandlung des Asthma 104
Behandlung der primär chronischen Polyarthritis 105

MARKUS TREICHLER
Psychosomatische Medizin 107
Was heißt psychosomatisch? 107
Was ist eine psychosomatische Krankheit? 107
Was ist eine psychosomatische Behandlung? 112
Was ist das Besondere der anthroposophischen Psychosomatik? 113

DR. MED. KARL-HEINZ RUCKGABER
Psychosomatische Jugendmedizin 117
Das Behandlungskonzept 118

DR. MED. JÜRGEN SCHÜRHOLZ
Chronische Krankheiten – Krebs und Rheuma 121
Zu den Ursachen der Krebserkrankung 121
Die Misteltherapie 123
Rheuma – zum Krankheitsbild 126
Das Erscheinungsbild 128
Der therapeutische Ansatz 129

DR. MED. HERTHA LAUER
Angst und Psychosen 131

MARTIN STRAUBE
Zum Krankheitsbild der erworbenen Immunschwäche AIDS 136
Eine Krankengeschichte 136
Welche Botschaft vermittelt das Krankheitsbild AIDS? Was können wir alle daran lernen? 137

JOHANNES DENGER
Heilpädagogik und Sozialtherapie auf anthroposophischer Grundlage 140
Integration: Normalisierung oder Individualisierung? 140
Seelenpflege 140
Arbeitsformen 142
Sozialtherapie 144
Menschen brauchen Menschen 144

DR. MED. DIETER KISSEL / RUMI REITSMA
Der alte Mensch – Pflege und Therapie 147

DR. MED. HANS WERNER
Anthroposophische Sterbekultur 155
Das Sterben 156
Sterbeerfahrung 159
Sterbebegleitung 161
Die Begleitung der Gestorbenen 163

Teil 3: Die Aus- und Weiterbildung

THOMAS MCKEEN
Das Anthroposophische Ärzteseminar an der Filderklinik 167

DR. MED. ROSSELKE ZECH
Das Ärzteseminar an der Lukas-Klinik in Arlesheim 172

URSULA ZIEGENBEIN
Die Heileurythmie-Ausbildung e.V., Stuttgart 174
Charakterisierung der Heileurythmie 174
Heileurythmie-Ausbildung in Stuttgart 175
Studienplan 176
Ausbildungskollegium und Fachdozenten 176

DÖRTHE KRAUSE-KÜMMELL
Die Erweiterung der Pflege durch Anthroposophie 177
Die Ausbildung in der Pflege 177
Das Ausbildungsinstitut für Krankenpflege am Gemeinschaftskrankenhaus 179
Ausbildungsschwerpunkte 180
Gesichtspunkte zur Pflege als Kunst 180
Bildung des Interesses an der Vielfalt menschlichen Lebens: Die Jahresarbeit 183
Praxisanleitung 183
Rückblick und Zukunft 185

Sabine Ried
Die Altenpflegeausbildung – eine Herausforderung in unserer Zeit 186
Einleitende Gesichtspunkte zur heutigen Situation in der Altenhilfe 186
Die konventionelle Altenpflegeausbildung 187
Eine Altenpflegeausbildung auf anthroposophischer Grundlage 188
Die Arbeit mit dem alten Menschen 190
Entwicklung im Berufsalltag und die notwendige seelische Hygiene 193
Ausblick 194

Teil 4: Die Heilmittel in der anthroposophischen Medizin

Dr. med. Jürgen Schürholz
Heilmittelfindung und Heilmittelherstellung 197
Verwandtschaft zwischen Mensch und Natur 197
Naturkräfte bewirken Heilungsvorgänge 200
Zur Heilmittelherstellung 201
Die Sonderstellung des Potenzierens 204

Dr. med. Jürgen Schürholz
Die anthroposophischen Heilmittelhersteller 207

Marc Wethmar
Weleda – Im Einklang mit Mensch und Natur 209
Wir sind für die Welt verantwortlich, in der wir leben 211
Natürliche Rohstoffe 211
Sinnvoll heilen und pflegen 213
Heilmittel 214
Körperpflegepräparate 214
Was wir unter Qualität verstehen: Leben verbinden 215
Was ist «Leben»? 215

Michael Werner
Zur Mistelpräparatherstellung im Verein für Krebsforschung . . 217

Dr. med. Heinz-Hartmut Vogel
Die Wala-Heilmittel GmbH . . . 220
Die historisch-geistesgeschichtlichen Hintergründe der Wala 220
Die soziale Gestalt 223

Dr. med. Dietrich Schlodder
Die Helixor Heilmittel GmbH & Co. in Rosenfeld 225

Dr. med., Dr. phil. Dieter Kissel
Novipharm Austria 228
Von der Ernte zur Ampulle 229
Die Verwirklichung einer Idee und der krebskranke Mensch 231
Misteltherapie ist ganzheitliche Therapie 232

THOMAS-CHRISTOPH GÖTTE / ARMIN SCHEFFLER
Abnoba Heilmittel GmbH. 233

HEINRICH W. BRETTSCHNEIDER
Das Carl Gustav Carus-Institut. . 240

Teil 5: Patienten helfen sich selbst

EKKEHARD VON BLÜCHER
Der Verein für ein erweitertes Heilwesen – eine anthroposophische Patientenbewegung 247

Wie und wo wir arbeiten 247
Unsere Aufgaben: Studienveranstaltungen, Bücher, Informationsschriften 248
Arztpraxen, Therapeutika, Krankenwohnungen 249
Die anthroposophische Medizin in der politischen Auseinandersetzung 249
Die Therapiefreiheit in der Krankenversicherung 250
Sie können mithelfen! 251

Teil 6: Nachwort

DR. MED. MICHAELA GLÖCKLER
Anthroposophie und die Zukunft der Medizin 255

Teil 7: Wo finde ich was?

Adressenteil 261
1. Anthroposophische Ärzte . . 261
1.1. Deutschland 261
1.2 International 261
2. Klinische Einrichtungen . . . 263
2.1 Deutschland 263
2.2 International 265
3. Therapeutika in Deutschland 266
3.1 Heileurythmische Behandlung 266
4. Heilpädagogik und Sozialtherapie 266
5. Altenpflegestätten, Altenheime 267
6. Ausbildungsstätten 269
6.1 Ärztliche Fortbildung 269
6.2 Ausbildung Krankenpflege . 270
6.3 Ausbildung Altenpflege 270
6.4 Massage und Hydrotherapie 270
6.5 Künstlerische Therapie 270
6.6 Heileurythmie 271
6.7 Ernährungslehre und Küchenpraxis 272
6.8 Heilpädagogik und Sozialtherapie 272
7. Anthroposophische Hersteller von Heil- und Pflegepräparaten . . 273
8. Patientenorganisationen . . . 273

Literaturverzeichnis 274
Bild- und Textnachweis 283
Über die Autoren 285
Sachregister 290

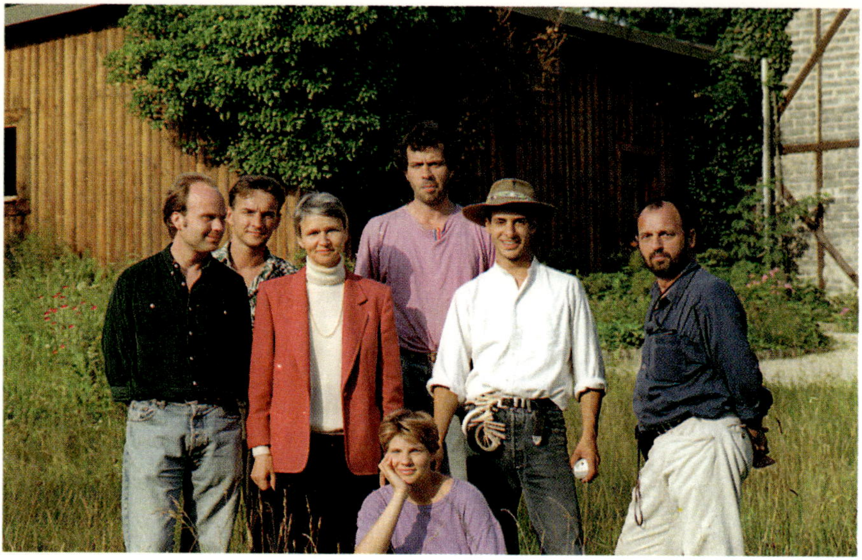

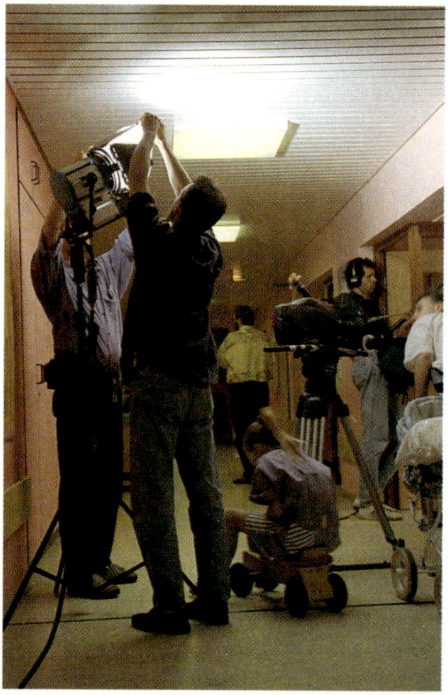

oben:
Das Filmteam mit der Herausgeberin Michaela Glöckler (Dritte von links)

links: Bei den Dreharbeiten zum Film «Anthroposophische Medizin»

Zur Entstehung dieses Buches

Die Münchner Filmproduktionsgesellschaft Hermes wandte sich an die anthroposophische Bewegung mit der Bitte, an dem Filmprojekt **Kunst des Heilens, Kunst des Lebens** mitzuarbeiten. Neben verschiedenen Filmen aus den alternativen Therapiebereichen sollte auch die anthroposophisch erweiterte Medizin dargestellt werden. Die Herausgeber ergriffen die Gelegenheit, die Mitarbeit an dem Filmprojekt durch die Arbeit an diesem Buch zu ergänzen. Ziel war es, die in dem Medium Film nur oberflächlich berührten Fragen dadurch zu vertiefen und so eine umfassendere Information über die anthroposophische Medizin anzubieten.

Der Informationsteil im Anhang ermöglicht es, sich auch direkt an die einzelnen Einrichtungen wenden zu können.

Wir hoffen, mit diesem Buch einerseits den vielen mündigen, zur Selbstverantwortung bereiten Menschen den Einstieg in das Verständnis der anthroposophischen Medizin zu erleichtern. Andererseits können die hier zur Darstellung gekommenen Anregungen den im medizinischen Bereich Tätigen die Möglichkeit geben, auf dem eigenen Arbeitsgebiet etwas zur Erweiterung der Heil- und Pflegekunst zu tun. Möge dieses Buch mitwirken, zu einer zeitgemäßen, humanen Medizin zu kommen.

Martin Walker

Teil 1:

Die Grundlagen der anthroposophischen Medizin

Dr. med. Michaela Glöckler

Einleitung

Anthroposophische Medizin. Ein Weg zum Patienten

Dem Arzt fällt heute die Aufgabe zu, in viel umfassenderer Weise, als dies bisher geschehen ist, den einzelnen Menschen auf seine Mitverantwortung für die eigene Gesundheit hinzuweisen.

Die aktuelle Diskussion um grundlegende Reformen des Gesundheitswesens hat nicht nur viele Mißstände aufgedeckt, sondern auch eines sehr deutlich gezeigt: Selbst die besten Ideen für eine Neustrukturierung des Gesundheitswesens werden keine befriedigende Kostenregulierung bewirken, wenn sich nicht der Hauptbetroffene, nämlich der Kranke selbst, d.h. jeder einzelne von uns als potentieller Patient, seiner Mitverantwortung für das Gesundheitswesen bewußt wird.

Es ist eine Illusion zu glauben, daß die Hauptursachen für die Kostenexplosion in dem immer höheren technischen Aufwand der Diagnoseverfahren einerseits oder dem Gewinnstreben der pharmazeutischen Industrie und der Ärzteschaft andererseits zu suchen sind. Denn würde sich hier «der mündige Patient» als Regulator empfinden, der sich selbst auch Gedanken zur Gesundheitsvorsorge sowie zu bestimmten diagnostischen und therapeutischen Verfahren macht, dann wäre dies der erfolgversprechendste Faktor für eine Neuordnung des Gesundheitssystems und die notwendige Kostendämpfung.

Rudolf Steiner hat schon 1920 in seinem Vortrag vom 7. April «Die Hygiene als soziale Frage»[1] eine Demokratisierung des Gesundheitswesens gefordert, in dem Ärzte, Hersteller und Verbraucher, d.h. die Patienten, in ihrer gemeinsamen Verantwortung für das Gesundheitswesen tätig werden. Den Ärzten wies er hierbei die Aufgabe zu, in viel um-

1 Siehe in: Rudolf Steiner, *Geisteswissenschaft und Medizin,* GA 312.

Anthroposophische Ärzte sind bemüht, die Behandlung der Kranken, soweit es irgend möglich ist, in den häuslichen Bereich zu verlegen und das Einrichten von Krankenwohnungen zu fördern, so daß Krankenhausaufenthalte nur da empfohlen werden, wo dies unumgänglich ist.

fassenderer Weise, als dies bisher geschehen ist, den einzelnen Menschen auf seine Mitverantwortung für die eigene Gesundheit hinzuweisen und einen wesentlichen Schwerpunkt der medizinischen Versorgung im Bereich der Präventivmedizin, d.h. der Krankheitsvorsorge, zu sehen.

Dieser Zielsetzung fühlt sich die anthroposophische Medizin seit ihrer Begründung im Jahre 1920 verpflichtet. So bringt ein anthroposophischer Heilmittelhersteller nicht von sich aus Medikamente auf den Markt, für die dann bei der Ärzteschaft geworben wird. Vielmehr stellt er nur dasjenige her, was aus der therapeutischen Zielsetzung für die Arbeit am Patienten gefragt und gebraucht ist.

Die Ärzte verstehen ihre Aufgabe ebenfalls ganz im Dienste des Patienten. Ob eine Untersuchung angezeigt ist oder nicht, entscheidet die individuelle Situation, in der sich der Kranke befindet, und nicht ein Schema mit routinemäßigen Kontrollen. Es verzichten auch viele anthroposophische Ärzte auf die Installation von kostspieligen diagnostischen Apparaturen in ihrer eigenen Praxis und überweisen die Patienten lieber zur Untersuchung an

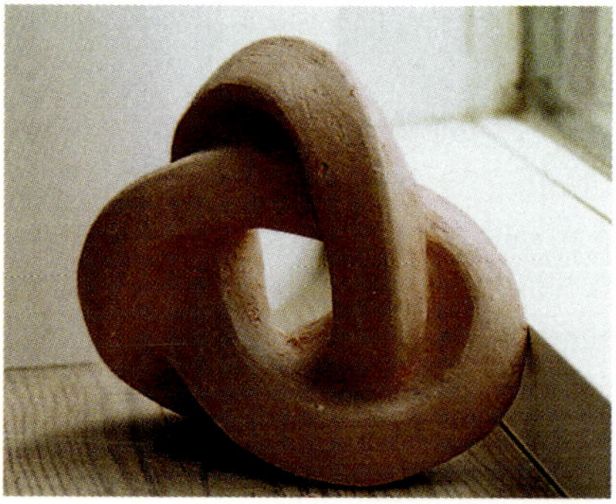

Anregende Formen verkürzen die Zeit im Wartezimmer

dafür eingerichtete größere Zentren, wenn es wirklich angezeigt ist.

Auch wenn dies bisweilen dazu führt, daß anthroposophische Praxen nicht die wirtschaftlichen Strukturen anderer Praxen aufweisen, ist dies sachlich notwendig. Denn ein solches Vorgehen würde – wenn es von den Ärzten allgemein gutgeheißen wäre – zu einer Zunahme qualifizierter Diagnosezentren und zugleich zu einer deutlichen Reduktion der Untersuchungshäufigkeit auf das wirklich notwendige Maß führen. Anthroposophische Ärzte sind auch bemüht, die Behandlung der Kranken, soweit es irgend möglich ist, in den häuslichen Bereich zu verlegen und das Einrichten von Krankenwohnungen zu fördern, so daß Krankenhausaufenthalte nur da empfohlen werden, wo dies unumgänglich ist.

Symptomatisch wirkende Heilmittel zur Hemmung von Entzündungen (Antibiotika), zur Fiebersenkung (Antipyretika), zur Schmerzlinderung, zur Substitution fehlender körpereigener Stoffe oder aber bewußtseinsdämpfende bzw. -anregende Substanzen kommen nur da zur Anwendung, wo die Anregung der Selbstheilungskräfte des Patienten und das Aufrufen seiner Eigenaktivität in der Bekämpfung der Krankheitserscheinungen nicht zureichend sind. Auch werden nur Medikamente verordnet, die der Kranke auch einzunehmen bereit ist. Wieviele Präparate werden heute verschrieben, die der Betroffene, nachdem er den Beipackzettel mit der Anzeige der Nebenwirkungen gelesen hat, gar nicht verwendet, sondern zu Hause lagert oder wegwirft.

Mangelnde Aufklärung dem Kranken gegenüber und Zeitdruck – nicht zuletzt auch aus wirtschaftlichen Gründen – haben zu einer nicht patientengerechten Medizin geführt.

Mangelnde Aufklärung dem Kranken gegenüber und Zeitdruck – nicht zuletzt auch aus wirtschaftlichen Gründen – haben zu einer nicht patientengerechten Medizin geführt. Anthroposophische Medizin ist bestrebt, all ihre Maßnahmen als einen Weg zu verstehen, dem kranken Menschen würdig zu begegnen und zu tun, was möglich

ist, um ihn selbst an der Überwindung seiner Krankheit mit zu beteiligen.
Die in diesem Buch zusammengestellten Beiträge anthroposophischer Ärzte und Therapeuten geben Einblick in die Praxis der anthroposophischen Medizin auf verschiedenen Arbeitsfeldern. Sie wollen aber auch zeigen, daß vieles von dem, was sich in der Praxis bewährt hat, auch von allgemeinem Interesse ist und damit zu einer Vermenschlichung der Medizin und zur Demokratisierung des Gesundheitswesens beiträgt. Im Selbstverständnis anthroposophischer Arbeitsweise liegt es, gerade über den Bereich anthroposophischer Einrichtungen hinaus, bei der Lösung aktueller Probleme mitzuarbeiten. Wenn die hier vorgelegten Beiträge und Illustrationen dazu eine Anregung geben können, ist der Zweck dieses Buches erfüllt.

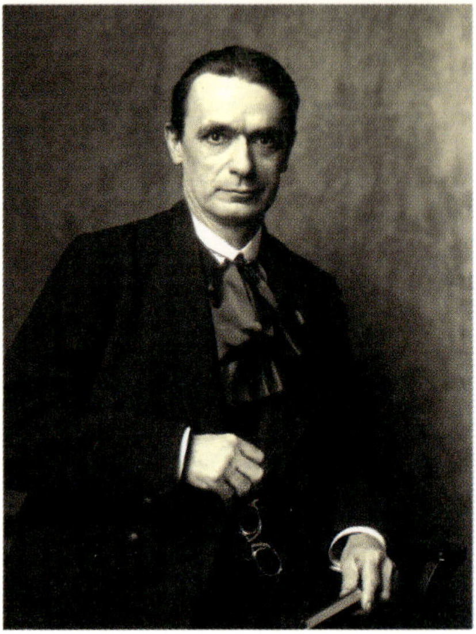

Rudolf Steiner (1861 – 1925)
Begründer der Anthroposophie

Entstehungsgeschichte der anthroposophischen Medizin

Anthroposophie heißt, wörtlich aus dem Griechischen übersetzt: Menschenweisheit.
Rudolf Steiner (1861-1925) wählte diesen Namen für die von ihm begründete Wissenschaft von Seele und Geist des Menschen. Diese Wissenschaft hat ihre philosophischen Grundlagen in den Werken «Grundlinien einer Erkenntnistheorie der Goetheschen Weltanschauung», «Wahrheit und Wissenschaft» und «Philosophie der Freiheit», die Steiner bereits während seines Studiums konzipierte und zum Teil auch schon niederschrieb.
Nach der Jahrhundertwende folg-

ten dann die großen geisteswissenschaftlichen Grundwerke: «Die Geheimwissenschaft im Umriß», «Theosophie», «Das Christentum als mystische Tatsache» und «Wie erlangt man Erkenntnisse der höheren Welten?».

Hier wird zum einen die gemeinsame Entwicklungsgeschichte von Erde, Weltall und Mensch dargestellt. Zum andern werden die methodischen Voraussetzungen der Geisteswissenschaft erläutert sowie Anweisungen zur eigenständigen Forschung auf geistigem Felde gegeben. In den Jahren 1910-1917 setzte Rudolf Steiner seine geisteswissenschaftlichen Forschungsergebnisse künstlerisch um. Er inaugurierte in Zusammenarbeit mit seiner Frau und Mitarbeiterin Marie Steiner-von Sivers (1867-1948) die neue Bewegungskunst Eurythmie sowie eine damit verbundene Sprachgestaltung und Bühnenkunst.

Er schrieb auch selbst vier große Schicksalsdramen (Mysteriendramen) und konzipierte architektonisch und künstlerisch den Goetheanumbau in Dornach/Schweiz mit seinem 1000 Menschen fassenden Saal und der repräsentativen Bühne. Im Zusammenhang mit der Konzeption des Goetheanumbaus entstanden auch plastische und malerische Kunstwerke sowie Entwürfe für

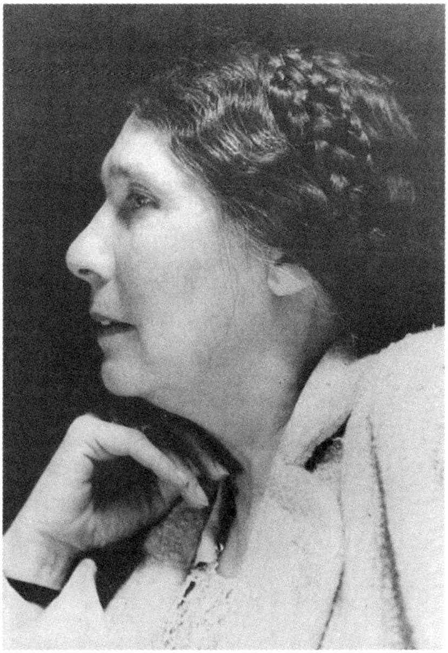

Ita Wegman (1876-1943) war die erste Ärztin, die die Anregungen Rudolf Steiners für die Medizin klinisch umsetzte.

farbige Glasfenster mit Motiven aus der Entwicklungsgeschichte der Menschheit, die in der künstlerischen Welt der Zwanziger- und Dreißigerjahre Aufsehen erregten und bis heute eine Fülle von Anregungen und Hinweisen bergen für die Ausbildung malerischer und plastischer Fähigkeiten.

Gegen Ende des Ersten Weltkrieges kam es wiederum zu einem neuen Entwicklungsschritt der anthroposo-

Die Ausrichtung am Wesen des Menschen und seinen seelischen und geistigen Bedürfnissen macht diese Medizin so patientenzentriert und menschenfreundlich.

phischen Arbeit. Vertreter verschiedenster Berufe – Ärzte, Lehrer, Fabrikbesitzer, Landwirte, Biologen, Physiker, Chemiker, aber auch Theologen – wandten sich an Rudolf Steiner mit der Bitte um Anregungen aus der anthroposophischen Geisteswissenschaft für die verschiedenen Arbeitsfelder und Berufe.

Daraufhin hielt Steiner eine größere Anzahl von Fachkursen ab, auf deren Grundlage dann das ausgedehnte soziale Engagement möglich wurde, durch welches die Anthroposophie heute international bekannt geworden ist. Zu diesen Aktivitäten gehört auch die anthroposophische Medizin und Pharmazie. Hierzu gab Steiner in den Jahren 1920 bis 1924 die geisteswissenschaftlichen Grundlagen in Form von Kursen, die er für interessierte Ärzte und Pharmazeuten abhielt.

Ita Wegman (1876-1943) war die erste, die die Anregungen Rudolf Steiners für die Medizin klinisch umsetzte, indem sie ein klinisch-therapeutisches Institut begründete, in dem Kranke stationär aufgenommen werden konnten und dem ein pharmazeutisches Laboratorium angegliedert war. Später wurden daraus die bekannte Ita Wegman-Klinik in Arlesheim / Schweiz sowie der Heilmittelbetrieb Weleda.

Parallel zu dieser Entwicklung wurden in Stuttgart von einer Ärztegruppe ebenfalls ein klinisch-therapeutisches Institut und ein Heilmittellabor gegründet; sie sind die Vorläufer der heutigen Filderklinik sowie

Das therapeutische Spektrum reicht von den Methoden der Schulmedizin (einschließlich der intensivmedizinischen Versorgung) über die verschiedenen fachärztlichen Disziplinen: Chirurgie und Anästhesie, Neurologie und Psychiatrie, Innere Medizin, Pädiatrie, Gynäkologie, Dermatologie, Orthopädie sowie Hals-, Nasen-, Ohren- und Augenheilkunde bis hin zur Zahn- und Kieferheilkunde.

Heute gibt es allein in Deutschland über 1000 Arztpraxen und Therapeutika, in denen anthroposophische Medizin praktiziert wird.

des später nach Schwäbisch Gmünd verlegten großen Heilmittelbetriebes Weleda/Deutschland.

Ita Wegman wurde von Rudolf Steiner in der 1923 begründeten Freien Hochschule für Geisteswissenschaft am Goetheanum zur Leiterin der Medizinischen Sektion ernannt. Gemeinsam mit ihr schrieb er das Buch «Grundlegendes für eine Erweiterung der Heilkunst nach geisteswissenschaftlichen Erkenntnissen».

Heute gibt es allein in Deutschland über 1000 Arztpraxen und Therapeutika, in denen anthroposophische Medizin praktiziert wird. Kliniken und klinikähnliche Einrichtungen sind außer in Deutschland und der Schweiz auch in Schweden, England, Holland, Italien sowie in Nord- und Südamerika entstanden.

Das integrative Konzept

Aus der Entstehungsgeschichte der anthroposophischen Medizin geht hervor, daß es sich hierbei nicht um eine Alternativmedizin handelt.

Vielmehr versteht sie sich als eine Erweiterung der naturwissenschaftlichen Medizin durch anthroposophische Forschungsmethoden. Die dadurch bewirkte Ausrichtung am Wesen des Menschen und seinen seelischen und geistigen Bedürfnissen macht diese Medizin so patientenzentriert und menschenfreundlich. Alle Maßnahmen werden an den in-

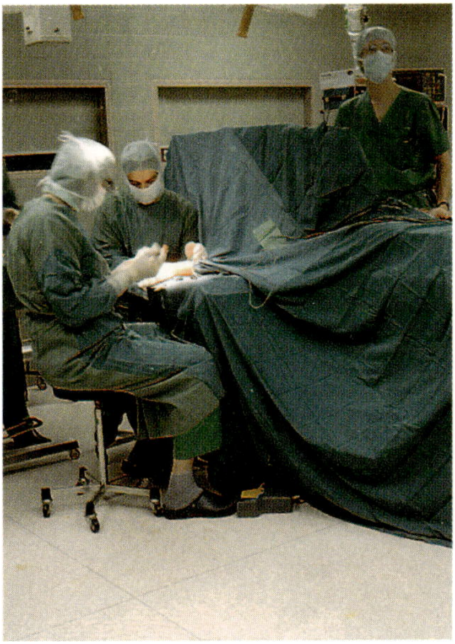

Blick in den OP eines anthroposophischen Krankenhauses

Es wird großer Wert darauf gelegt, den Kranken in umfassender Weise über seinen Zustand zu informieren und ihn, soweit dies möglich ist, aktiv am Gesundungsprozeß zu beteiligen.

dividuellen Bedürfnissen des Kranken orientiert. Dogmatik und Schematismus kann es schon aus diesem Grunde weder in der Diagnostik noch in der Therapie geben.

Vielmehr wird das diagnostische und therapeutische Konzept am konkreten Einzelfall immer wieder neu entwickelt, und die einzelnen Schritte werden auf ihre tatsächliche Notwendigkeit hin überprüft. Auch wird großer Wert darauf gelegt, den Kranken in umfassender Weise über seinen Zustand zu informieren und ihn, soweit dies möglich ist, aktiv am Gesundungsprozeß zu beteiligen.

Dabei reicht das therapeutische Spektrum von den Methoden der Schulmedizin (einschließlich der intensivmedizinischen Versorgung) über die verschiedenen fachärztlichen Disziplinen: Chirurgie und Anästhesie, Neurologie und Psychiatrie, Innere Medizin, Pädiatrie, Gynäkologie, Dermatologie, Orthopädie sowie Hals-, Nasen-, Ohren- und Augenheilkunde bis hin zur Zahn- und Kieferheilkunde, die ebenfalls durch die anthroposophischen Ideen eine Erweiterung ihres therapeutischen Spektrums erfahren

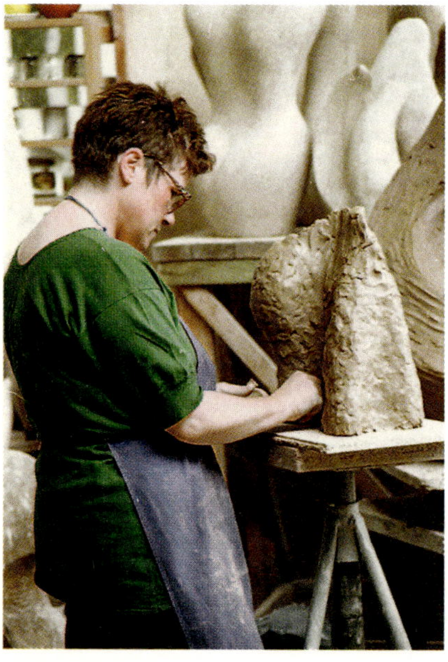

Therapeutisches Plastizieren

Der Begriff «Selbstheilungskräfte» wird durch die Methoden der anthroposophischen Geisteswissenschaft differenziert beschrieben als Tätigkeiten des Lebens-, Seelen- und Geistorganismus.

hat. Wo die Selbstheilungskräfte des Organismus nicht hinreichen, werden die bewährten schulmedizinischen Methoden zur Behandlung des physischen Leibes eingesetzt.
Wo jedoch die Selbstheilungskräfte zur Eigentätigkeit angeregt und unterstützt werden können, finden entsprechend andere therapeutische Verfahren Anwendung. Der Begriff «Selbstheilungskräfte» wird durch die Methoden der anthroposophischen Geisteswissenschaft differenziert beschrieben als Tätigkeiten des Lebens-, Seelen- und Geistorganismus.
In der anthroposophischen Terminologie werden sie als Ätherleib (Lebenstätigkeit), Astralleib (Seelentätigkeit) und Ich-Organisation (geistige Tätigkeit) beschrieben und Wesensglieder genannt.[1]

1 Siehe dazu das Buch *Theosophie* von Rudolf Steiner. GA 10.

Ich-Organisation:	Funktionsordnung, die den menschlichen Körper zum Träger der geistigen Individualität macht
Seelenleib:	Funktionsordnung, die den menschlichen Körper zum Träger seelischer Kräfte (Denken, Fühlen und Wollen) macht
Lebensleib:	Funktionsordnung, die den menschlichen Körper zum Träger individuellen Lebens macht
Physischer Leib:	Funktionsordnung, die den menschlichen Körper zum Träger mineralischer Substanzen macht

Der Leib unterliegt dem Gesetz der Vererbung; die Seele unterliegt dem selbstgeschaffenen Schicksal. Und der Geist steht unter dem Gesetz der Wiederverkörperung, der wiederholten Erdenleben. – Unvergänglich ist der Geist; Geburt und Tod walten nach den Gesetzen der physischen Welt in der Körperlichkeit; das Seelenleben, das dem Schicksal unterliegt, vermittelt den Zusammenhang von beiden während eines irdischen Lebenslaufes.

Rudolf Steiner

Sie ergeben zusammen mit dem physischen Leib als viertem Wesensglied erst den ganzen Menschen in leiblicher Hinsicht. Ätherleib, Astralleib und Ich-Organisation können nun direkt mit Hilfe äußerer Anwendungen und homöopathischer oder aus anthroposophischer Erkenntnis stammender Heilmittel aus dem Mineral-, Pflanzen- und Tierreich therapeutisch beeinflußt werden.

Diese Heilmittel kommen in Form von Wickeln, Einreibungen, Teil- und Vollbädern zur Anwendung oder aber innerlich in den in der Medizin üblichen Darreichungsformen bis hin zu subkutanen und intravenösen Injektionen.

Eine breite Verwendung finden auch die künstlerischen Therapien. Hier ergibt die anthroposophische Menschenerkenntnis den direkten Zusammenhang der künstlerischen Gesetzmäßigkeiten mit den Bilde- und Funktionsgesetzen des menschlichen Körpers bzw. seiner Wesensglieder.

Dadurch sind die menschenkundlichen Grundlagen gegeben, um die künstlerischen Therapien nicht nur als psychotherapeutische Methoden einzusetzen, sondern die verschiedenen Künste auch gezielt bei organischen Erkrankungen zur Anwendung zu bringen.[1]

Zu den genannten Verfahren kommt auch noch die Gesprächstherapie hinzu, basierend auf der anthroposophischen Erkenntnis der Gesetzmäßigkeiten des menschlichen Lebenslaufes (siehe das Kapitel zur Biographiearbeit S. 70ff.).

Auch eine pastoralmedizinische Be-

1 Vgl. Markus Treichler: Die künstlerischen Therapien der anthroposophisch erweiterten Medizin in: Zentrum für Dokumentation von Naturheilverfahren, *Dokumentation der besonderen Therapierichtungen und natürlichen Heilweisen in Europa.* Band 1. 1992 VGM Verlag Bonn.

Der übersinnliche Wesenskern, das Ich, stellt eine geistige Realität dar, mit der auch gerechnet werden kann, wenn die Organe noch nicht oder nicht mehr tauglich sind, dem Menschen im physischen Leben ein Bewußtsein seiner selbst zu vermitteln. So kann das Ich auch mit einem kranken Leib verbunden sein und daran Erfahrungen machen, die für seine innere Entwicklung wichtig sind, selbst wenn sie nicht über das reflektierende Denken registriert werden können.

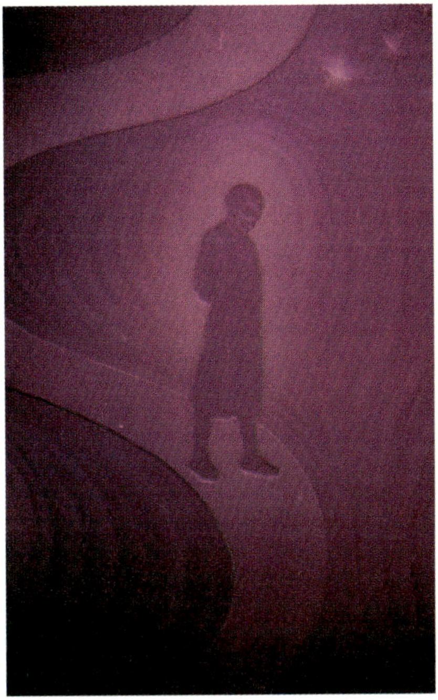

Ausschnitt aus einem Glasfenster am Goetheanumbau

treuung ist möglich, und zwar aufbauend auf Grundlagen, die Steiner für Theologen und Ärzte gemeinsam gegeben hat.

Der mündige Patient

Die anthroposophische Medizin verfügt über neue umfassende Ideen zur Krankheitsvorsorge. Diese schließen auch das Gebiet der Erziehung (Kindergarten und Schule) und Selbsterziehung (Anweisungen zu Selbsterkenntnis und eigenverantwortlichem Handeln) mit ein.

Im Mittelpunkt der Betrachtung steht dabei immer der Kern der menschlichen Persönlichkeit: das Ich. Dieses Ich kann sich seiner selbst mehr oder weniger bewußt sein. In der frühen Kindheit sowie bei bestimmten Bewußtseinsstörungen im Alter fehlt dem Menschen die Möglichkeit, sich selbst reflektieren zu können und dadurch von sich zu wissen.

Wird zu dem Begriff der Mündigkeit der Begriff vom Ich des Menschen als eines geistigen Wesens hinzugefügt, vor dem sich der therapeutisch Tätige mit seinen Maßnahmen zu verantworten hat, so ergibt sich daraus ein neuer Begriff für die menschliche Würde.

Dennoch ist er als Mensch anwesend, da sein übersinnlicher Wesenskern, sein Ich, eine geistige Realität darstellt, mit der auch gerechnet werden kann, wenn die Organe noch nicht oder nicht mehr tauglich sind, dem Menschen im physischen Leben ein Bewußtsein seiner selbst zu vermitteln.

So kann das Ich auch mit einem kranken Leib verbunden sein und daran Erfahrungen machen, die für seine weitere Entwicklung wichtig sind, selbst wenn sie in diesem Leben nicht mehr über das reflektierende Denken bewußt gemacht werden können.

Unter Mündigkeit verstehen wir gewöhnlich die Tatsache, daß ein Mensch in der Lage ist, die volle Verantwortung für sein Handeln zu übernehmen und sich für Fehlverhalten gegebenenfalls strafrechtlich zu verantworten.

Wird jedoch nur der Mensch als vollgültig angesehen, der zur bewußten Selbstverantwortung in der Lage ist, so führt dies dazu, Menschen, denen dies nicht möglich ist – die Unmündigen –, unter Umständen mit einem Mangel an Respekt vor ihrer geistigen Persönlichkeit zu begegnen. Hiervon sind dann insbesondere Kinder, alte Menschen und psychisch Kranke betroffen.

Wird jedoch zu dem Begriff der Mündigkeit der Begriff vom Ich des Menschen als eines geistigen Wesens hinzugefügt, vor dem sich der therapeutisch Tätige immer mit seinen Maßnahmen zu verantworten hat, so ergibt sich daraus ein neuer Begriff für die menschliche Würde.

Es fällt aber auch ein klärendes Licht auf die Bedingungen für Krankheitsentstehung und Heilverlauf. Denn diese sind nicht zu trennen von der aktuellen Entwicklungssituation des betreffenden Menschen.

Wie oft wird gefragt: Warum mußte gerade ich diese Krankheit bekommen? Oder: Warum hat mein Kind diese schwere Behinderung? Oder: Wie kommt es, daß Leiden und Freuden so ungerecht verteilt sind?

Im Zentrum auch der meisten Le-

So wenig das christliche Entwicklungsideal: «Ihr werdet die Wahrheit erkennen und die Wahrheit wird euch frei machen» in einem Leben zu verwirklichen ist, so wenig ist es möglich, zu einem Schicksalsverständnis zu kommen, ohne den Gedanken der Wiederverkörperung in die Betrachtung miteinzubeziehen.

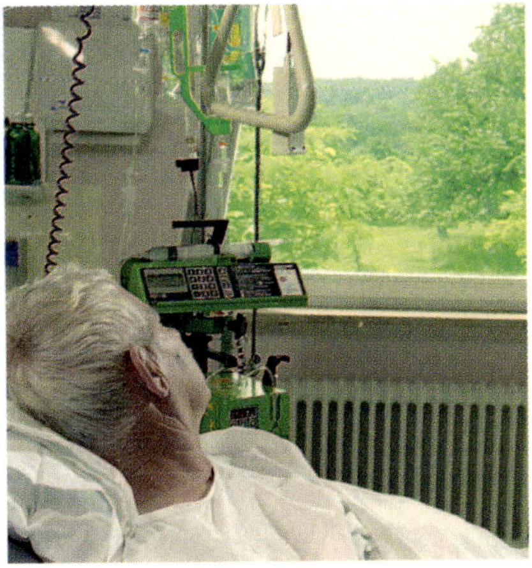

Blick aus dem Fenster einer Intensivstation

benskrisen, die einer psychotherapeutischen Aufbereitung bedürfen, stehen Schicksalsfragen.

Diese sind so lange nicht befriedigend zu lösen, so lange nicht ein klares Wissen um die Gesetzmäßigkeiten der Schicksalsbildung und -gestaltung erarbeitet ist.

Sie werden aber auch so lange nicht befriedigend bearbeitet werden können, so lange wir dem Trend der materialistischen Weltanschauung folgen und das menschliche Leben und Schicksal als mit der Geburt beginnend und mit dem Tode unwiederbringlich endend ansehen.

So wenig das christliche Entwicklungsideal: «Ihr werdet die Wahrheit erkennen und die Wahrheit wird euch frei machen» in einem Leben zu verwirklichen ist – ganz abgesehen davon, daß es viele Menschen gibt, die geistig behindert geboren werden oder sehr früh sterben und gar keine Chance haben, auch nur einfachste Erkenntnisprozesse durchzuführen –, so wenig ist es möglich, zu einem Schicksalsverständnis zu kommen, ohne den Gedanken der Wiederverkörperung in die Betrachtung miteinzubeziehen.

Rudolf Steiners bedeutendste Leistung war es, zu der bloßen Annahme von wiederholten Erdenleben, wie sie von vielen Menschen geteilt wird (z.B. Goethe, Lessing, Friedrich der Große, Stefan Zweig, Wilhelm

Der mündige Patient lernt den Eigenanteil erkennen, den er an seiner Erkrankung hat, und ist dadurch zusätzlich motiviert, seinen Beitrag zur Gesundung zu leisten.

Busch[1]), mit Hilfe seiner Geistesforschung zu einer umfassenden Darstellung der Gesetzmäßigkeiten zu kommen, nach denen sich die wiederholten Erdenleben vollziehen.

Erst die Kenntnis dieser Gesetzmäßigkeiten macht ein vollbewußtes Mitarbeiten am Krankheitsschicksal möglich.

Sie verhilft aber auch zu der Einsicht, daß das Menschen-Ich bereits vor der Geburt aktiv mitwirkt beim Veranlagen bestimmter Krankheitsdispositionen und Schwierigkeiten.

Dies geschieht von einer höheren Bewußtseinswarte aus, als es das an das Gehirn gebundene Gegenstandsbewußtsein und Alltagsdenken sind.

Auch Schwierigkeiten im Sozialen lassen sich mit Hilfe dieses Schicksalsbegriffes auf dem Hintergrund wiederholter Erdenleben bewußter aufarbeiten und lösen.

Der mündige Patient lernt den Eigenanteil erkennen, den er an seiner Erkrankung hat, und ist dadurch zusätzlich motiviert, seinen Beitrag zur Gesundung zu leisten.

Die Krankheit ist für ihn nicht mehr nur durch Vererbung oder äußere Faktoren wie Krankheitserreger oder schlechte Hygieneverhältnisse bedingt. Vielmehr sieht er diese inneren und äußeren Bedingungen nur mehr als die auslösenden Faktoren an, wohingegen er in seinem Schicksal und seiner Entwicklungssituation die eigentliche Ursache für die Erkrankung sucht.

Heilung so verstanden bedeutet immer zugleich auch Arbeit an der eigenen Weiterentwicklung. So lernt der Patient sich seiner Krankheit gegenüber als mündig zu fühlen. Er sucht die dafür verantwortlichen Faktoren auch bei sich selbst.

1 Nachzulesen bei Emil Bock: *Wiederholte Erdenleben. Die Wiederverkörperungsidee in der deutschen Geistesgeschichte.* Fischer Taschenbuch 5506, Frankfurt 1981.

Dr. med. Jürgen Schürholz

Die anthroposophischen Ärzte – ihr Selbstverständnis

Durch die Anwendung der anthroposophischen Menschenkunde wird die praktische Arbeit eines jeden Arztes tiefgreifend verändert. Für die Beurteilung von Gesundheit, Krankheit und Heilung stützt er sich damit nicht nur auf die Gesetzmäßigkeiten des Körpers, die nach Maß, Zahl und Gewicht mit naturwissenschaftlichen Methoden erfaßt werden können, sondern er schließt auch die anderen Seinsebenen des Menschen – Leben, Seele und Geist – mit ein.[1]
Die bei der Untersuchung mit den Sinnen wahrgenommenen und mit Apparaten registrierten objektiven Befunde bzw. Daten des Leibes werden durch die subjektive Befindlichkeit der Seele ergänzt. Diese zeigt sich leiblich sowohl in Mimik, Gestik, Körperhaltung und -bewegung als auch in den Veränderungen der körperlichen Funktionen z.B. von Atmung, Puls und Blutdruck. Für den Patienten bleiben diese Vorgänge mehr oder weniger unbewußt. Wie er sich in bezug auf seine Gedanken, Vorstellungen, Gefühle und Willensabsichten befindet, danach muß er gefragt werden.
Jeder Mensch, der in einem bestimmten Moment seiner Biographie schwerer erkrankt und ärztliche Hilfe nötig hat, ist in einer Krisensituation seiner Entwicklung. Diese gilt es

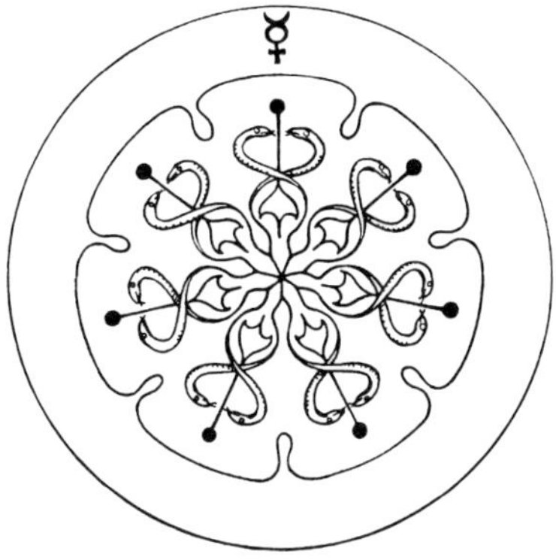

Merkursiegel. Eines der sieben Planetensiegel nach Entwürfen Rudolf Steiners.

1 Eine Darstellung der Anthroposophischen Menschenkunde gibt Rudolf Steiner in seinem Werk *Theosophie. Einführung in übersinnliche Welterkenntnis und Menschenbestimmung.*

Die naturwissenschaftlichen Grundlagen der Medizin unserer Zeit sind für den anthroposophischen Arzt unverzichtbar. Er versteht sich deshalb auch nicht als Alternativ-Mediziner, sondern als ein Arzt, der das Spektrum der modernen Medizin durch die anthroposophische Menschen- und Naturerkenntnis ergänzen will.

neben der körperlichen Konstitution mit ihren krankheitsbedingten Veränderungen so gut wie möglich auch zu erkennen, um wirksame Hilfe leisten zu können. Dazu kann es unerläßlich sein, das soziale und kulturelle Umfeld genauer mit zu erfassen, weil auch sie Einfluß auf Krankheitsverlauf und Heilung haben.

Die naturwissenschaftlichen Grundlagen der Medizin unserer Zeit sind also auch für den anthroposophischen Arzt unverzichtbar. Er versteht sich deshalb auch nicht als Alternativ-Mediziner, sondern als ein Arzt, der das Spektrum der modernen Medizin durch die anthroposophische Menschen- und Naturerkenntnis ergänzen will. Das Studium der Forschungsergebnisse Steiners gibt dem Arzt die Möglichkeit, sich geistig differenzierter zu orientieren. Es erlegt ihm aber auch die Verpflichtung auf, das Erarbeitete selbständig nachzuvollziehen und an der eigenen Lebenserfahrung sowie in der täglichen Arbeit mit den Patienten zu überprüfen.

Der anthroposophische Arzt ist bestrebt, das Arzt-Patienten-Verhältnis individualisiert unter Berücksichtigung der sichtbaren und unsichtbaren Seinsschichten des Menschen zu gestalten. Dadurch entsteht für ihn ein integriertes Bild vom Kranken, woran er letztendlich seine Diagnose stellen, seine Therapie orientieren und auch deren Wirksamkeit beurteilen kann.

Zum Beispiel ergibt sich aus der anthroposophischen Menschenkunde, daß unser Gefühlsleben mit den verschiedenen Rhythmen unseres Organismus, die insgesamt das «Rhythmische System» bilden, eng zusammenhängt bzw. dieses verändert. Die Rhythmen von Schlafen und Wachen, von Atmung und Puls, Nahrungsaufnahme und Ausscheidung werden zu einer wichtigen ärztlichen Betrachtungsebene, die Wesentliches verrät von der Art und Weise, wie Leib und Seele zusammenwirken. Unsere Emotionalität drückt sich leiblich auch in den elastischen und kontraktilen Elementen des Körpers aus, also im Spannungszustand der Muskulatur sowohl außen am Skelett als auch innen in den Körperhöhlen, z.B. im Magen und Darm.

So kann im sinnlich Sichtbaren erfaßt werden, was von unsichtbaren Kräften der Seele herrührt.

Aber auch die Lebensverhältnisse mit ihren Möglichkeiten und Verhinderungen sind von Bedeutung. Wenn ein Patient z.B. ein Magengeschwür hat, so reicht es nicht aus, ihm nur Medikamente und eine Diät zu verordnen; vielmehr müssen Fragen gestellt werden, die darauf abzielen, herauszufinden, was ihm fehlt. Es können fehlen: regelmäßige Mahlzeiten, Ruhe, Rhythmus, die Möglichkeit zu entspannen, Verständnis, Zuwendung, Mut, sich auszusprechen, Klarheit für die eigene Lebenssituation oder der Wille, etwas zu ändern.

Immer ist es das Ziel, die leiblichen Störungen und Veränderungen als Bild seelisch-geistiger Vorgänge sehen und verstehen zu lernen, um umfassend behandeln zu können. Was durch die Krankheit zu lernen ist, inwieweit sie gar zum menschlichen Lebenslauf dazugehört, kann im Sinne eines Selbsterziehungsprozesses auf körperlicher Ebene verstanden werden. Hier tun sich Fragen nach dem Schicksal auf, die der Arzt mit dem Patienten zusammen bearbeiten kann.

Ein Krankheitsverständnis, das sich so ergibt, integriert äußere und innere Ursachen der Krankheitsentstehung. Es führt zu einer Auffassung, die dem Kranken seine Autonomie und Selbstverantwortung zurückgibt. Es rechnet mit dem Leib, der Seele und mit der Individualität, dem «Ich» des Menschen, das als geistiger Wesenskern alle Lebensvorgänge in Leib und Seele zu ordnen und zu integrieren hat. In ganz

Immer ist es das Ziel, die leiblichen Störungen und Veränderungen als Bild seelisch-geistiger Vorgänge sehen und verstehen zu lernen, um umfassend behandeln zu können. Was durch die Krankheit zu lernen ist, inwieweit sie gar zum menschlichen Lebenslauf dazugehört, kann im Sinne eines Selbsterziehungsprozesses auf körperlicher Ebene verstanden werden.

individueller Weise gibt dieses Antworten auf das Leben in allen Seinsschichten, wodurch der einmalige rote Faden einer Biographie erst deutlich hervortritt.

Patienten, die um ihre Selbstverantwortung für den Krankheits- und Heilungsprozeß wissen oder diese auch nur ahnen, suchen immer mehr nach Therapiemöglichkeiten, durch welche die Krankheitssymptome nicht einfach verdrängt werden, sondern wodurch die Krankheitsprozesse gelenkt und die Selbstheilungskräfte unterstützt werden.

Der anthroposophische Arzt – als Allgemein- oder Facharzt – will sich also durch eine erweiterte Natur- und Menschenerkenntnis am kranken Menschen orientieren und ihn entsprechend seiner jeweiligen Krankheits- und Lebenssituation beraten und behandeln. Er bezieht dazu natürliche und künstlerische Verfahren mit ein.

Teil 2:

Die anthroposophische Medizin in der Praxis

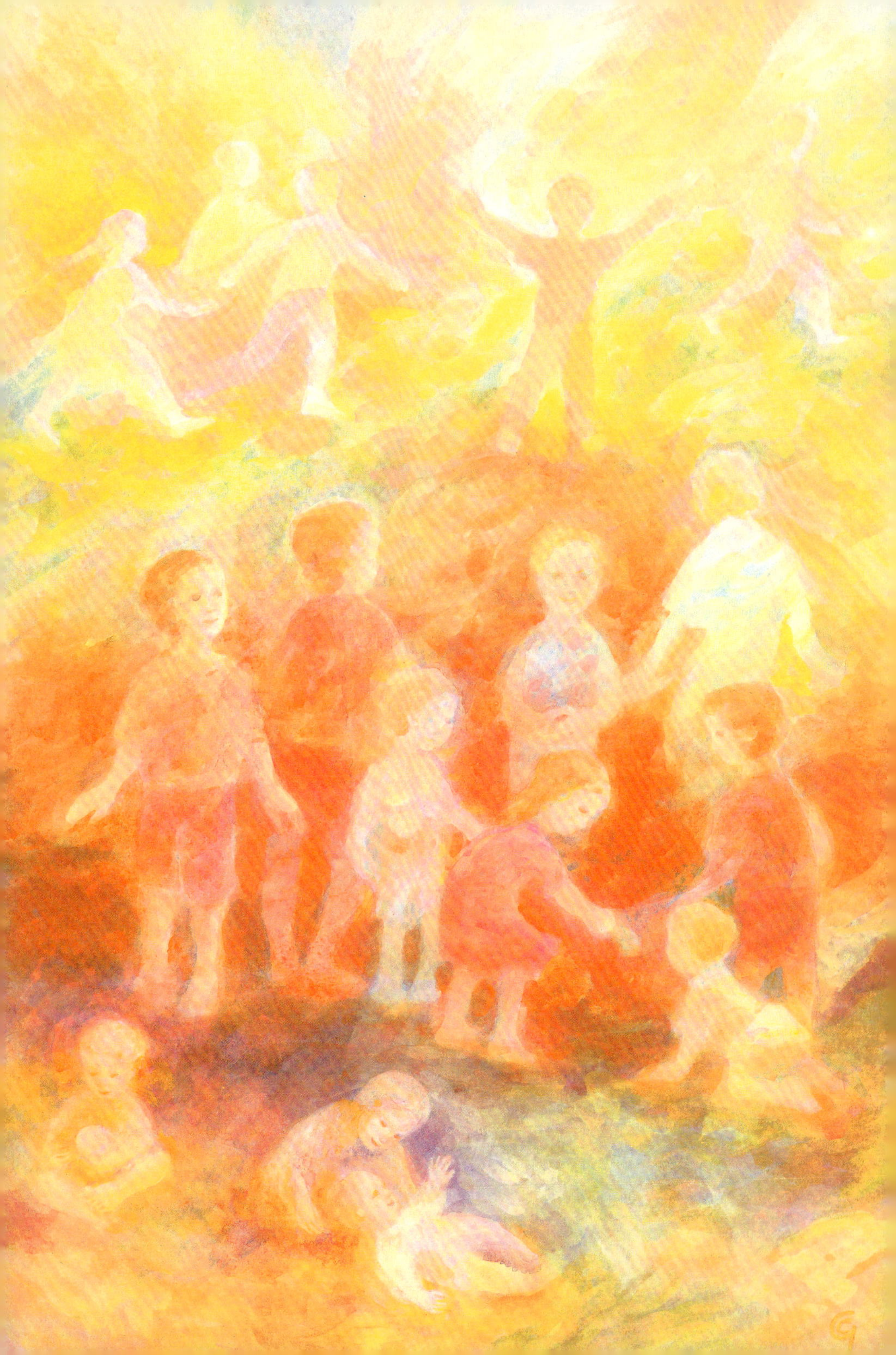

Dr. med. Michael Lamerdin

Gebären und geboren werden

Ein Geheimnis umgibt unser Erdenleben. Die Frage nach seinem Sinn greift naturgemäß über Beginn und Ende hinaus. Gerade das Bewußtsein dieser Grenzen, das immer wieder im Leben aufleuchtet, richtet unser Erkenntnisstreben auf dieses Rätsel.

Wir betreten die Erde durch das Tor der Geburt und verlassen sie wieder durch das Tor des Todes. Beim Übergang von der geistigen in die irdische Welt und zurück wandeln sich unsere Gestalt und die Fähigkeiten, zu erleben und zu handeln.

An den Portalen alter Kirchen finden wir die Tore der Geburt und des Todes und der Auferstehung in den Urbildern des Christuslebens gestaltet. Im Märchen gilt die Erdenwelt oft als verzaubert: ein Zauberwald, ein verwunschenes Schloß, ein Hexenhaus.

Was wärst du, Wind,
wenn du nicht Bäume hättest
zu durchbrausen;
was wärst du, Geist,
wenn du nicht Leiber hättest,
drin zu hausen!
All Leben will Widerstand.
All Licht will Trübe.
All Weben will Stamm und Wand,
daß es sich dran übe.

Christian Morgenstern

Auf dem Weg zu Frau Holle springt die fleißige Jungfrau in einen Brunnen, verliert die Besinnung und erwacht auf einer sonnigen Blumenwiese in der geistigen Welt. Nachdem sie dort geerntet und eine Zeitlang gearbeitet hat, regt sich das Heimweh nach der Erde in ihr. Sie

< Zum Kindsein gehört die Beziehung zu anderen Kindern, wo Schicksalsverbindungen für das weitere Leben entstehen können. Das Kind versucht sich mit der Welt zu verbinden, und doch ist das kleine Kind noch ganz selbstbezogen in die eigene Welt vertieft. Das leichtfüßige, sanguinische oder merkurielle Element wird von Willenswärme und Enthusiasmus getragen. (Illustration: Gabriela de Carvalho.)

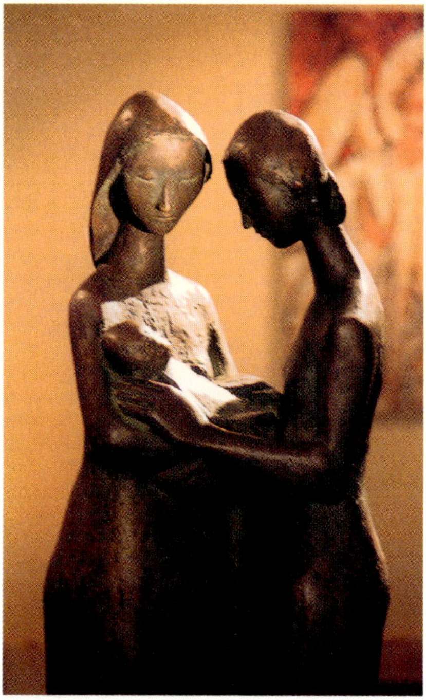

Plastik von Manfred Welzel vor den Entbindungsräumen der Filderklinik

wird von Frau Holle vor ein großes Tor (der Geburt) geführt, ein gewaltiger Goldregen fällt auf sie nieder, bevor sich das Tor hinter ihr schließt. Alles Gold bleibt an ihr hängen, wird Schicksal ihres neuen Erdenlebens.

Wenn wir im Leben auf der Erde größere und kleinere Tore öffnen, an der Schwelle neuer Räume, vor Lebensstufen und in Krisen ahnen wir vielleicht eine ähnliche Wandlung in unserer Haltung, Stimmung und Bewußtseinslage. Wir spüren einen Hauch von Abschied und Neubeginn, wenn wir aufmerksam sind. Wir sind ein anderer geworden und uns dennoch treu geblieben.

Die Entbindung der Mutter

Versuchen wir, eine Entbindung mitzuerleben. Sie ist immer wieder einmalig. Auch wenn eine Mutter mehrere Kinder hat, empfindet sie meist ihre Entbindungen als recht verschieden. Daher möchte ich versuchen, ein konkretes Geburtserlebnis als Beispiel dafür zu geben, wie eine Mutter die allen Müttern gestellte Aufgabe individuell löst.

In der Morgendämmerung betreten wir leise, ohne anzuklopfen, durch die Tür vom Kopfende des Bettes her den Entbindungsraum. Es ist Frühsommer, die Vorhänge am Fenster gegenüber sind zurückgezogen, so daß der Raum ausreichend erhellt wird, obwohl die Sonne noch nicht aufgegangen ist. Die werdende Mutter liegt auf der linken Seite, dem werdenden Vater zugewandt, der links neben dem Kopfende des Entbindungsbettes auf einem Stuhl sitzt. Er hält ihre Hand lose in der seinigen. Die Hebamme sitzt gegenüber am Fußende auf der Bettkante, stützt sich mit ihrem linken Fuß auf dem

Boden ab, um ihren Oberkörper ganz den beiden zuwenden zu können. Sie begleitet die Wehe mit behutsam kreisenden Bewegungen ihrer linken Hand am Rücken der Gebärenden, wobei sie einen Zipfel des weißen Flügelhemdes zwischen ihre Hand und den sonst unbekleideten Körper legt. Niemand spricht ein Wort, obwohl wir erwartet werden. Der Blick der Hebamme sagt: «Ich habe dich wahrgenommen, du gehörst ab jetzt zu uns … wir haben unseren Rhythmus gefunden, es besteht zur Zeit kein Handlungsbedarf.»

Jetzt zeigt sich, ob wir gelernt haben, die beinahe unendlich erscheinende Stille und die äußere Bedeutungslosigkeit der eigenen Person – obwohl gerade aus dem Schlaf gerufen – zu ertragen. Diesmal geht es gut. Sogar die in dieser Situation allenfalls mögliche, wenn auch unnötige fachärztliche Nachprüfung der Aufzeichnungen des Herzschlag-Wehenschreibers (CTG) unterbleibt. Es ist gar nicht so leicht, wenn auch nur für eine objektiv gesehen kurze Zeit, einmal keine Rolle zu spielen – einfach nur Mensch zu sein. Es gelingt in dem Maße, wie wir uns der Stimmung im Raum, dem Zusammenklang der Empfindungen öffnen können, vom Zuschauer zum Teilnehmer werden.

Wir betreten die Erde durch das Tor der Geburt und verlassen sie wieder durch das Tor des Todes.

Endlich taucht die Gebärende sehr langsam wie aus tiefem Schlaf auf, öffnet die Augen und wendet sich ein wenig um. Jetzt ist Zeit, das Elternpaar zu begrüßen. Ein Blick, ein Händedruck, wenige Worte: «Schön, daß Sie da sind … im Bombachtal weht noch ein wenig Nebel … ein wundervoller Geburtstagsmorgen, finden Sie nicht?» Schon taucht die Mutter wieder unter im Meer der Wehen, dreht sich zurück und schließt die Augen. Sie schläft nicht ein, sie sieht und lauscht und fühlt in sich hinein. Wir erleben an ihr höchste Konzentration und tiefste Ruhe. Mit heiligem Ernst ist sie ihrer verantwortungsvollen Aufgabe hingegeben. Ihre Passivität ist Schein, alle Aktivität wird nach innen gerichtet.

Andächtige Scheu ergreift uns, wir fühlen die Verpflichtung, dieses Intimste, Reine, unendlich Zarte zu schützen. Schon die Vorstellung, hier einzugreifen, verbessern, verordnen zu wollen, erscheint als peinliche Anmaßung.

Harmonische, rhythmische Bewegungen des ganzen Körpers begleiten die während der Wehe tiefer schwingenden Atemzüge. Es ist, wie wenn ein Schwimmer sich der anbrausenden Welle anschmiegt, sich mit ihr verbindet, ihre Kraft gebraucht, sich aber nicht von ihrer Wucht aus dem Gleichgewicht bringen läßt. Man könnte es *Ruhe im Sturm* nennen: Gelassenheit der Seele bei lockerer Willkürmuskulatur von Bauchdecke und Gliedmaßen, gleichzeitig stärkste unwillkürliche Anspannung des Gebärmuttermuskels und wieder als Gegenbewegung Entspannung des Gebärmutterhalses im Öffnen des Muttermundes. Danach wird die vollkommene Ruhe des Wellentales dankbar genossen.

Die Teilnehmer tauchen ein in den Rhythmus der Wogen. Fühlt doch jeder Mensch dieses Spannen und Lösen in Atmung und Herzschlag, im Gehen, in jeder Bewegung als Lebensgesetz in sich. Die Gebärende vollzieht es auf einem Höhepunkt ihres Lebens, eindringlich und mit einer über ihren Körper hinausreichenden Bestimmung, in diesen Wehen der Eröffnungsperiode.

Ein kaum hörbarer Laut, eine feine Unregelmäßigkeit der Bewegungen, gewisse Anspannung im Gesichtsausdruck kennzeichnen jetzt den Höhepunkt der Wehe. Wir spüren ein Vibrieren, Unruhe, die Schmerzen drohen den Rhythmus zu stören. Wie lange wird sie noch aushalten? Ein neuer Impuls kündigt sich an: Auf dem Höhepunkt der Wehe ändert sich die Atmung. Nicht mehr Untertauchen, Mitschwingen. Einem Drang folgend, beginnt die Gebärende mitzupressen. Wie erlöst, entfesselt wirft sie sich in die Brandung und *schwimmt mit aller Kraft bewußt mit den Wellen.* Jetzt müssen wir mit Zeit und Kräften sorgsam umgehen; diese Energieentfaltung und Begeisterung, das Ertragen der Schmerzen, denen in der Austreibungsperiode auch mit großer physischer Anstrengung im Pressen zu begegnen ist, kann nur eine gewisse Zeit durchgehalten werden.

Die Schmerzen bei der Entbindung sind besonderer Art. Es sind mit ganzer Seele angenommene, als sinnvoll erlebte, in gewisser Weise *ersehnte Schmerzen.* Sie werden leichter als andere in das persönliche Schicksal einbezogen und tragen für viele Frauen den Charakter einer Übung oder Prüfung, auf die sie sich vorbereiten. Sie machen die Entbindung zu ihrer persönlichen Leistung. Daher suchen die Gebärenden zunächst nicht Betäubung oder Ablenkung; sie «verarbeiten» die Wehen vielmehr mit Konzentration, wollen die Schmerzen annehmen und überwinden.

Mit der Hingabe aller Kräfte zieht ein Schatten von Unsicherheit, Zweifel und Sorge über das Antlitz der Gebärenden. Er wird immer dunkler: «Mehr kann ich nicht geben – wie soll es weitergehen?»

Dieser tiefste Punkt mit der Gefahr der Erschöpfung und des Versagens, wenn Angst und Verzweiflung drohen, ist für die Hebamme das Zeichen, sich bereit zu machen, das Kind in Empfang zu nehmen. Die Mutter schöpft, nachdem sie den *«Nullpunkt»* überwunden hat, neuen Mut für die letzten Preßwehen. Auf einen Wellenberg mit höchster *Anspannung aller Kräfte* folgt das Tal der *beseligenden Entspannung* – ein leiser Seufzer, die Mutter greift nach ihrem Kind und schließt es lachend und weinend in die Arme. Wie kann ihr Herz alles fassen: Freude und Leid, Dankbarkeit, Andacht, Jubel und Erfüllung in diesem höchsten Augenblick? Sie spricht es nicht aus – wieder diese Stille im Entbindungsraum.

In dieser Geburtstags-Morgenstimmung schwingen noch zarte, dunklere Töne in der Seele der Mutter. Vielleicht kaum wahrnehmbar, gehören sie dennoch zur Harmonie des Ganzen: Ist es wirklich mein Kind, gehört es nicht sich selbst, der Welt? Die leibliche Trennung begleitet eine leise Abschiedsmelodie. Hinzu tritt die Ahnung, daß auch für das Kind *mit der Geburt der Tod* in die Welt gekommen ist. Was bleibt unvergänglich als Sinn dieses Kreislaufes?

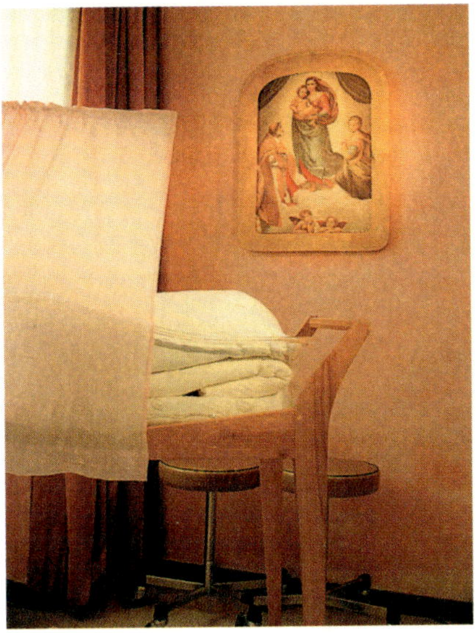

Die Geste der selbstlosen Liebe auf höchster Ebene hat Raffael dargestellt: Eine schützende Gebärde, die gleichzeitig das Kind für sein Schicksal, für die Welt frei gibt. Sein Bild der Sixtinischen Madonna hängt im Entbindungsraum.

Vor der Geburt

Und des Kindes Seele,
Sie sei mir gegeben
Nach Eurem Willen
Aus den geistigen Welten.

Gebet Rudolf Steiners,
von der Mutter gesprochen

Nur durch den Leib, zu dessen Bildung die Eltern beigetragen haben, kann das Kind hier etwas lernen, Erdenerfahrung gewinnen und Erdenarbeit leisten. Der Leib selbst wird vergehen. Die Früchte der Arbeit werden sich verwandeln, werden Eigentum der Seele und als unsterbliche Früchte nach dem Erdenleben in der geistigen Welt geerntet und verarbeitet werden. Das Märchen von Frau Holle erzählt diese Wahrheit in Bildern. Ein *neues Erdenleben* beginnt dann auf einer höheren Stufe, der Goldregen macht den Unterschied. Durch ihn erhält der Kreislauf seinen Sinn, er bewirkt *in der Wiederholung die Entwicklung.* Daher darf die Mutter sich von ganzem Herzen freuen, ihr Kind, seinen Körper, die Sinnenwelt und die Erde lieben: Das Kind ist eben ein Erden- und Himmelswesen wie die Freude und Liebe auch.

Die Geste der selbstlosen Liebe auf höchster Ebene hat Raffael dargestellt: Eine schützende Gebärde, die gleichzeitig das Kind für sein Schicksal, für die Welt frei gibt. Sein Bild der Sixtinischen Madonna hängt im Entbindungsraum.

Die Geburt des Kindes

Wir haben versucht, aus dem Mitempfinden mit der Gebärenden uns dem Wesen der Geburt zu nähern. Die Fragen waren: «Was erlebt die werdende Mutter, wie gestaltet sie mit, dürfen und können wir dabei helfen?» Eine andere Frage ist die nach dem *Geburtserlebnis des Kindes selbst* und nach seinen Möglichkeiten, mitzugestalten und Hilfe zu empfangen. Viele Mütter möchten sich am liebsten nach seinem Willen richten, z.B. bei der Entscheidung über die Geburtsstunde. Sie fühlen sich manchmal schon vor oder bei der Empfängnis, zunehmend aber während der Schwangerschaft mit dem Kind verbunden.[1]

1 Dietrich Bauer, Max Hoffmeister, Hartmut Görg: *Gespräche mit Ungeborenen. Kinder kündigen sich an.* 1986, Verlag Urachhaus, Stuttgart.

2 Werner Hassauer: Die Geburt als «Enthüllungserlebnis». In: *Die Geburt der Individualität. Menschwerdung und moderne Geburtshilfe.* 1984, Urachhaus, Stuttgart.

Der Nasciturus, der Mensch, der geboren werden wird, macht ja selbst die Verwandlung der Geburt durch, es ist *seine Geburt,* auch wenn im Deutschen sein Anteil in der Leidensform, dem Passiv, ausgedrückt wird: «Er wird geboren.» So gesehen sind seine Eltern die Geburtshelfer, welche ihm am nächsten stehen. Hebamme, Ärztin oder Arzt sind Helfer der Helfer einerseits, andererseits auch Helfer des werdenden Erdenkindes, insofern sie sein Wohlbefinden, seine Bedürfnisse und Nöte wahrnehmen können. Dies gelingt teilweise über die Mutter.

Nach der Geburt

Und des Kindes Seele,
Sie sei von mir geleitet
Nach Eurem Willen
In die geistigen Welten.

Gebet Rudolf Steiners,
von der Mutter gesprochen

Wie jeder Mensch als Himmels- und Erdenbürger äußert sich das Kind im Mutterleib auf verschiedene Weise: einerseits auf der physischen Ebene, mit den äußeren Sinnen wahrnehmbar, andererseits auf einer, genau genommen mehreren, übersinnlichen Ebenen.

Wenn es auch noch nicht ganz Erdenbürger ist, noch von Wasser und verschiedenen Embryonalhüllen[2] umgeben, bildet es doch zunehmend Fleisch und Blut, Haut und Knochen, einen *physischen Körper:* Die Mutter und der Arzt nehmen

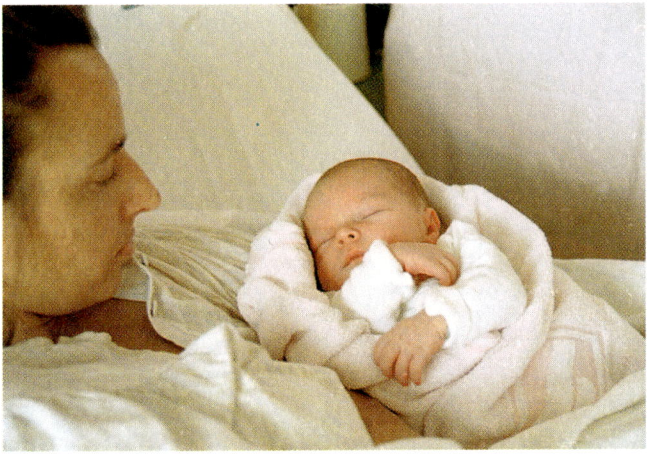

**Ja, du bist es …
Wir kennen uns.**

Wie jeder Mensch als Himmels- und Erdenbürger äußert sich das Kind im Mutterleib auf verschiedene Weise: einerseits auf der physischen Ebene, mit den äußeren Sinnen wahrnehmbar, andererseits auf einer, genau genommen mehreren, übersinnlichen Ebenen.

sein Wachstum, seine Bewegungen und Herzschläge wahr. Diese Äußerungen kann man sehen, hören, tasten, riechen (Fruchtwasser). In der Geburtsmedizin können wir die physische Sinnestätigkeit durch verschiedene Methoden und Instrumente verschärfen und erweitern, z.B. durch Ultraschallschnittbild-Untersuchungen, Herzschlag-Wehenschreibung (Cardiotokographie = CTG), Fruchtwasserspiegelung (Amnioskopie) oder -Punktion (Amniocentese), durch mikroskopische, biochemische oder genetische (Erbfaktoren) Untersuchungen von Blut oder Gewebe vom Kind und der Nachgeburt.

Von diesen vielfältigen Untersuchungsergebnissen sind im *streng naturwissenschaftlichen Sinne* nur die Informationen brauchbar, die sich in *Maß, Zahl und Gewicht* ausdrücken lassen. Das betrifft z.B. Körpergewicht und -maße, Wachstumskurven, physikalische und biochemische Parameter der Ernährung, des Stoffwechsels und Kreislaufs, Bewegungsmuster, Äquivalente der Sinnesempfindung und Reaktionen auf Reize. Diese Daten können dann anhand von Tabellen, in denen die Schwankungsbreite aufgrund statistischer Untersuchungen festgelegt ist, mit berechenbarer Wahrscheinlichkeit als «normal» (dem Durchschnitt entsprechend) eingestuft und zueinander in Beziehung gesetzt werden. So führt Sinneserfahrung und Denken zur Erkenntnis der normalen oder gestörten Entwicklung und zu einem naturwissenschaftlichen Urteil über den Embryo (ab dem 4. Monat auch Fetus genannt).

Über eine solche quantitative Betrachtung hinausgehend, sprechen wir in der Geburtshilfe, ebenfalls aufgrund physischer Befunde, von *Qualitäten:* von der Harmonie der äußeren Körperform, von charakteristischen Haltungen, ästhetischen oder plumpen Formen und Bewegungen, vom Tonus (Spannungszustand), dem Schlaf-Wach-Rhythmus des Feten, seiner Erweckbarkeit und Spontaneität. Die Art, wie er auf Reize reagiert (seine Bewegungen der

Zuwendung oder Flucht, Herzklopfen, Öffnen des Mundes, Saugen), läßt ihn interessiert, neugierig oder faul, lebhaft, erregt, ruhig oder schlaff erscheinen. Auch die Mutter spricht bezüglich seiner Bewegungen oft vom Temperament ihres ungeborenen Kindes. Aus der Farbe des Fruchtwassers, der Frequenz und Modulation der Herzschläge sowie aus dem pH-Wert (Säuregrad) des Blutes schließen wir, ob das Kind sich wohlbefindet, ob es angestrengt oder «sauer» ist.

All diese Befunde lassen sich verschiedenen Daseinsweisen des Kindes zuordnen, der leiblichen, seelischen und geistigen Ebene.

Rudolf Steiner nennt diese vier «Wesensglieder[1]» *physischer Leib, Lebensleib oder Ätherleib, Astralleib und Ich.*

Sie alle kommen im sichtbaren physischen Leib zum Ausdruck. Sie gestalten, beleben, beseelen und durchgeistigen ihn in differenziertester Weise. Sie haben diese Wirksamkeit aber auch vor der Konzeption und nach dem Tode.

Indem wir von der quantitativen Analyse der «harten Daten» und den logischen Folgerungen daraus zu einer qualitativen Beurteilung übergegangen sind, haben wir die streng *naturwissenschaftliche,* auf äußere Sinneswahrnehmung und Messung beruhende Vorgehensweise verlassen. Sie muß, wenn wir den ganzen Menschen erfassen wollen, durch eine *geisteswissenschaftliche* (anthroposophische nach Rudolf Steiner) Methode ergänzt werden.

Diese fügt zum Wissen vom sinnlich wahrnehmbaren Menschen die nach den vier Wesensgliedern differenzierte Erkenntnis des übersinnlichen Menschen hinzu.

Natürlich kann der Mensch als Neugeborenes oder Säugling (nach 14 Tagen so genannt) durch seine Bewegungen, sein Mienenspiel, seine «Körpersprache», alle Nuancen des Weinens und Lachens sich seelisch mit uns schon deutlicher austauschen.

Die *rein übersinnlichen Beziehungen zum ungeborenen Kind* sind zuächst viel zarterer Natur. Manche Mutter begleitet eine geheime Ahnung vom Wesen ihres Kindes. Sie lebt mit ihm in Träumen, Wachträumen, besonderen Stimmungen oder Gefühlen, Einfällen mit Gewißheitscharakter, Vorstellungsbildern oder Empfindungen der Nähe eines geistigen Wesens. Die «Sprache» des Ungeborenen kann sie nur mit dem «Herzen», mit *inneren oder höheren Sinnen* wahrnehmen. Diese Verbin-

1 Zu den Wesensgliedern siehe Seite 23 und 29.

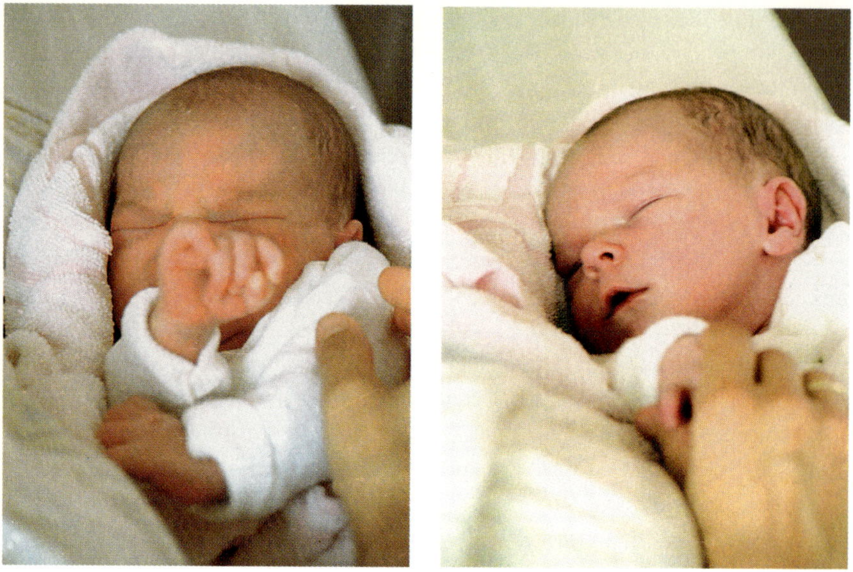

Wir suchten uns, haben uns träumend gefunden …

dung ist mit derjenigen zu Verstorbenen vergleichbar und manchmal auch damit verknüpft.

Auch bei der übersinnlichen Erkenntnis können wir die Wahrnehmung erweitern und das Urteilsvermögen stärken. «In der richtigen Meditation eröffnet sich der Weg. Durch sie lebt die Erinnerung auf an Erlebnisse, die jenseits von Geburt und Tod liegen. Jeder kann dieses Wissen erwerben; in jedem liegen die Fähigkeiten, selbst zu erkennen.»[1]

1 Rudolf Steiner: *Wie erlangt man Erkenntnisse der höheren Welten?* GA 10, Dornach 1982.

Geburtshilfe

Viele Frauen wünschen sich für ihre Entbindung keinen Arzt und kein Krankenhaus, wie sie ihnen zur Behandlung von Krankheiten bekannt sind.

In Schwangerschaft und Entbindung teilen sie ja mit dem Kind einen *Überschuß an Gesundheit.* Darauf haben sie sich körperlich und seelisch vorbereitet. Sie betrachten die Entbindung als ihre persönliche Aufgabe, einen Höhepunkt in ihrem Leben. Sie sehen ihr mit einer freudigen Anspannung entgegen, ähnlich wie einer *Prüfung,* die ihnen hilft,

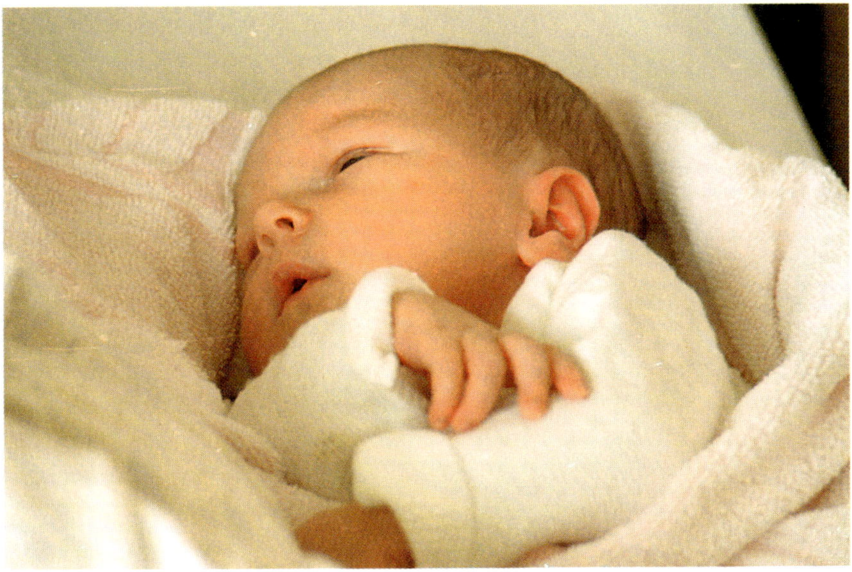

... wurden getrennt, sind erwachend verbunden

sich selbst kennenzulernen und die sie am liebsten aus eigener Kraft bestehen wollen.

Wenn sie körperliche Widerstände, Angst und Zweifel überwinden, auf ihre Durchhaltekraft und Geduld vertrauen, mit allen Sinnen erleben, wie das Kind sich durchringt, wenn sie Schmerzen bewußt auf sich nehmen, arbeiten sie an einer *Schicksalsaufgabe,* bei deren Lösung sie sich mit dem Kind verbunden wissen.

Selten im Leben ist ja die Frucht der Bemühungen in solcher Herrlichkeit mit Händen zu greifen wie das neugeborene Kind. Selten gibt es nach getaner Arbeit dieses über alle Zweifel erhabene Gefühl, bei etwas Sinnvollem mitgeholfen zu haben, wie in dem Augenblick, wenn die Mutter ihr Kind zum erstenmal in die Arme schließt.

Diese innere Haltung konnten wir bei der geschilderten Entbindung ahnen. Daraus ergibt sich die erste Frage für die Geburtshilfe, *ob Hilfe überhaupt erbeten ist* und dann in welcher Art, welchem Ausmaß und zu welchem Zeitpunkt sie für Mutter und Kind angemessen ist.

Die Entscheidung fällt dann leicht, wenn *lebensrettende Sofortmaßnahmen* erforderlich sind oder wenn nur

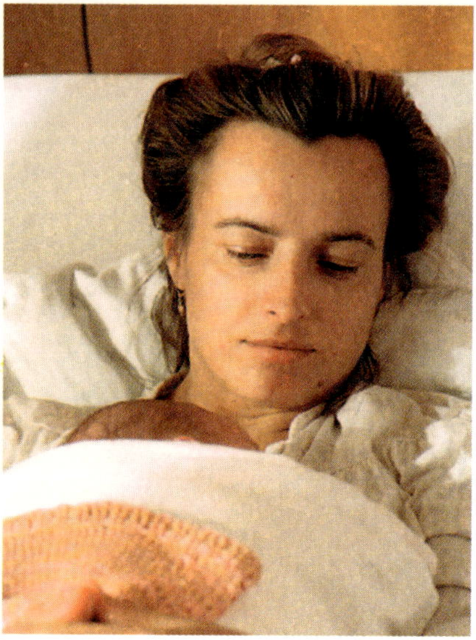

ein Weg offen steht, z.B. ein Kaiserschnitt. Die naturwissenschaftlichen Befunde der physischen Ebene liefern dann überwiegend die Entscheidungsgrundlagen, z.B. ein Mißverhältnis zwischen kindlichem Kopf und mütterlichem Becken, eine geburtsunmögliche Lage, eine Blutung, mangelnde Leistungsfähigkeit der Nachgeburt. Hier entscheidet die Ärztin oder der Arzt, und die Mutter vertraut ihnen.

Meist ist aber der Entscheidungsprozeß viel komplizierter, *Befunde und Befinden auf allen vier Ebenen* der menschlichen Wesensglieder müssen erfaßt und zusammengesehen werden. Gesichtspunkte des Geistes (des «Ich»), des Astralleibes, des Ätherleibes und des physischen Leibes spielen vielfältig ineinander: z.B. Ideale und Zielvorstellungen einer individuellen oder «natürlichen» Entbindung, Risikobereitschaft, Selbständigkeit, Eigensinn und die Fähigkeit, Hilfe annehmen zu können. Lebenskrisen zwischen Beruf und Mutterschaft, Zuversicht, Angst, seelische oder muskuläre Verkrampfung, allgemeine Vitalität, Frische und Müdigkeit, Kreislaufschwäche, Wehenstärke, Bau des knöchernen Beckens müssen berücksichtigt werden.

In diesem komplexen Geschehen kann nicht einer alleine entscheiden: Das Kind, die Mutter, der Vater, Hebamme, Ärztin und Arzt können es nur gemeinsam schaffen.

Die *Kunst dieses Zusammenwirkens* besteht darin, daß jeder aus seiner eigenen Sichtweise gemäß seinen Fähigkeiten und Erfahrungen beiträgt und nicht den Bereich des anderen stört. Sie *einigen* sich z.B. darauf, eine Entbindung aus Beckenendlage anzustreben, eine Wendung zu versuchen oder einen Kaiserschnitt zu machen.

Es gibt viele Gründe, eine Geburt einzuleiten oder Wehen zu hemmen, Schmerzmittel oder die Periduralanästhesie anzuwenden, die Geburt mit der Zange zu beenden oder

Wenn die werdende Mutter körperliche Widerstände, Angst und Zweifel überwindet, auf ihre Durchhaltekraft und Geduld vertraut, mit allen Sinnen erlebt, wie das Kind sich durchringt, wenn sie Schmerzen bewußt auf sich nimmt, arbeitet sie an einer Schicksalsaufgabe, bei deren Lösung sie sich mit dem Kind verbunden weiß.

noch abzuwarten, einen Dammschnitt zu legen oder nicht.

Ergibt sich auf diesem Weg keine Entscheidung, werden die Ärztin oder der Arzt, die in letzter Verantwortung die Geburt leiten, das Gewicht der einzelnen Beiträge abwägen und danach aufgrund der Gesamtsituation die Entscheidung fällen. Diese wird als etwas Neues, als «Einfall» geboren. Sie bildet weder die Summe der Einzelurteile noch ist sie aus den geburtshilflichen Daten berechenbar.

Eine rein naturwissenschaftlich orientierte Geburtshilfe wollte in den siebziger Jahren den sogenannten Zufall ausschalten und einem Computer («Entscheidungsprocessor») das Gesamturteil und die Entscheidung überlassen.

Die *«programmierte Geburt»*[1] heißt Durchplanung des ganzen Geburtsverlaufes und Festlegung des Entbindungstermins vor den errechneten Termin, um die Gefahren einer Spontangeburt und der Übertragung generell zu umgehen: «Baby by appointment» (Baby auf Anordnung).

Da ein Computer nur die streng naturwissenschaftlichen Daten verarbeiten kann, reduziert sich der Entscheidungsprozeß auf diese Ebene,

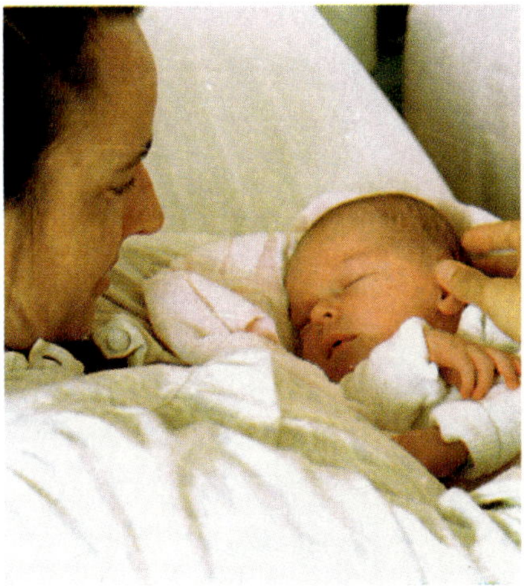

1 Michael Lamerdin: *Programmierte Geburt?* Weleda Nachrichten, Heft 136 (Weihnachten 1979). Die Christengemeinschaft, 53. Jg., Juli 1981.

er wird *daher dem Menschen nicht gerecht,* unmenschlich. Manche Mutter verzichtet aber gerne auf diese technische Perfektion und äußere Sicherheit. Sie vertraut ihre Geburtsstunde lieber dem sogenannten Zufall an und entzieht sich dem Programm. Diese extreme Form mußte daher aufgegeben werden, auch weil die Geburten dabei wesentlich häufiger operativ beendet werden mußten als ohne Programm.

Dennoch lebt auch heute noch in manchem schematischen Vorgehen und «vorbeugender Behandlung» mehr oder weniger bewußt die *Tendenz zum Programmieren:* Geburtseinleitungen bei bestimmter Terminüberschreitung, prinzipiell Kaiserschnitt bei Beckenendlage oder bei vorausgegangenem Kaiserschnitt, Sterilisation nach dem 2. oder 3. Kaiserschnitt, generelle Begrenzung der Geburtsdauer oder der Austreibungsperiode. Ähnliches findet sich in den Verordnungen und Formularen zu Mutterschutz, Mutterpaß und Therapie-Schemata.

Die Entscheidung wird als etwas Neues, als «Einfall» geboren.

Urteilsfähige Patienten sehen heute in einer Denkweise, bei der allein aus statistischen Erwägungen, nicht aus dem Bemühen um Erkenntnis des Einzelfalles, entschieden wird, die Gefahr, daß materialistisch *einseitig das Kollektiv* betrachtet und

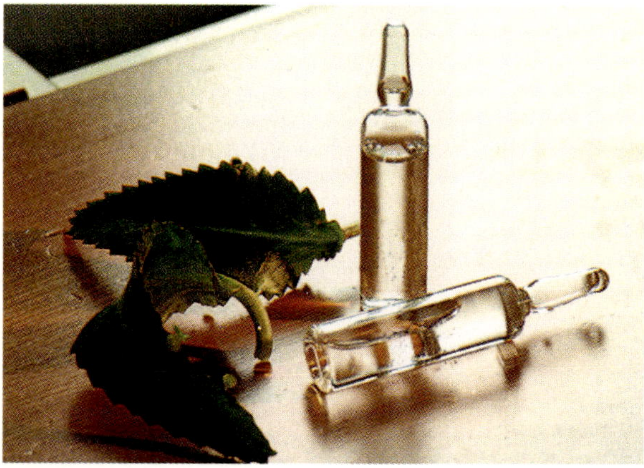

Aus den Blättern des Brutblattes (Bryophyllum) wird ein natürliches wehenhemmendes Mittel gewonnen.

nicht *ganzheitlich die Individualität* gesehen wird.

Welche Hilfe erwünscht und angemessen ist, lernen wir zu beurteilen, wenn wir Mutter und Kind immer besser verstehen. Diesem Ziel dienen auch unsere geburtshilflichen *Elternabende.*

Im Gespräch wecken wir das Vertrauen der werdenden Mütter in ihren Körper, ihr Temperament und ihre Fähigkeiten, die Entbindung zu schaffen, wie sie auch andere Prüfungen im Leben bestanden haben.

Wenn sie *die Kräfte in sich selbst finden,* fühlen sie sich «zu Hause» und sicher, dann werden sie ihre ganz persönliche Entbindung gestalten.

Dabei ist es wichtig, daß angelesene, gehörte oder selbst gemachte Vorstellungen über den Geburtsverlauf nicht allzu fest werden, damit die Seele der Mutter sich hineinfinden und mitwirken kann, wenn es, wie meist, ganz anders kommt als gedacht. Die Mütter fühlen dann den Fortschritt in sich und müssen nicht im Vorbereitungsbuch nachlesen, wo sie sich befinden.

Leben im Einklang mit den *Rhythmen der Natur und des Körpers* ist eine sehr gute Vorbereitung, denn die Geburt ist in allen Phasen rhythmisches Geschehen. Wie bei manchen Tätigkeiten ersetzt auch hier der Rhythmus viel Kraft.

Urteilsfähige Patienten sehen heute in einer Denkweise, bei der allein aus statistischen Erwägungen, nicht aus dem Bemühen um Erkenntnis des Einzelfalles, entschieden wird, die Gefahr, daß materialistisch *einseitig das Kollektiv* betrachtet und nicht *ganzheitlich die Individualität* gesehen wird.

In *Vorbereitungskursen* können elementare Haltungen, Gesten und Bewegungen geübt werden, wie wir sie aus der *Eurythmie und Heileurythmie* kennen: die Polaritäten von Gehen und Stehen, Spannen und Lösen, Schwere und Leichte, Innen und Außen, Rhythmen allein und in Gemeinschaft, Orientierung im Raum, Aufrichtekraft. Ziel ist, daß Lebenskräfte, Empfindung und Selbstbewußtsein den ganzen Körper gesund durchströmen. Dann werden sich nicht krampfhafte Verspannungen bilden oder Organbezirke wie tot ausgespart und andere übertrieben gepackt werden, so daß Überempfindlichkeit und Schmerzen entstehen.

Wir können das ein umfassendes und differenziertes, schwingungsfähiges Körperbewußtsein nennen, genauer ein *harmonisches Zusammenspiel der Wesensglieder* des Menschen.

Auch um die Zeit der Geburt fördern wir den rhythmischen Wechsel von Wachen und Schlafen; von Aktivität, Selbstbestimmung und vertrauensvoller Umhüllung, Geborgenheit; von körperlicher Ruhe und Bewegung. Wir nutzen dazu Tag und Nacht, die Mahlzeiten, Spaziergänge in der Heide und im Wald und therapeutische Bäder mit anregenden oder beruhigenden Zusätzen (z.B. Rosmarin, Lavendel). Im Bad fühlt sich die Mutter ähnlich wie das Kind im Fruchtwasser: gleichmäßig warm, schwerelos, entspannt und beschützt.

Die einzelnen Möglichkeiten, Hilfe zu leisten, ergreifen den Menschen sehr unterschiedlich, sie sind *vorwiegend auf bestimmte Wesensglieder gerichtet.*

Den umfassendsten Zugang gewähren allerdings die künstlerischen Therapien und die Heileurythmie. Sie beschäftigen unmittelbar alle vier Wesensglieder. Auf den *physischen Leib* von Mutter und Kind zielt z.B. die Dehnung des Muttermundes, Wendung des Kindes, Drehung seines Köpfchens und andere operative Eingriffe wie Zangenentbindung, Kaiserschnitt. Auch «allopathische» Medikamente, die einen Vorgang blockieren oder eine Substanz ersetzen (Suppressions- und Substitutionstherapie), gehören hierher, z.B. bestimmte Schmerzmittel, Narkose, den Blutdruck senkende und bestimmte Wehenmittel.

Eine Resonanz auf der Ebene der *Lebensvorgänge* finden wir in der «Erquickung» durch Naturerlebnisse auf Spaziergängen, gezielter durch Klimatherapie, Bäder, Massage, homöopathische und andere anthroposophische Medikamente. Diese Maßnahmen lösen eine Reaktion des Organismus aus oder regen die Eigenregulation, d.h. das Zusammenspiel der Wesensglieder an.

Im Gespräch wecken wir das Vertrauen der werdenden Mütter in ihren Körper, ihr Temperament und ihre Fähigkeiten, die Entbindung zu schaffen, wie sie auch andere Prüfungen im Leben bestanden haben.

Leben im Einklang mit den Rhythmen der Natur und des Körpers ist eine sehr gute Vorbereitung, denn die Geburt ist in allen Phasen rhythmisches Geschehen.

Das seelisch-geistige Wesen des Menschen wird in der Gesprächstherapie und durch die menschliche Zuwendung angesprochen, genauer gesagt durch gekonntes, objektives Mit-Leiden und Mit-Freuen. Rudolf Steiner gebraucht den Ausdruck «tätiges Mitgefühl»[1], der, wie ich meine, das Ideal am besten trifft, das die Hebamme in der *«Kunst des Hütens»* anstrebt: Einsatzfreudig und warmherzig möchte sie die Gebärende begleiten, dabei ihre persönliche Sphäre streng achten.

Eine schützende, andächtig umhüllende und freilassende Geste wahrt die Würde von Mutter und Kind. In der seelischen und körperlichen Gebärhaltung der Mutter findet die *innere Schönheit der Entbindung* ihren individuellen Ausdruck.

Was eine solche Hilfe für den ganzen Menschen bedeutet, entscheidet sich im *Wechselwirken der Wesensglieder.*

Wie seelische und physische Spannung sich bedingen und Schmerzen hervorrufen, erleben wir täglich. Wichtig ist aber vor allem, daß geistig-seelische Fähigkeiten, «Tugenden», wie Gelassenheit, Willenskraft, Ausdauer, Geduld, Mut, Ver-

1 Im sogenannten Samariterkurs vom 14.8.1914. Beiträge zur Rudolf Steiner Gesamtausgabe Nr. 108, Ostern 1992, S. 13ff.

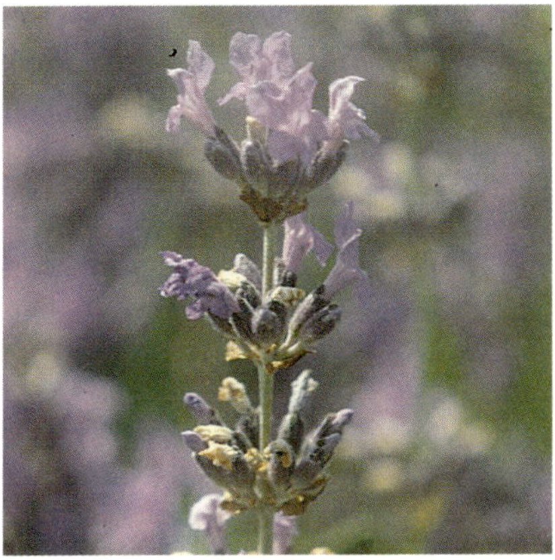

Lavendel

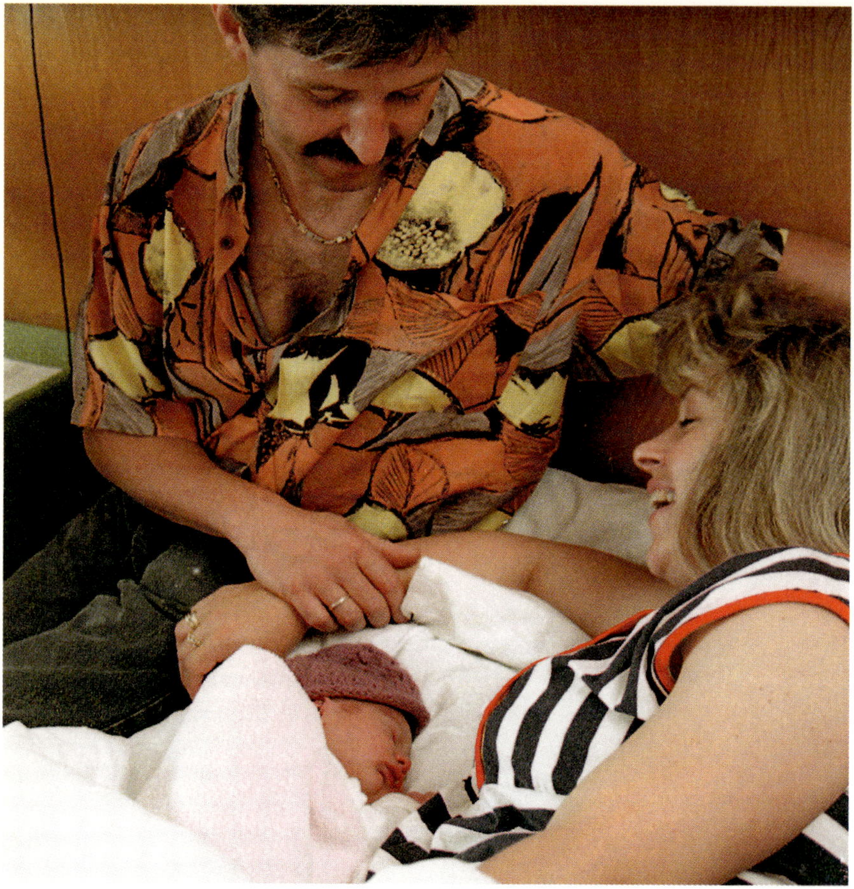

trauen, Hoffnung, Selbstlosigkeit und Freude auf die Lebensvorgänge, den Stoffwechsel, das Zusammenspiel der Hormone und der Muskulatur wirken und so das Ich die physische Leistungsfähigkeit steuern und fördern kann. Daher kann man die Schrift Rudolf Steiners: *Wie erlangt man Erkenntnisse der höheren Welten?* sachgemäß als Geburtsvorbereitungsbuch bezeichnen. Der darin geschilderte *geistige Schulungsweg* ist die vollkommenste, menschenwürdigste Vorbereitung auf die Entbindung. Bei der Ausbildung höherer Sinnesorgane sind Erkenntnis und Moral, das Wahre, Schöne und Gute nicht zu trennen. Die geübten «Tugenden» führen einerseits zur höheren Erkenntnis, andererseits machen sie den Menschen fähiger, tüchtiger im praktischen Leben.

Leboyer[1] hat die seelische Dimension der Geburt und Entbindung gegenüber einer rein *naturwissenschaftlich-technischen Geburtsmedizin* betont. Statt einem «Geburtsobjekt» sieht er im Kind ein fühlendes Wesen, auch schon vor seiner Geburt. Ein solches seelisch-leibliches Menschenbild führt zu einer *psycho-somatischen Geburtshilfe.* Wir haben uns bemüht, darüber hinaus die geistige Wesenheit, das Ich, bei Mutter und Kind während der Geburt wahrzunehmen und als unsterbliche Individualität jenseits von Geburt und Tod zu ahnen. Folgerichtig können wir, wenn wir den ganzen Menschen erkennen und behandeln wollen, als Ziel von einer «Entbindungskunst», einer «viergliedrigen Geburtshilfe» oder mit Werner Hassauer von einer *menschengemäßen Geburtshilfe*[2] sprechen.

1 Frédérick Leboyer: *Der sanfte Weg ins Leben. Geburt ohne Gewalt.* München 1974.

2 Werner Hassauer: a.a.O.

Dr. med. René Madeleyn

Neugeborenen-Medizin

Rooming-in

Niemals im Leben verbinden sich zwei Menschen intensiver als Mutter und Kind während der Schwangerschaft. Niemals wird eine derart intensive Beziehung radikaler gelöst als durch den Moment der Geburt. Rooming-in muß deshalb umfassend gedacht werden: als der Versuch, soweit es irgend geht, Mutter und Kind nach der Geburt zusammenzuführen.
Nun darf die Idee des Rooming-in nicht nur äußerlich aufgefaßt werden, in den Äußerlichkeiten ist die Schulmedizin inzwischen sogar weitergegangen als die anthroposophische Medizin, z.B. was die Betreuung des Neugeborenen auch nachts im Zimmer der Mutter betrifft.
Anthroposophie rechnet mit der Präexistenz, mit früheren Erdenleben des Menschen, das heißt, das Neugeborene umgibt seine Eltern bereits vor der Zeugung als geistig-seelisches Wesen. Somit ist das Neu-

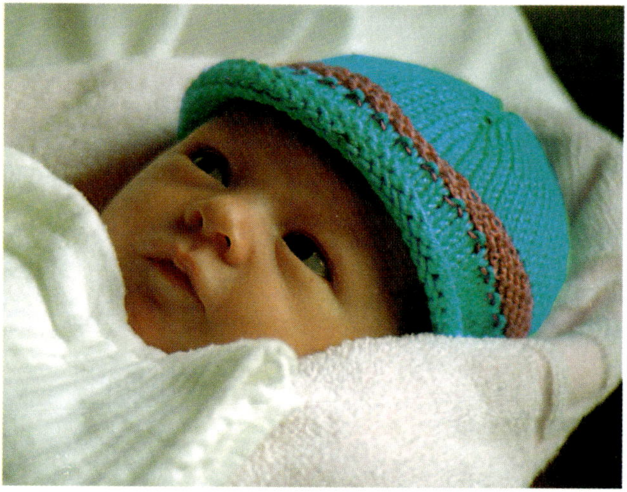

Ein Neugeborenes mit schützender Wollmütze

Neugeborene in Himmelbettchen >

geborene kein «unbeschriebenes Blatt». Allerdings ist mit der physischen Geburt dieses Geistig-Seelische noch nicht geboren, erscheint verborgen und zeigt sich im Verlaufe dessen, was wir gemeinhin Entwicklung nennen.

Noch vor wenigen Jahrzehnten glaubte man, daß das Neugeborene nur über geringe Wahrnehmungsmöglichkeiten verfüge, eine Konsequenz daraus war, daß vielfach Operationen bei Neugeborenen ohne Narkose durchgeführt wurden, weil man annahm, das Neugeborene habe so gut wie keine Schmerzempfindung – ein wahrhaft verhängnisvoller Irrtum. Inzwischen hat die Psychologie der frühesten Kindheit eine Fülle von Experimenten gemacht, die zeigen, daß das Neugeborene entgegen dieser Ansicht über eine große Zahl sehr differenzierter Wahrnehmungsmöglichkeiten verfügt, seine Reaktionen auf Reize allerdings nur für einen entsprechend geschulten Beobachter richtig einzuschätzen sind. Es kann sich ja noch nicht, wie der ältere Mensch, differenziert ausdrücken.

Anthroposophie rechnet mit der Präexistenz, mit früheren Erdenleben des Menschen, das heißt, das Neugeborene umgibt seine Eltern bereits vor der Zeugung als geistig-seelisches Wesen.

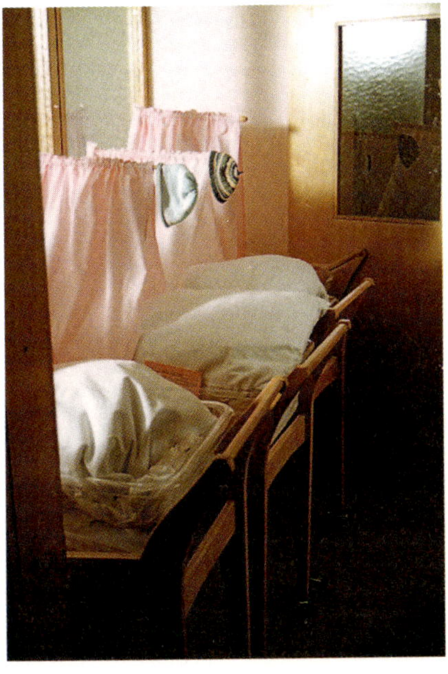

Eines dieser Experimente zeigt, daß ein Neugeborenes seine Mutter am Körpergeruch erkennen kann, ein anderes, daß es durch hohe und leise Töne beruhigt, durch tiefe und laute beunruhigt wird.

Diese Experimente sind deshalb so interessant, weil sie die geisteswissenschaftlichen Forschungsergebnisse Rudolf Steiners bestätigen, der

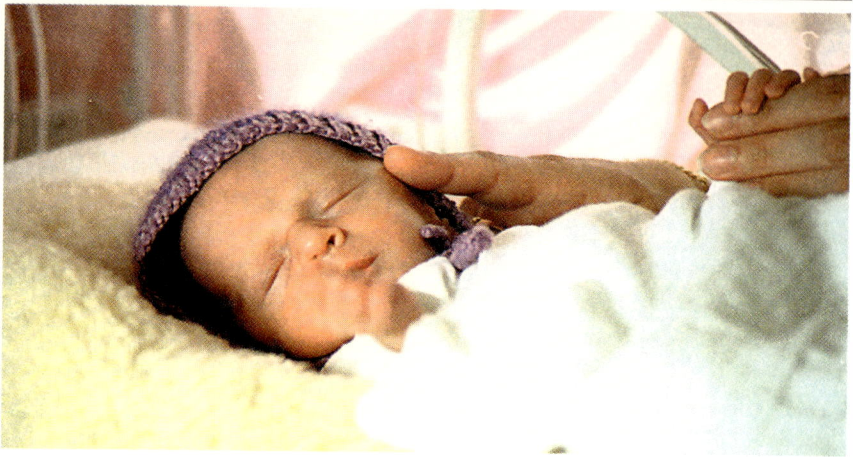

Neugeborenes auf einem Schaffell

darstellte, daß das Kind, je kleiner es ist, um so mehr mit seiner ganzen Leiblichkeit durch und durch Sinnesorgan ist. Dabei taucht es zugleich mit seinem Seelischen in das seelische Leben seiner Umgebung ein, wird von dieser, indem es sie nachahmt, beeindruckt.

Die praktische Konsequenz davon: Das Neugeborene spiegelt die Eindrücke seiner Umgebung, Farben, Töne, Geräusche, Tasterlebnisse, aber auch die Gefühle der Menschen, die es betreuen, wider. Die äußere Unruhe des Kindes, z.B. als anhaltendes Schreien, kann alleine durch eine innere Unruhe der Mutter, aber auch durch die Hektik einer Station bedingt sein.

Etwa jedes zehnte, in manchen Kliniken sogar jedes fünfte Neugeborene muß auf eine Kinderabteilung verlegt werden. Keine Lebensphase ist so anfällig gegenüber Krankheiten, wie gerade diese Zeit. Schon deshalb gehören die räumliche Nähe von Geburtshilfe und Kinderheilkunde im selben Krankenhaus zum Konzept einer «zusammenführenden» Betreuung von Mutter und Kind.[1]

Dennoch gelingt es aus räumlichen Gründen, manchmal auch wegen

1 In den bestehenden beiden anthroposophischen Kinderabteilungen in Deutschland ist eine Intensivbehandlung bisher nur im Gemeinschaftskrankenhaus in Herdecke möglich, in naher Zukunft jedoch auch für die Filderklinik bei Stuttgart vorgesehen.

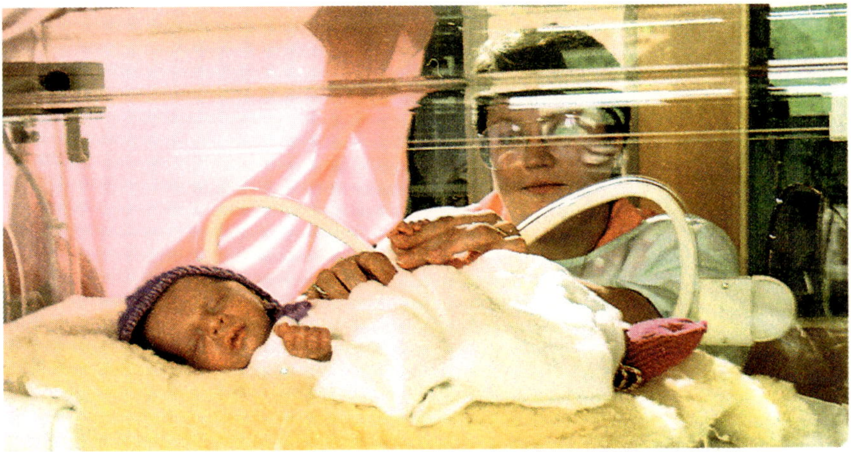

Frühgeborenes im Inkubator

Krankheit oder Erschöpfung der Mutter nicht immer, dem kranken Kind genügend Mutterhülle zu verschaffen. Um so mehr sollte es in solchen Fällen ein Anliegen der Pflege sein, durch die Atmosphäre des Raumes, die Farbgestaltung der Wände, ein rosafarbenes, das Licht dämpfendes Tuch über dem Inkubator, ein wärmendes, weiches Schaffell, eine bergende, umhüllende Stimmung zu erzeugen. Alle Verrichtungen sollten bis in die routinemäßigen Arbeitsabläufe hinein etwas Beschützendes und nicht Bedrohliches gegenüber dem Kind haben. Dies gilt um so mehr, je früher ein Kind als Frühgeborenes den Mutterleib verlassen muß.

Neugeborenen-Medizin und Technik

Hier zeigt einem allerdings ein kurzer Blick in eine moderne Neu- und Frühgeborenenstation und deren von der Technik der Überwachungs- und Beatmungsgeräte geprägte Atmosphäre, wie ungeheuer schwierig es ist, die Ansprüche einer Apparatemedizin mit zweifelsohne großen Erfolgen in der Verminderung der Neugeborenensterblichkeit mit den Ansprüchen einer kindgemäßen äußeren und seelischen Hülle um das Kind zu verbinden.
Gerade hier, wo großartige Erfolge, lebensrettende Maßnahmen gepaart erscheinen mit sinnloser, inhumaner Lebensverlängerung an der Grenze

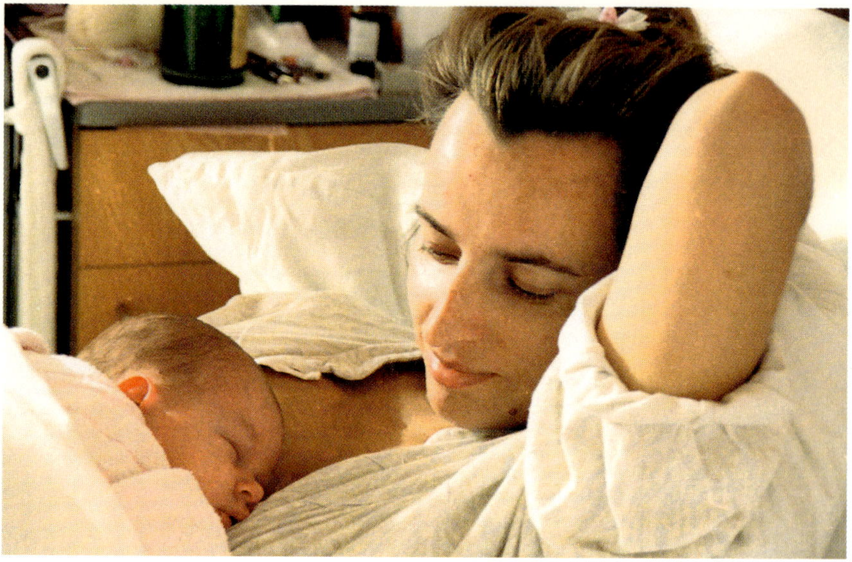

Mutter-Kind-Einheit

zur Lebensfähigkeit bei sehr unreifen Frühgeborenen, liegen in Zukunft vermehrt Aufgaben für die anthroposophische Medizin. Diese bedient sich nicht nur der Gabe potenzierter Naturheilmittel und Einreibungen des Körpers mit verschiedenen Ölen, die das Kind in seinen noch viel zu schwachen Abwehrkräften unterstützen, sondern vor allem des Abspürens des kindlichen Lebenswillens. Dabei entwickelt die anthroposophische Medizin eine Gesinnung, bei der wir dem Kind die helfende Hand, durchaus verstärkt durch Apparate, reichen, dort jedoch innehalten, wo Helfen ein Ins-Leben-Zwingen wird. Dann können wir das Neugeborene als eine Individualität ernst nehmen, die überwiegend noch in einer geistigen Welt zu Hause ist und nur dort erreicht werden kann.

Gerade bei den allerkleinsten Patienten gilt es, von jeder Routine, soweit es irgend geht, abzurücken, zu überlegen, ob jede Blutentnahme, die Schmerzen bereitet, wirklich sein muß, ob das helle Licht wirklich immer angeschaltet sein muß und wie der Lärmpegel der Geräte verringert werden kann.

Das Neugeborene – ganz Sinneswesen

Ein Beispiel möge verdeutlichen, wie selbst bei sehr kleinen, schwer kranken Frühgeborenen die Nähe der Mutter hilfreich sein kann: Ein Frühgeborenes der 28. Schwangerschaftswoche mit einem Gewicht von ca. 1000 g mußte wegen Lungenunreife beatmet werden und entwickelte durch die Beatmung eine Lungenschädigung (sogenannte bronchopulmonale Dysplasie).

Der Zustand des Kindes war kritisch, es benötigte über mehrere Wochen 100 % Sauerstoff, war extrem wenig belastbar und erlitt immer wieder schwere Krampfanfälle, die auch durch hohe Dosen eines krampflösenden Medikamentes kaum beherrschbar waren.

Sein Zustand besserte sich jeweils in beeindruckender Weise, wenn es trotz der vielen Schläuche und Kabel, noch am Beatmungsgerät, auf dem Bauch der Mutter sein durfte.

Sicher ist, daß der intime, körperliche und auch seelische Kontakt zwischen Mutter, später auch Vater und Kind diesem Frühgeborenen das Überleben entscheidend mit ermöglicht hat.

Ausgehend von der Tatsache, daß das kleine Kind ein intensives Sinneswesen ist und von den frühkindlichen Sinneserlebnissen in seinem späteren Leben geprägt wird, wollen wir uns die Konsequenz dieser Betrachtungsweise an einem Beispiel klarmachen.

Gerade bei den allerkleinsten Patienten gilt es, von jeder Routine abzurücken, zu überlegen, ob jede Blutentnahme, die Schmerzen bereitet, wirklich sein muß, ob das helle Licht wirklich immer angeschaltet sein muß und wie der Lärmpegel der Geräte verringert werden kann.

Das Neugeborene verfügt über mehr Geschmacksknospen als das ältere Kind, es schmeckt nicht nur mit der Zunge, sondern auch mit Teilen der Mundschleimhaut, wir können sogar erleben, wie bei angenehmen Geschmackserlebnissen der ganze Körper von Wohlgefühl durchzogen wird. Auf Süßes reagiert es mit Verstärkung, auf Bitteres mit einer Verringerung der Saugrate beim Trinken.

Leider wird die Bedeutung des Schmeckens als geschmacksbildende Erfahrung viel zu wenig ernstgenommen. Da Kinder in den ersten Lebenswochen bei zu früher Gabe von Kuhmilch oder Sojamilch, als Ersatz für fehlende Muttermilch, sich gegen diese relativ leicht sensibilisieren und bei entsprechender Disposition später allergisch reagieren können, weicht man heute auf sogenannte Hydrolysatnahrungen aus, das sind Nahrungen mit quasi künstlich vorverdauten Eiweißbestandteilen. Der Geschmack dieser Nahrung neigt meist zum Bitteren hin, also zum Gegenteil der süßen Muttermilch.

Hier bietet sich als natürlicher Ersatz für Muttermilch aus anthroposophischer Sicht die Stutenmilch an, eine Tiermilch, die der Muttermilch bei Fettzusatz am ähnlichsten ist, sehr gut vertragen wird und bei der eine Sensibilisierung im späteren Leben, im Hinblick auf eine Allergie, nicht relevant ist, da Stutenmilch in der Ernährung später praktisch keine Rolle spielt.

Ein Wunsch an die künftige räumliche Gestaltung von Kinderkliniken wäre, durch entsprechend viele Mutter-Kind-Zimmer, auch im Neugeborenenbereich, der Tatsache gerecht zu werden, daß sich die Intimität der Geburtstunde in die Neugeborenenzeit hinein fortsetzt und daß diese Intimität auch im Intensivbereich möglich ist.

Dabei erscheint es mir günstig, wenn eine Neugeborenenstation räumlich und organisatorisch nicht völlig von den übrigen Stationen einer Kinderabteilung losgelöst ist. Sie droht für Pflege und für Ärzte in der Arbeit einseitig zu werden, wenn nicht die verschiedenen Stadien der Kindesentwicklung mit der Fülle ebenso verschiedener Krankheitsbilder im Auge behalten werden können.

Dem ganzheitlichen Anspruch der anthroposophischen Medizin kommt es entgegen, wenn auf einer Station Kinder mit ganz verschiedenen Krankheitsbildern, Allergien, Entwicklungsstörungen, Tumorerkrankungen, notwendigen operativen Eingriffen zusammen liegen. Die Grenze ist natürlich da gegeben, wo es sich um übertragbare Krankheiten handelt. Ein rhythmisch strukturierter Tagesablauf – mit einem kleinen besinnlichen Morgenkreis und einem gemeinsamen Abendabschluß, Ruhezeiten, für ältere, chronisch kranke Kinder und Jugendliche Spaziergänge und Ausflüge – ist ab dem Kleinkindalter wichtig. Umgekehrt muß gerade bei Neugeborenen und kleinen Säuglingen ein starrer Rhythmus, vor allem, was die Mahlzeiten betrifft, verhindert werden. Er entwickelt sich naturgemäß erst in der 6. Woche bis zum 3. Monat.

Gebet für Kinder

In dich ströme Licht, das dich ergreifen kann.
Ich begleite seine Strahlen mit meiner Liebe Wärme.
Ich denke mit meines Denkens besten Frohgedanken
An deines Herzens Regungen.
Sie sollen dich stärken,
Sie sollen dich tragen,
Sie sollen dich klären.
Ich möchte sammeln vor deinen Lebensschritten
Meine Frohgedanken,
Daß sie sich verbinden deinem Lebenswillen
Und er in Stärke sich finde
In aller Welt,
Immer mehr,
Durch sich selbst.

Rudolf Steiner

In der Neugeborenen-Medizin erleben wir in einer Lebensphase, wo in lichthafter Weise das Geistig-Seelische eines Menschen gerade anfängt, den Leib zu ergreifen, Krankheiten als besonders bedrohlich. Deshalb steht am Ende dieses Beitrages ein Kindergebet, das Rudolf Steiner gerade für kleine Kinder gegeben hat und das besonders die kleinen Kinder im Durchstehen einer Krankheit begleiten kann.

Dr. med. Michaela Glöckler

Kinderheilkunde und schulärztliche Tätigkeit

Der Lehrer ist für eine umfassende Weltanschauung ebenso ein Heiler, wie der Arzt ein Heiler ist.
Rudolf Steiner

In der Kinderheilkunde gilt, was auch für die anthroposophische Medizin im allgemeinen gesagt wurde. Medikamente aus dem Bereich der naturwissenschaftlichen Medizin, insbesondere fiebersenkende Mittel und Antibiotika, werden nur da eingesetzt, wo die Selbstheilungskräfte des Kindes zu schwach sind, die Krankheit zu überwinden.

Die Rachitisvorsorge und der Zeitpunkt für die Impfungen sowie deren Auswahl und Begründung werden ebenfalls auf die individuelle Situation des Kindes abgestimmt.

Äußere Anwendungen wie Wadenwickel, Hals-, Brust- und Bauchkompressen, Einreibungen und Packungen sind in diesem Lebensalter von ganz besonderer Wirksamkeit.[1]

1 Für alle, die Kinder in kranken Tagen zu pflegen haben, sei hier auf das rororo-Taschenbuch «Hausmittel für Kinder» verwiesen , das Petra Lange in Zusammenarbeit mit den Kinderärzten am Gemeinschaftskrankenhaus in Herdecke verfaßt hat und das inzwischen eine weite Verbreitung gefunden hat. Außerdem sei auf den Ratgeber von Dr. med. H.M. Stellmann «Kinderkrankheiten natürlich behandeln» (3. Aufl. München 1992) hingewiesen. Ein umfassender kinderärztlicher Ratgeber aus anthroposophischer Sicht ist das Buch «Kindersprechstunde» von Wolfgang Goebel und Michaela Glöckler (10. Aufl. Stuttgart 1992). Hier wird dargestellt, wie Eltern, Lehrer und Ärzte im Interesse der Kinder zusammenwirken müssen, wenn in Kindheit und Jugend der Aufbau einer möglichst stabilen körperlichen und seelischen Verfassung gelingen soll, als Grundlage für Gesundheit und Arbeitsfreude im späteren Leben.

2 Vgl. Rudolf Steiner: *Theosophie.* Und: *Die Erziehung des Kindes vom Gesichtspunkte der Geisteswissenschaft.* Siehe auch die Einleitung S. 23.

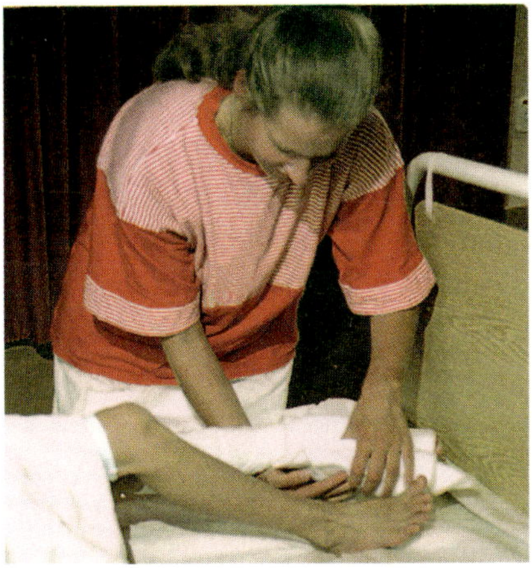

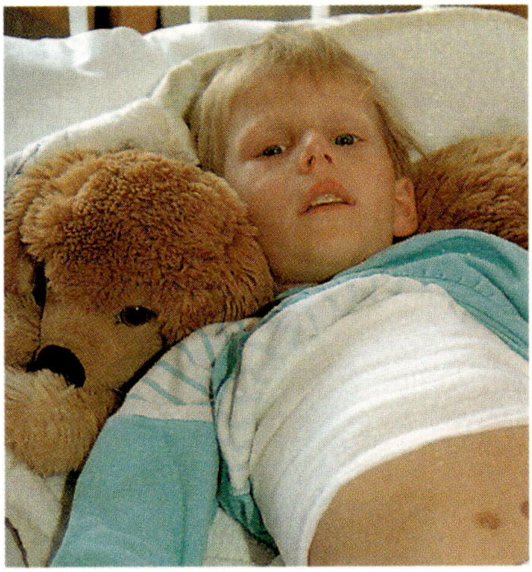

Anlegen eines Quarkwickels bei Lungenentzündung

In der kinderärztlichen Ausbildung wird gelernt, daß ca. 70 % der Erkrankungen im Kindes- und Jugendalter ohne medikamentöse Behandlung von selbst ausheilen, wenn die erforderliche Bettruhe und Pflege gewährleistet sind.

Der anthroposophisch interessierte Student und Kinderarzt lernt hier zusätzlich, wie die Selbstheilungskräfte in Gestalt der Wesensglieder[2] (Ätherleib: Träger der Lebenskräfte in Form der Wachstums- und Gedankentätigkeit; Astralleib: Träger der Differenzierungs- und Abbauvorgänge sowie der Seelentätigkeit des Fühlens; Ich-Organisation: Träger des Wärmeorganismus und der auf der Stoffwechseltätigkeit beruhenden Willensentfaltung) anzuregen sind, nicht nur, um eine Krankheit überwinden zu helfen, sondern

Um die familiäre Atmosphäre im Krankenhaus zu fördern, sind die Mitarbeiter darauf bedacht, den Kindern möglichst in normaler Alltagskleidung zu begegnen.

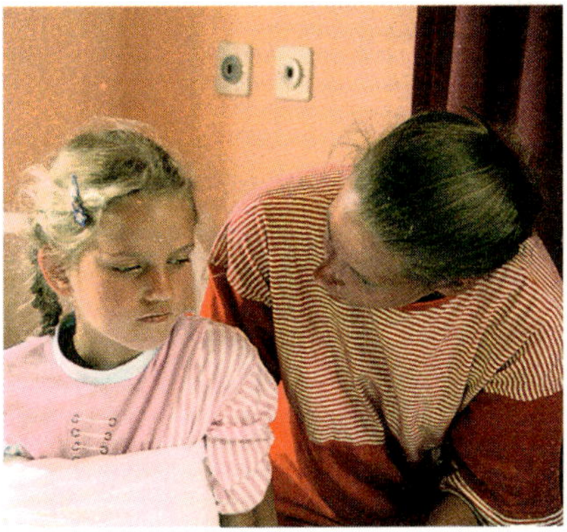

auch, um noch während des Wachstums zu einem harmonischeren Zusammenwirken zu kommen im Sinne einer umfassenden Krankheitsvorsorge. Diese schließt auch entwicklungsphysiologische Gesichtspunkte mit ein, wie sie der Schularzt an einer Waldorfschule zu berücksichtigen hat. Um dies zu verdeutlichen, sei eine Krankengeschichte skizziert, die insbesondere schulärztliche Aspekte berücksichtigt:

Ein achtjähriger Junge wird in die kinderärztliche Sprechstunde gebracht. Der überweisende Hausarzt bittet um diagnostische Abklärung, insbesondere um Ausschluß eines Tumors, da das Kind in den vergangenen acht Monaten zunehmend an Gewicht verloren hat und nicht mehr weiter wächst.

Die körperliche Untersuchung zeigt einen blassen, gut proportionierten, untergewichtigen Jungen ohne sonstige Krankheitszeichen. Auch die neurologische Untersuchung ist bis auf lebhafte seitengleiche Reflexe unauffällig. Im Gespräch zeigt sich das Kind sehr intelligent und wach. Die Blutuntersuchung zeigt außer einem erniedrigten Hämoglobingehalt keine besonderen Auffälligkeiten. Auf die schulische Situation hin befragt, berichtet die Mutter, daß er einen älteren Bruder habe und es kaum habe erwarten können, auch in die Schule zu gehen. Er sei sehr lerneifrig, frage auch zu Hause noch nach vielem weiter und lasse sich insbesondere vom Vater alles erklären, der selbst Lehrer ist und den der Junge besonders liebt.

Nach einem ausführlichen Gespräch mit der Mutter wird beschlossen, während der nächsten vier Wochen keine weiteren diagnostischen Untersuchungen zu veranlassen, ihn jedoch vorerst einmal von der Schule zu beurlauben. Der Vater wird gebeten, mit seinem Sohn nachmittags etwas zu unternehmen (Spiel, Spaziergang), anstatt ihm komplizierte Dinge zu erklären. Als einziges Medikament erhält er eine homöopathische Verdünnung vom Pflanzenextrakt der Wegwarte (Cichorium intybus). Gemäß der anthroposophischen Menschen- und Naturerkenntnis unterstützt diese Pflanze in besonders gleichmäßiger Weise Ernährung und Aufbau der verschiedenen Organsysteme des Menschen. Die Kräfte, die in ihren bitteren Extraktivstoffen wirksam sind, regen die Lebenstätigkeit der Verdauungsorgane an. Die Kräfte ihrer alkalischen Salze unterstützen die Blutbildung. Der Kieselsäuregehalt wirkt mit seinen Kräften nicht nur anregend auf Nerven und Sinnesorgane, sondern auch gestaltend auf das Knochensystem.[1]

Die schulmedizinische Überweisungsdiagnose lautete: Verdacht auf Tumor nach Gewichtsabnahme und Wachstumsstillstand. Die zusätzliche geisteswissenschaftliche Diagnose lautete: Verdacht auf Schwächung des Ätherleibes durch zu starke intellektuelle Belastung.

Nach vier Wochen hatte sich die Gesichtsfarbe des Jungen deutlich gebessert, die Gewichtszunahme betrug jedoch erst ein knappes Kilo. Man entschloß sich, die Schule noch für zwei weitere Monate auszusetzen und ihn zu Hause und im Garten leichte körperliche Tätigkeiten machen zu lassen. Der Erfolg gab der Maßnahme recht. Die Gewichtszunahme ging rascher vonstatten, die Sommerferien kamen, und es wurde beschlossen, danach mit der Schule wieder zu beginnen. Allerdings sollte das Kind nach den ersten beiden Schulstunden zunächst noch nach Hause kommen und auch vorerst keine Hausaufgaben machen. Die Lehrer, die den Erfolg der Behandlung sahen, waren mit dem Konzept einverstanden, zumal bei der Intelligenz des Jungen kein gravierender Leistungsrückstand zu befürchten war. Nach einem guten Jahr der Behandlung und erfolgter Gewichtszunahme begann auch das Längenwachstum wieder einzusetzen. Langsam konnte die schulische Belastung wieder gesteigert werden, allerdings durften vorerst zu Hause immer noch keine Schularbeiten gemacht werden zugunsten körperlicher Tätigkeit und Spiel. Nach zwei Jahren konnte die Behandlung abgeschlossen werden, der Junge hatte seinen körperlichen Entwicklungsrückstand voll aufgeholt.

Diese hier skizzierte Krankengeschichte kann deutlich machen, wie

Die Grundlage zum Verständnis des Zusammenhangs zwischen körperlichem Wachstum und seelisch-geistigen Lernprozessen ist das von Steiner beschriebene Gesetz von der Metamorphose der Wachstums- und Regenerationskräfte in Gedankenkräfte. Die gewöhnlichen Denkkräfte des Menschen sind die von der körperlichen Wirksamkeit im Laufe der Entwicklung frei werdenden Gestaltungs- und Wachstumskräfte.

1 Rudolf Steiner: *Geisteswissenschaft und Medizin.* GA 312, 10. Vortrag vom 30. März 1920.

Die Metamorphose der Wachstumskräfte in Gedankenkräfte kann durch eine nicht am individuellen Kind orientierte Pädagogik und ein entsprechendes altersgemäßes Erziehungskonzept beeinträchtigt und so zum Anlaß körperlicher und seelischer Störungen werden.

wichtig gerade in der Kinderheilkunde das Zusammenschauen körperlicher und seelisch-geistiger (d.h. lernmäßiger) Vorgänge ist.

Rudolf Steiner hat bereits bei der Begründung der Waldorfschule 1919 in Stuttgart im Rahmen seiner Kurse für Lehrer auf die fundamentale Tatsache hingewiesen, daß im Zusammenhang mit der Vermittlung von Wissen und Fähigkeiten zugleich auch körperliche, physiologische Prozesse ablaufen, die es beim Lernen zu berücksichtigen gilt.

Als Grundlage zum Verständnis des Zusammenhangs zwischen körperlichem Wachstum und seelisch-geistigen Lernprozessen stellte er das Gesetz von der Metamorphose der Wachstums- und Regenerationskräfte in Gedankenkräfte dar:

«Es ist von der allergrößten Bedeutung zu wissen, daß die gewöhnlichen Denkkräfte des Menschen die verfeinerten Gestaltungs- und Wachstumskräfte sind. Im Gestalten und Wachsen des menschlichen Organismus offenbart sich ein Geistiges. Dieses Geistige erscheint dann im Lebensverlaufe als die geistige Denkkraft. Und diese Denkkraft ist nur ein Teil der im Ätherischen webenden menschlichen Gestaltungs- und Wachstumskraft. Der andere Teil bleibt seiner im menschlichen Lebensbeginne innegehabten Aufgabe getreu ... So offenbart sich der imaginativen geistigen Anschauung die bildsame (plastische) Kraft als ein Ätherisch-Geistiges von der einen Seite, das von der andern Seite als der Seeleninhalt des Denkens auftritt.»[1]

Die hier skizzierte Identität von Wachstums- und Denktätigkeit läßt sich bereits durch die Beobachtung des eigenen Denkens bis zu einem gewissen Grade nachprüfen.

In der Tat ergibt schon eine erste Betrachtung des menschlichen Denkens und seiner Gesetzmäßigkeiten, daß diese mit den Gesetzen des Lebendigen in Wachstum und Regeneration direkt zu tun haben. Nicht

1 Rudolf Steiner, Ita Wegman: *Grundlegendes für eine Erweiterung der Heilkunst nach geisteswissenschaftlichen Erkenntnissen*, 1. Kapitel.

nur, daß wir gewohnt sind, vom Gedanken*leben* zu sprechen, nicht nur, daß im Denken jeder Gedanke mit dem anderen zusammenhängt wie eine Funktion im lebendigen Organismus mit einer anderen, sondern auch in bezug auf einzelne Funktionen ist dieses erfahrbar.

Zum Beispiel kennen wir das analytische und synthetische Denken. Im Organismus finden wir entsprechende Funktionen in der Verdauungstätigkeit, durch welche die Nahrungssubstanzen analysiert, d.h. bis zu den letzten Bausteinen abgebaut und dann zum Aufbau der körpereigenen Substanzen wiederum herangezogen werden. Entsprechend wird auch beim analytischen Denken ein Sachverhalt bis in seine elementaren Bestandteile auseinandergenommen und kritisch gesichtet.

Im konstruktiv-schöpferischen, synthetischen Denken hingegen gewinnen die persönlichen Einsichten Gestalt und werden zum Aufbau der eigenen Ansichten verwendet.

Auch ein Blick auf die Entwicklung des Gedankenlebens im Laufe der Biographie zeigt diese Identität von Lebens- und Denktätigkeit. Im ersten Lebensdrittel gehen leibliches und gedanklich-geistiges Wachstum Hand-in-Hand bis zur sogenannten Mündigkeit mit 21 Jahren.

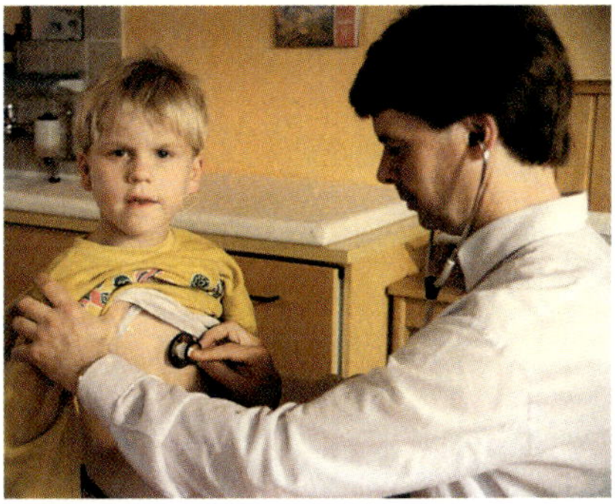

Der Kinderarzt darf auch …

… mit dem Herzen telefonieren.

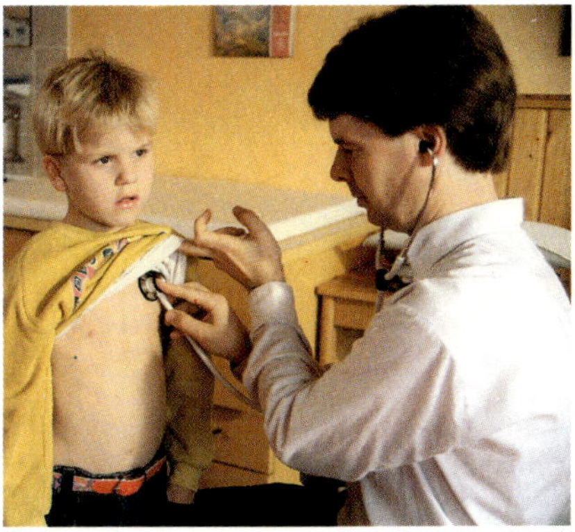

Dann folgt eine weitere Etappe von etwa 20 Jahren, wo die leiblichen und geistigen Kräfte sich etwa die Waage halten in bezug auf ihre Leistungsfähigkeit.

Im letzten Lebensdrittel hingegen steht beim gesund alternden Menschen dem langsamen Altersabbau des Körpers und seiner Organe ein geistiger Aufschwung gegenüber. Daß wir beim Älterwerden nicht mit Notwendigkeit geistig schwächer werden, sondern zu den neuen Qualitäten der sogenannten Altersweisheit gelangen können, verdanken wir den vom Organismus nicht mehr benützten Regenerationskräften, die sich nun im Alter ebenfalls in Gedankenkräfte metamorphosieren können.

Der Zusammenhang zwischen Lebens- und Denktätigkeit macht aber auch verständlich, was verschiedene Autoren im Zusammenhang mit dem Sterben beschreiben. Manch einer, der durch Wiederbelebung gerade noch dem Tode entrissen werden konnte, berichtet, wie dieser scheinbare Todesaugenblick gerade nicht durch eine Auslöschung des Bewußtseins gekennzeichnet war, sondern vielmehr durch eine lebendige Gedankenfülle und einen Bilderreichtum in einzigartiger Bewußtseinsklarheit und -helle.[1]

Die regelrechte Metamorphose der Wachstumskräfte in Gedankenkräfte kann durch eine nicht am individuellen Kind orientierte Pädagogik und ein entsprechendes altersgemäßes Erziehungskonzept beeinträchtigt werden. Dadurch kann es zu körperlichen und seelischen Erkrankungen kommen.

In dem hier geschilderten Erkrankungsfall war die Metamorphose zu rasch erfolgt. Die zu starke Anspannung der Gedankentätigkeit war auf Kosten des körperlichen Wachstums gegangen. Eine zu geringe oder nicht allseitig erfolgende Beanspruchung führt hingegen zu entsprechend anderen Krankheitstendenzen.

Dem vorzubeugen ist Aufgabe der anthroposophischen Pädagogik, die dadurch präventivmedizinischen Charakter bekommt.

Dementsprechend ist der Lehrplan an den Waldorfschulen nach medizinischen Gesichtspunkten angelegt. Dabei gehört es in das Konzept dieser Schule, daß ein Schularzt nicht nur die nötigen Schuluntersuchungen und Elternberatungen durchführt, sondern auch in der pädagogischen Konferenz der Lehrer mit seinem medizinischen Wissen zur Verfügung steht.

1 Vergleiche auch das Kapitel über anthroposophische Sterbekultur, S. 155ff.

Deine Kinder sind nicht deine Kinder.
Sie sind die Söhne und Töchter
der Sehnsucht des Lebens nach sich selbst.
Sie kommen durch dich, aber nicht von dir,
und obwohl sie bei dir sind,
gehören sie dir nicht.
Du kannst ihnen deine Liebe geben,
aber nicht deine Gedanken.
Du kannst ihrem Körper ein Heim geben,
aber nicht ihrer Seele,
denn ihre Seele wohnt im Haus von morgen,
das du nicht besuchen kannst,
nicht einmal in deinen Träumen.
Du kannst versuchen, ihnen gleich zu sein,
aber suche nicht, sie dir gleich zu machen.
Denn das Leben geht nicht rückwärts
und verweilt nicht beim Gestern.
Du bist der Bogen, von dem deine Kinder
als lebende Pfeile ausgeschickt werden.
Laß deine Bogenrundung in
der Hand des Schützen
Freude bedeuten! -

Khalil Gibran

Christine Pflug

Biographiearbeit

Das Wachwerden für die eigene Biographie

«Mein Leben – wie war es? Wo stehe ich jetzt? Wie wird es weitergehen?» Es gibt Situationen, in denen diese Fragen lautstark an die Türe klopfen. Oftmals sind es Krankheiten, Unfälle, plötzliche, aber auch langsam sich anbahnende Krisen, die den Menschen für die eigene Biographie wach werden lassen. Für viele ist die Gestaltung des Lebens und eine innere Orientierung ein ständiges, drängendes Thema. Die Fragen, die sich dann stellen, lauten oft folgendermaßen:

- **Wie soll ich mit der Situation, in der ich bin, umgehen? Was ist die Botschaft, die dahinter steht?**
- **Warum scheitere ich immer wieder an ähnlichen Umständen?**
- **Kann ich eine andere Einstellung zu meinem Leben finden und es verwandeln?**
- **Wie finde ich Ansatzpunkte, und was sind die Kriterien, nach denen ich mein Leben gestalte?**
- **Was sind meine Stützen und Kraftquellen?**
- **Was ist es, das ich ganz alleine in diesem Leben zu verwirklichen und der Welt zu geben habe?**
- **Geht es anderen ähnlich wie mir?**
- **Gibt es allgemeine, kosmische Gesetze, in die mein persönliches Schicksal eingebettet ist?**

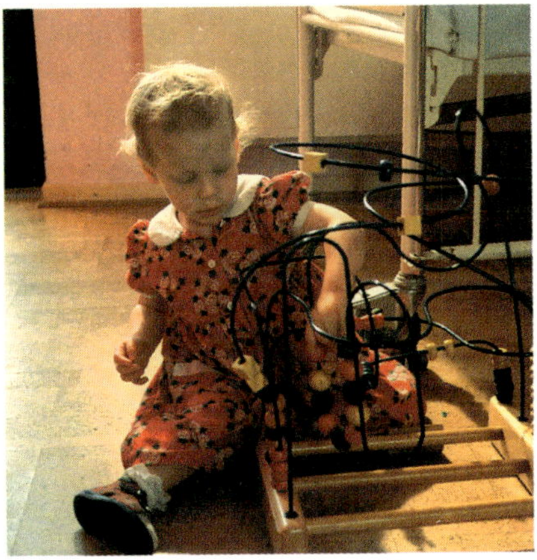

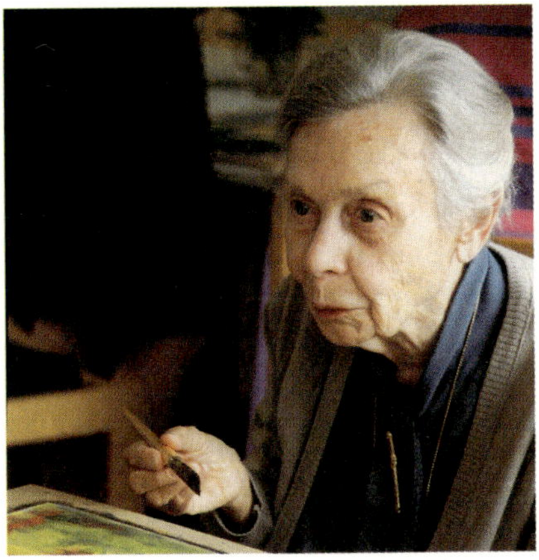

Was ist heute eine Biographie?

Betrachtet man Biographien früherer Generationen, vielleicht die der eigenen Eltern oder Großeltern, wird man feststellen, daß ihr Leben meist auf ganz andere Weise verlaufen ist und sie sich innerlich mit ganz anderen Fragen beschäftigten.
Mitunter erfährt man durch Erzählungen und Literatur, wodurch der Lebenslauf dieser Menschen geprägt wurde: Oftmals war die Berufswahl durch das Elternhaus oder die soziale Schicht vorbestimmt, für die Frau waren Ehe und Mutterschaft der Lebensinhalt; das, was gut und richtig war, predigte der Pfarrer von der Kanzel, oder es wurde von den gesellschaftlichen Sitten oder dem Dorfklatsch geregelt. Vielleicht fühlte sich der eine oder andere in den vorgegebenen Bahnen nicht wohl oder brach sogar aus, aber im allgemeinen war der Lebensweg durch soziale Schicht bzw. politische Verhältnisse, Berufsstand und Familie geordnet und vorgezeichnet, und es gab im Äußeren wenig Alternativen.
Grundsätzliche Entscheidungen und das Ringen um die Lebensgestaltung waren kein Thema, man war eingebettet, fühlte sich zugehörig und getragen. (Damit ist nicht ausgeschlossen, daß Kriege und politische Ereignisse von außen eine Biographie völlig verändern konnten; das war dann aber keine individuelle Entscheidung.)

Der Mensch ist heute in seiner Biographie auf sich selbst geworfen, die Wege, die nach außen führen, sind versperrt, und eine Orientierung kann nur im eigenen Innersten gefunden werden.
Wer es schafft, sich in diesen dunklen und bodenlosen Zeiten sich selbst gegenüberzustellen, wird bemerken, daß sie den Keim für Zukünftiges in sich tragen und Wege aufzeigen, dem Leben etwas Neues hinzuzufügen.

Betrachtet man dagegen heute einen Lebenslauf, steht man vor ganz anderen Gegebenheiten: Ehen und Familien brechen auseinander oder konfrontieren jeden mit immer wieder unsicheren Situationen, mancher sucht «seinen» Beruf und kann ihn in keinem konventionellen Rahmen finden, die Mitmenschen sorgen dafür, daß man – wieder einmal – völlig ungeahnte Grenzen von sich selber kennenlernt, und oft ist es das eigene Innenleben, in dem sich die Abgründe auftun.

Solche Situationen führen viele Menschen dann in biographische Abbrüche, d.h. das bisherige Leben ändert sich schlagartig. Alles, was bisher getragen hat, fällt weg, man hat keinen äußeren Halt mehr, ein «falsches oder richtiges» Verhalten läßt sich durch äußere Bestimmungen nicht mehr festlegen.

Meistens versucht man dann, die frühere Harmonie – falls sie je vorhanden war – wieder herzustellen: «Vielleicht sollte ich einfach mehr Urlaub machen – oder in eine neue Wohnung ziehen – oder wir bekommen noch ein weiteres Kind ...» Bald zeigt sich aber, daß solche Bemühungen nur ein Griff in das Vergangene sind und langfristig nicht tragen.

In all diesen Situationen liegt nämlich eine Aufforderung: Der Mensch ist auf sich selbst geworfen, die Wege, die nach außen führen, sind versperrt, und eine Orientierung kann nur im eigenen Innersten gefunden werden.

Wer es schafft, sich in diesen dunklen und bodenlosen Zeiten sich selbst gegenüberzustellen, wird bemerken, daß sie den Keim für Zukünftiges in sich tragen und Wege aufzeigen, dem Leben etwas Neues hinzuzufügen. Dieses Neue liegt aber nicht in der Welt der fertigen Ergebnisse und Antworten, sondern kann nur im Prozeß ständigen Ringens und Bemühens gefunden werden.

Vielleicht steht man dann etwas gegenüber, an dem man erleben kann, daß es zu einem selbst gehört und daß man es jenseits allen Gefallens oder Mißfallens bejahen und vielleicht sogar ergreifen kann.

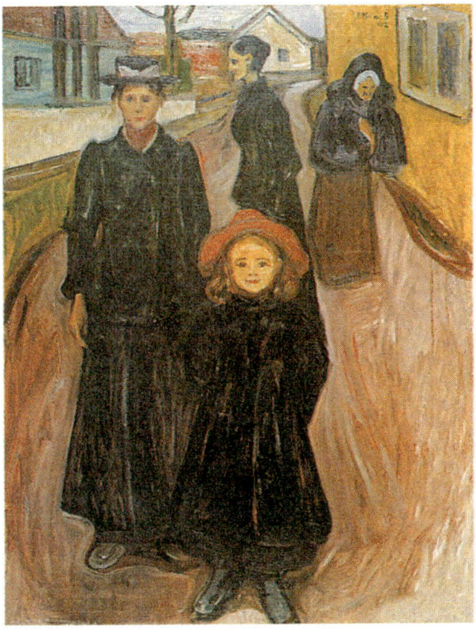

Edvard Munch, Vier Lebensalter

Welche Rolle spielen Krankheiten in der Biographie?

Bei Krankheiten (und auch bei Unfällen) erlebt der Mensch Einschränkungen seiner bisherigen Lebensmöglichkeiten, die aufgrund seiner Gesundheit für ihn selbstverständlich waren. (Falls es sich um eine Krankheit von Geburt an handelt, erlebt er den Unterschied nicht innerhalb seiner eigenen Biographie, sondern im Vergleich zu anderen Menschen.) Nun ist er in eine andere Situation gestellt, das Leben verändert sich, Bisheriges bekommt ein anderes Gewicht, und Neues ist gefragt.

Das kann natürlich mit sehr verschiedener Dringlichkeit auftreten. Vielleicht bricht sich eine stark beanspruchte Hausfrau den rechten Arm und ist nun gezwungen, alle Tätigkeiten ganz langsam und ungeschickt zu erledigen, was wiederum kräftig an dem Selbstbild der tüchtigen Frau rüttelt. Manche Krank-

Vor dem Ende sprach Rabbi Sussja:
«In der kommenden Welt wird man mich nicht fragen: ‹Warum bist du nicht Mose gewesen?›
Man wird mich fragen: ‹Warum bist du nicht Sussja gewesen?›»
Martin Buber

> *Die Krankheit des Menschen ist nicht, was sie schien, ein Maschinendefekt – sie ist nichts als er selber, besser: seine Gelegenheit, er selbst zu werden.*
> *Victor von Weizsäcker*

heiten, z.B. Krebs, führen den Menschen radikal vor die Tatsache der menschlichen Sterblichkeit und verlangen eine grundsätzlich neue Lebensentscheidung, die in fast allen Bereichen Konsequenzen hat.

Krankheiten verändern die Biographie. Auch in ihnen steckt, wie in jeder Krise, eine Botschaft, die mitunter zu einem dringenden Appell geworden ist.

Die Fragestellungen und Betrachtungsweisen in der Biographiearbeit lauten dann vielleicht folgendermaßen:

Wie unterscheidet sich die jetzige Situation von dem bisherigen Leben? Woran reibt man sich, stößt an, was bereitet im Seelischen die Schmerzen? Was wird Neues und Ungewohntes gefordert? Und letztlich: Zu welchen Möglichkeiten und Verhaltensweisen «verhilft» einem die Krankheit?

Vielleicht muß der Mensch jetzt mehr Disziplin in sein Leben bringen oder Ruhe und Langsamkeit, oder er muß, auf andere angewiesen, seine Hilflosigkeit aushalten, oder er ist auf sich gestellt und von sozialen Bindungen abgeschnitten ... Es gilt, die neue Qualität, die in dieser Situation liegt, aufzuspüren.

Vielleicht kann man beim Betrachten der Biographie feststellen, daß genau diese Eigenschaften schon öfters im Leben gefragt waren, vielleicht sogar durchgängig fehlten. Die Krankheit hilft dem Menschen, diesen Mangel zu erkennen, und nun kann er aus eigener Entscheidung und mit Bewußtheit andere Handlungen und Gewohnheiten in sein Leben integrieren.

Eine Krankheit kann auch den Sinn haben, daß der Mensch durch sie Kräfte entwickeln muß, die rein für Zukünftiges, vielleicht auch für das nächste Leben, gebraucht werden. Die entscheidende Sichtweise ist hier wie auch sonst in der Biographiearbeit: Wohin will mich diese Situation führen, und was kann ich dafür tun, das Ziel zu sehen, anzunehmen und aktiv zu ergreifen?

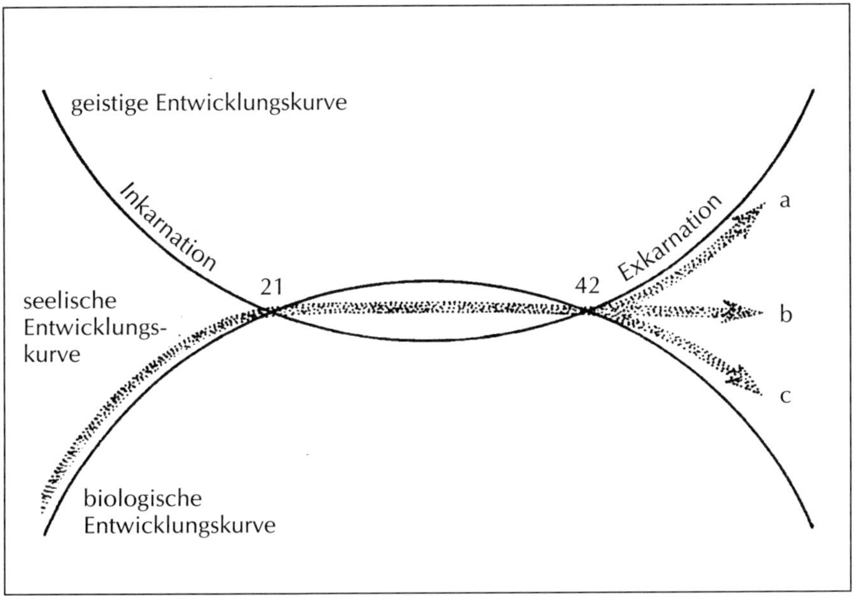

Die Biographie kommt im Zusammenwirken von Leiblichem, Seelischem und Geistigem zum Ausdruck. Das Leibliche entfaltet sich bis zur Lebensmitte und wird dann nach und nach wieder abgebaut. Der Geist des Menschen senkt sich mit der Inkarnation in die Leiblichkeit hinein und exkarniert sich ab der Lebensmitte, mit neuen Erfahrungen bereichert, bis zum Lebensende wieder. Dazwischen entfaltet sich das Seelische, das sich entweder, dem Geistigen folgend, nach oben entwikkelt oder dem Leiblichen nach unten folgen kann.
(Schema nach G. Burkhard: *Das Leben in die Hand nehmen.* Stuttgart 1992.)

Grundlagen und Ziele der Biographiearbeit

Ursprünglich wurde die Biographiearbeit von dem NPI (Niederländisches Pädagogisches Institut) bzw. dessen bekanntem Vertreter Bernhard Lievegoed impulsiert.

Mittlerweile gibt es in etlichen Ländern Einrichtungen und einzelne Persönlichkeiten, die die Biographiearbeit weiterentwickelt haben und sie als Seminare oder Beratungsgespräche anbieten. Dadurch sind die Methoden und die äußeren

Gedenket nicht an das Frühere und achtet nicht auf das Vorige. Denn siehe, ich will Neues schaffen, jetzt wächst es auf, erkennt ihr es nicht?
Jesaja 43, 18 und 19

Formen natürlich ganz unterschiedlich, sie sind aber alle aus der Anthroposophie heraus entwickelt worden.

Grundlage ist daher zum Beispiel das Wissen von allgemeinen Rhythmen (7-Jahres-Phasen, Mondknoten etc.), nach denen das Leben verlaufen kann und in denen bestimmte Entwicklungen veranlagt sind. Wie diese Veranlagungen dann stattfinden, ob sie überhaupt in Erscheinung treten oder sich in eine andere Altersstufe verschieben, ob ganz andere individuelle Rhythmen dazu kommen, wie Defizite aus früheren Entwicklungsphasen aufgearbeitet werden können – das alles sind Themen der Biographiearbeit.[1]

Neben den allgemeinen Gesetzmäßigkeiten spielt für das individuelle Schicksal der Karma-Gedanke eine entscheidende Rolle. Er beinhaltet, daß der Mensch bereits durch mehrere Erdenleben gegangen ist und von daher bestimmte Impulse und Aufgaben in dieses jetzige Leben mitbringt bzw. sie sich selbst in einem vorgeburtlichen Entschluß vorgenommen hat. In seinem Tagesbewußtsein «vergißt» er diese Impulse, dennoch verläuft sein Leben so, daß er immer wieder in Situationen kommt, in denen er für dieses Vorgenommene erwachen kann.

Jeder Mensch hat einen Begleiter, der diese Geburtsimpulse kennt und ihn führt: seinen Engel.

Der Engel kennt die früheren Erdenleben des einzelnen Menschen und weiß auch, wohin dieser zukünftig möchte. Man darf sich das allerdings nicht im Sinne einer Geschäftsexpansion, eines neuen Ehepartners oder ähnlichem vorstellen – die äußeren Veränderungen sind unter die-

Jeder Mensch hat einen Begleiter, der seine Geburtsimpulse kennt und ihn führt: seinen Engel. Der Engel kennt die früheren Erdenleben des einzelnen Menschen und weiß auch, wohin dieser zukünftig möchte.

1 Vergleiche die im Anhang angegebene Literatur.

Mit einem Neigen seiner Stirne weist
er weit von sich was einschränkt und verpflichtet;
denn durch sein Herz geht riesig aufgerichtet
das ewig Kommende das kreist.

Die tiefen Himmel stehn ihm voll Gestalten,
und jede kann ihm rufen: komm, erkenn –.
Gib seinen leichten Händen nichts zu halten
aus deinem Lastenden. Sie kämen denn

bei Nacht zu dir, dich ringender zu prüfen,
und gingen wie Erzürnte durch das Haus
und griffen dich als ob sie dich erschüfen
und brächen dich aus deiner Form heraus.

Rainer Maria Rilke: Der Engel

sem Aspekt nebensächlich –, sondern es handelt sich dabei um das, was der Mensch in der Auseinandersetzung mit seinem Leben an seelisch-geistiger Substanz entwickelt und dadurch auch dem Weltganzen hinzufügt.

Es ist der Engel, der den Menschen in die Situationen führt, in denen er für seine Zukunft erwachen kann – sofern er sie annimmt und ergreift.

In der Biographiearbeit gilt es nun, diesen Geburtsimpulsen nahezukommen und sich aktiv gestaltend dazu zu stellen. Der Sinn des Lebens und das «Kommende» eines Menschen sind genau dort zu finden, wo etwas nicht leicht fällt, sondern man aus seiner «Form herausgebrochen wird».

Durch ein exaktes, sachliches, bildhaftes Beschreiben einzelner Lebenssituationen kommt man dem auf die Spur, was die darin liegende Botschaft und Aufforderung an den jeweiligen Menschen ist.

Das stellt sich zunächst als gar nichts Sensationelles dar. Vielleicht heißt ein Thema: «Grenzen setzen» (sich selbst gegenüber oder im Sozialen), oder die Gestaltung von gemeinschaftlichem Leben (was sowohl bei einem Weltpolitiker als auch bei einer Mutter der Fall sein kann), oder das Abschließen von abgebrochenen und offenen Situationen. Vielleicht wird ein Mensch öfters dem Thema «Tod» gegenübergestellt und soll daran eine Religiosität entwikkeln, oder er wird mit menschlichen Abgründen (vielleicht Sucht) konfrontiert, und es sind von ihm Verständnis und Vorurteilslosigkeit gefordert. Solche Motive lassen sich in einem Lebenslauf immer wieder finden. Das menschliche Ich hat einen Gestaltungswillen, der wie ein roter Faden hindurchläuft.

Wenn man in der Biographiearbeit durch Gespräche, vielleicht auch künstlerische Übungen oder Vorträge – je nachdem, ob es sich um Einzel- oder Gruppenarbeit handelt –, diesen Motiven nahegekommen ist, ist die nächste Frage, wie der einzelne das von ihm Geforderte aufgreift und in sein Leben aktiv einbezieht.

Kleine, aber konsequent durchgeführte Übungen können allmählich die alltäglichen Gewohnheiten – und somit das Leben – in Bewegung bringen und für das Neue die Türen öffnen. Eine solche Übung könnte sein, daß man täglich einmal direkt (statt indirekt) sagt, was man wirklich will, daß man einen Menschen

Zwei Biographiekurs-Teilnehmer beschreiben ihre jeweilige Lebenssituation. – Abbildung S. 79 oben: «Ich bin in einer Grotte und trage einen Schild, mit dem ich mich verteidige. Aber der Schild ist so groß, daß ich das Licht außerhalb der Grotte nicht sehen kann. Endlich entschließe ich mich, aus der Grotte hinauszugehen, das Lichtschwert in die Hand zu nehmen und zu kämpfen. Als es mir gelang, diesen Schritt zu unternehmen, war ich um die 32 Jahre alt.»

Abbildung S. 79 unten: «Ich fühlte mich in einer Grotte (a), ich merkte nicht, daß ich gegen die Hinterwand der Grotte schaute und lief. Ich merkte nicht, daß das Licht von hinten kam. Plötzlich hatte ich eine Begegnung, ein Gespräch, und ich bemerkte, daß ich mich nur umzudrehen brauchte. Da sah ich das Licht außerhalb der Grotte vor mir. Aber ich mußte erst noch durch einen großen Sumpf, in dem ich bis weit über die Knie versank (b). Nun erlebe ich mich so (ich bin jetzt dreißig Jahre alt), daß ich noch immer in der Grotte bin (c), aber doch schon mehr am Ausgang, und ich sehe das Licht. Die Idee des Todes ist mir nahe. Ich träumte mit zwölf Jahren, daß ich mit 32 sterben würde. Jetzt, durch diesen Biographiekurs, lerne ich die Gesamtheit des Menschen und der Menschheit erst kennen und begreife, wie Tod und Leben verbunden sind. Vorher sah ich im Leben keine Motivation und keinen Sinn.»

(Aus G. Burkhard: *Das Leben in die Hand nehmen.* Stuttgart 1992.)

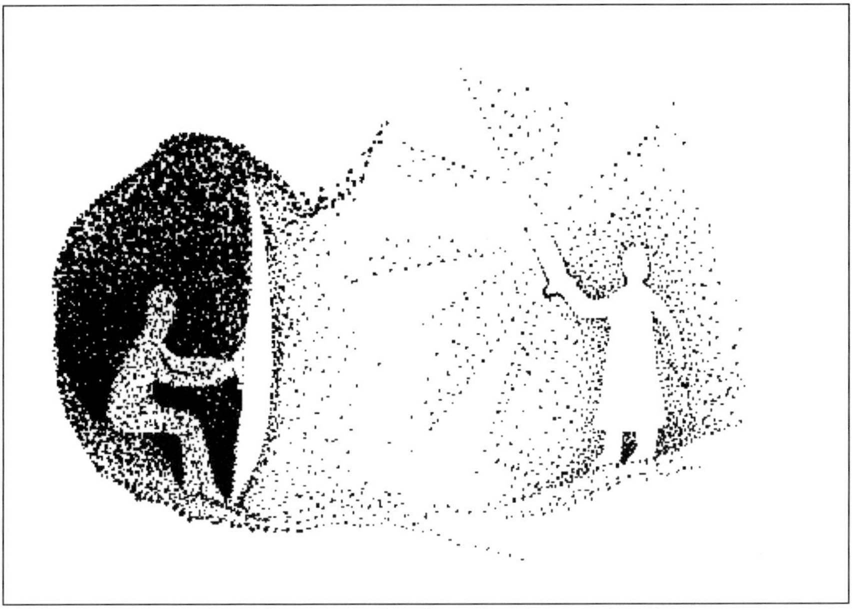

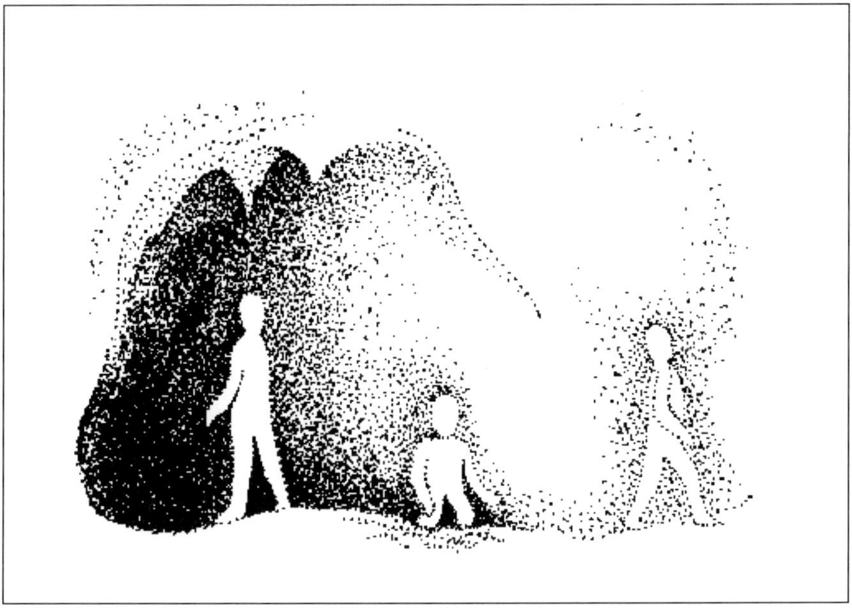

Wir wollen die Dinge reden lassen, immer mehr und mehr passiv uns zu den Dingen verhalten und die Dinge ihre Geheimnisse aussprechen lassen. Es würde ja vieles vermieden werden, wenn die Menschen nicht urteilen würden, sondern die Dinge ihre Geheimnisse aussprechen lassen würden …
Rudolf Steiner

in seiner Gestalt, Kleidung, Bewegung, Sprache etc. genau und wertfrei betrachtet (statt ihn zu beurteilen), daß man, statt in unzähligen Problemen zu ertrinken, eines systematisch und planvoll angeht.
Diese Übungen können auf die individuelle Situation des einzelnen abgestimmt sein, aber auch die von Rudolf Steiner angegebenen allgemeinen Übungen oder solche aus dem religiösen und künstlerischen Bereich kommen hierbei in Betracht. Der Umgang mit den Übungen, die dadurch auftretenden Veränderungen und auch das Scheitern an ihnen sind ein Teil der Biographiearbeit.
Je nachdem, ob eine Biographiearbeit im Einzelgespräch mit einem Berater oder in einer Gruppe stattfindet, sind die Gewichtungen verschieden. In der Gruppe stehen das Miterleben und Üben im Sozialen, das Erwachen an dem Schicksal der anderen und die Erfahrung, mit seiner Biographie in einem Zeitgeschehen eingebunden zu sein, im Vordergrund. Im Einzelgespräch ist mehr die individuelle Situation und wie man diese langfristig und tiefergreifend verwandelt, der Schwerpunkt.

Der übende Umgang mit der Biographie

Die eigene Biographie für sich alleine aufzuarbeiten ist ein äußerst schwieriges Unternehmen und in einer aktuellen Krise auch nicht ratsam. Allerdings ist die Methode der Biographiearbeit an sich schon ein Übungsweg, um den man sich in seinen einzelnen Elementen in jedem Fall bemühen kann. Beispielsweise kann man beim Betrachten der eigenen Vergangenheit, und auch der von anderen, sich versuchsweise einmal bemühen, bisher bekannte Gefühle, Wertungen, Interpretationen und Urteile herauszulassen, nur alleine die Bilder und

Szenen zu beschreiben und sie dann so stehen zu lassen.

Weiterhin kann man bei allem, was einem passiert ist, oder auch, was andere einem getan haben, die Position einnehmen: Ich habe es so gewollt. Vielleicht eröffnet sich dann eine Sicht, wie einem gerade schwierige Ereignisse der Vergangenheit am meisten weitergebracht haben.

Das Wichtigste, um etwas Neues in sein Leben hineinlassen zu können, ist: auf echte Weise fragen zu lernen. Das mag zwar einfach klingen, aber es geht eben nicht darum, möglichst schnell eine Antwort zu erhalten, sondern die Offenheit der Frage zu ertragen und sie zu einem Teil des Lebens zu machen. Man kann beispielsweise das, was man zu wissen glaubt, einmal als Frage formulieren. Man kann an sein Leben und – wenn man das möchte – an seinen Engel Fragen stellen und dann darauf achten, was passiert.

Leben Sie jetzt die Fragen. Vielleicht leben Sie dann allmählich, ohne es zu merken, eines fernen Tages in die Antworten hinein.

Rainer Maria Rilke: Briefe an einen jungen Dichter

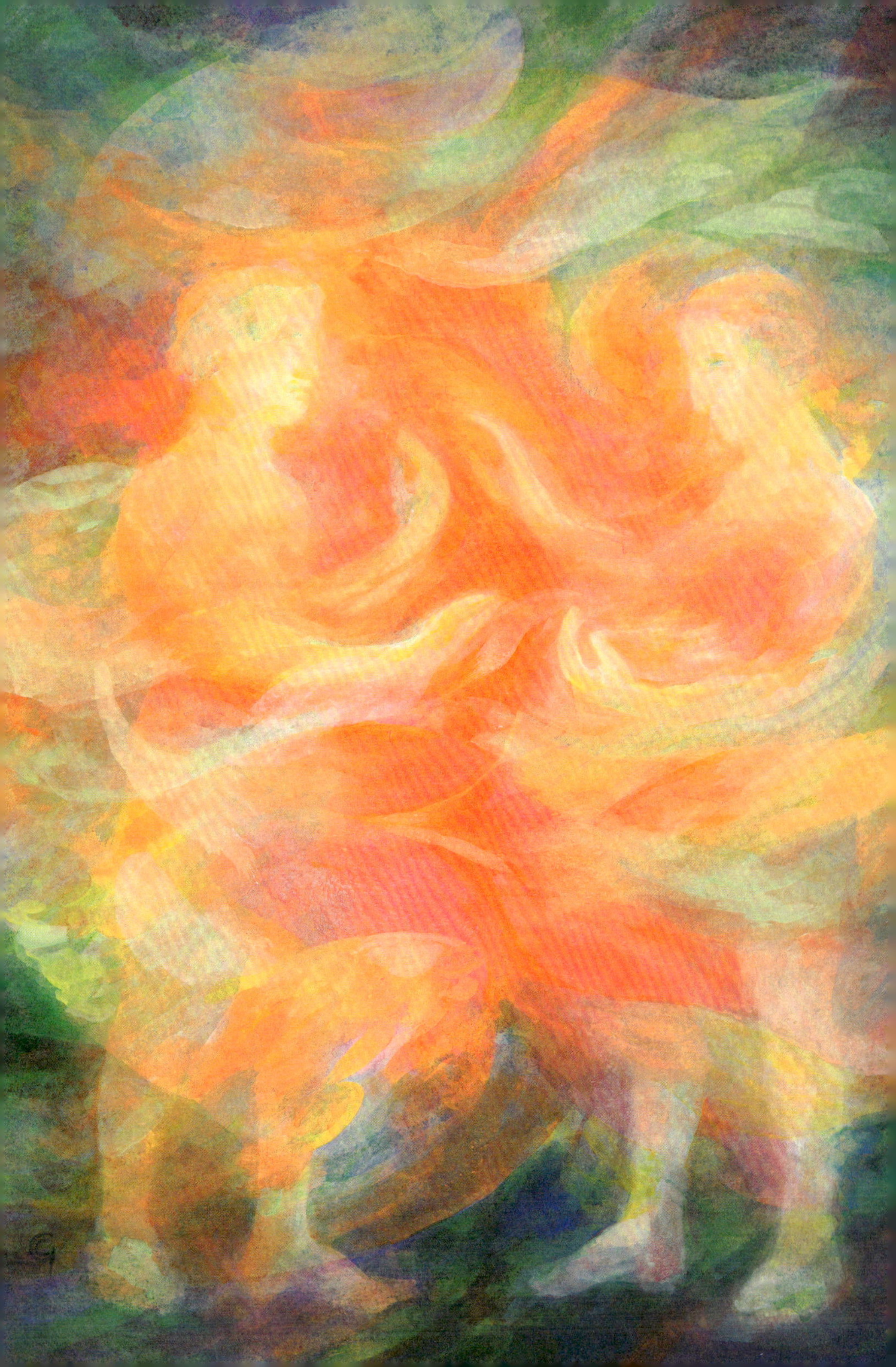

Markus Treichler

Die anthroposophischen Kunsttherapien

Welche Rolle spielt das Künstlerische in unserer Gesellschaft?

Kunst und künstlerisches Schaffen haben in unserer Gesellschaft eine besondere Stellung und Aufgabe: Sie können schön und provokativ, wohltuend, anregend oder aufregend wirken. Kunst und künstlerisches Schaffen sind für den Nichtkünstler immer anders als der Alltag und das Alltagsgeschäft; sie sind polar zum normalen Leben aufgrund ihrer spezifischen künstlerisch-kreativen Qualitäten. Künstlerisches ist daher in der Lage, Sachzwänge, Schwerfälligkeiten und Einseitigkeiten des normalen Lebens in unserer materialistisch-technisierten Zivilisation aufzulösen, zu erleichtern und auszugleichen. Kunst ist also notwendig. Und Kunst tut gut. Dem gesunden Menschen zur kreativen Befruchtung seiner Arbeit, seines Lebens, seines Alltags – dem kranken Menschen zur inneren Aktivierung, zur seelisch-körperlichen Harmonisierung und zum Ausgleich von Einseitigkeiten, die zu Krankheiten führen und sich in Krankheiten zeigen können. Dann ist das Künstlerische nicht Luxus, sondern sinnvolle und notwendige therapeutische Anwendung für den zivilisationsgefährdeten oder -geschädigten, für den kranken Menschen unserer Zeit.

< Hier wurde versucht, den therapeutischen Moment in der Heileurythmie bei der Bildung des Lautes M malerisch festzuhalten. Es ist schwierig, eine Kunst durch eine andere Kunst darzustellen, denn jede Kunst spricht ja für sich selbst. Bei der Heileurythmie-Behandlung ist die Wärme ein therapeutisches Element; dieses sollte hier dargestellt werden. Die heileurythmische Bewegung hat ihren Ursprung nicht nur in der physischen Muskelkraft der Gliedmaßen, sondern mehr noch in der überphysischen Organisation des Lebens- bzw. Bildekräfteleibes. Dadurch erfährt sie die typische Qualität der Leichte, wie sie einer rhythmisch strömenden, fließenden und atmenden Bewegung eigen sein kann. (Illustration: Gabriela de Carvalho.)

Lern im Leben die Kunst,
im Kunstwerk lerne das Leben,
Siehst du das eine recht,
siehst du das andere auch.

Friedrich Hölderlin

Wie können wir Krankheit verstehen?

Wenn wir morgens mit Kopfschmerzen aufwachen, so fühlen wir uns nicht gut und versuchen, dem Abhilfe zu schaffen. Aber wie? Wenn wir plötzlich in der Herzgegend einen heftigen, so noch nie verspürten Schmerz erleben, fühlen und wissen wir, daß wir krank sind. Auch wenn wir tagelang Durchfall haben mit Schmerzen; wenn wir morgens nicht aus dem Bett kommen, weil wir den Tag wie einen Berg vor uns erleben und wir uns zu nichts aufraffen können; wenn wir nicht schlafen können und Gedanken uns umtreiben – immer fühlen und wissen wir allein schon aus dem Erleben eines der genannten Symptome, daß wir in solchen Fällen krank sind.

Was ist dabei geschehen?

Lassen wir ruhig einmal alle medizinisch-wissenschaftlichen Erklärungen vorerst beiseite. Wir können feststellen, daß Krankheit an Leib und Seele dann eintritt, wenn irgendein leiblicher oder seelischer Vorgang – das Eindicken oder Verflüssigen des Darminhaltes, Entspannung oder Verkrampfung der Muskulatur eines Organs, sich aktiv aufraffen können, wachen oder schlafen, denken oder vergessen können –, wenn also irgendein physischer oder psychischer Vorgang bei einem Menschen im falschen Maß (zu viel oder zu wenig), zur falschen Zeit (tags oder nachts) oder am falschen Ort (am falschen Organ) auftritt, wenn also eine Störung des individuellen Gleichgewichts körperlicher oder seelischer Vorgänge, eine Verschiebung, eine Einseitigkeit eingetreten ist.

Die allermeisten Krankheiten lassen sich leicht als Einseitigkeit erkennen. Auch die medizinisch-wissenschaftliche Erklärung, z.B. eines Herzinfarktes infolge einer Gefäßverengung, eines Durchfalls infolge verdorbenen Essens und verminderter Wasserrückresorption im Darm bei gesteigerter Motilität, eine morgendliche Antriebslosigkeit infolge einer depressiven Verstimmung, widersprechen nicht der erlebten Einseitigkeit. Sie zeigen diese auf einer anderen, physiologischen, morphologischen oder psychologischen Ebene.

Dazu kommt jetzt noch, daß die Medizin heute weiß, daß die allermeisten Krankheiten auch durch einen einseitigen Lebensstil oder einseitiges seelisches Erleben und Verhalten bedingt sind und häufig dadurch erst hervorgerufen werden: durch zuviel Streß, zuwenig körperliche Bewegung, zuviele Gedanken, zuwenig Gefühle (oder umgekehrt), zu selten Entspannung oder Loslassenkönnen, zuviel Belastung, zuwenig Verständnis (zuwenig Gespräche in Beziehungen), zuviel ungesunde Ernährung, zuviel Hektik, zuwenig Rhythmus im Tagesablauf – um nur einige Faktoren zu nennen.

Was kann und sollte bei soviel Einseitigkeiten, die uns krank machen, getan werden? Denn die medikamentöse oder chirurgische Behandlung unserer Krankheiten alleine macht uns vielleicht schmerzfrei oder wieder arbeitsfähig – aber gleicht sie die Einseitigkeiten in uns oder in unserem Leben aus? Können wir durch Tabletten oder Spritzen selber wieder heil werden, wie es die Heilung einer Krankheit verspricht?

In den künstlerischen Therapien liegen die Elemente zur aktiven Überwindung der Einseitigkeiten unseres Lebens. Dadurch kommen wir einer Heilung näher.

Kunst ist Aktivität,
und Aktivität ist eben dadurch
eine befreiende Macht,
daß sie die Passivität vertreibt.

Benedetto Croce

Was ist Heilung?

Heilung ist mehr als physische oder psychische Genesung mit Schmerzfreiheit oder Wiederherstellung der Arbeitsfähigkeit; zur Heilung gehört auch die innere, seelisch-geistige Auseinandersetzung mit der Krankheitssituation, d.h. gerade mit den Tendenzen zu Einseitigkeiten in uns und in unserem Leben. Diese Auseinandersetzung soll keine «kopfige», rein verstandesmäßige Angelegenheit sein, die schließlich zu einem «ach ja – ich weiß schon ...» führt, wobei es dann auch meistens bleibt.

Eine echte therapeutische, d.h. heilsame Auseinandersetzung ergreift unser Denken, Fühlen und Wollen bis in unsere leiblichen Prozesse hinein, wodurch sich unser Befinden verändern wird. Jedem ist bekannt, daß psychische Erlebnisse

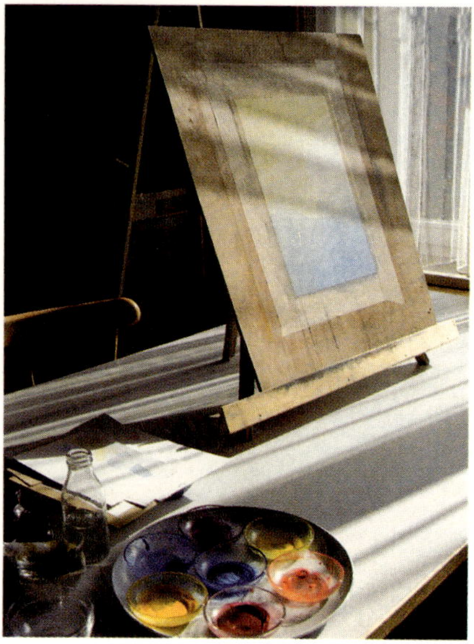

Der Platz zum therapeutischen Malen ist vorbereitet, das Blatt auf dem Malbrett aufgezogen, die Wasserfarben sind angerührt. Diese Arbeiten macht der Patient selbst.

unter Umständen unmittelbar zu physischen Veränderungen führen: Angst oder Schreck zu Gänsehaut, eine traurige Nachricht zu Tränen, eine freudige Erregung zu Herzklopfen usw.

Diese Zusammenhänge von seelischem Erleben und körperlichen Funktionen sind ein Ansatz der künstlerischen Therapien in der anthroposophischen Medizin.

Durch eine angeleitete künstlerische Betätigung in Plastizieren, Malen, Musizieren (einschließlich Singen), Sprachgestaltung (einschließlich Theaterspielen) oder in der spezifisch zur Therapie weiterentwickelten anthroposophischen künstlerischen Bewegungstherapie, der Heileurythmie, werden viel mehr als in unserem Alltag unser Wahrnehmen, Denken, Fühlen, Wollen und unser Tun zu einer Einheit integriert, d.h. sie werden wieder ganz und heil gemacht.

Worum geht es bei den künstlerischen Therapien?

Es geht bei der Therapie mit künstlerischen Mitteln um das Wiedererlangen der in der Krankheit gestörten Einheit von Leib, Seele und Geist des

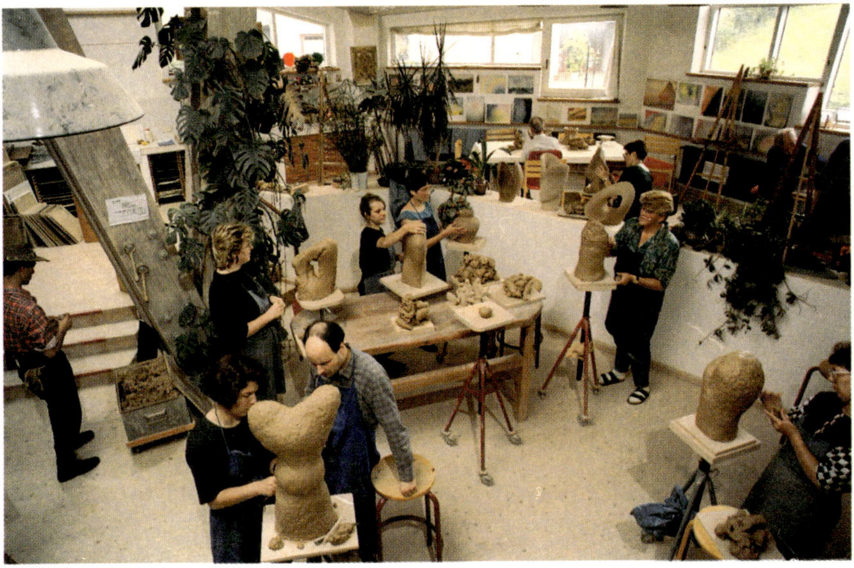

Menschen und seiner Beziehungen zur Welt; auch um die Einheit von Erleben und Gestalten des Menschen in seinen sozialen, emotionalen, leiblichen und geistigen Beziehungen.

Das Verhältnis zwischen Mensch und Welt (Mikrokosmos und Makrokosmos) kann durch künstlerisches Tun eine neue Dimension der schöpferischen (kreativen) Selbstgestaltung erfahren. Neue, kreative Möglichkeiten der Lebensbewältigung können erfahren und erübt werden. Durch aktives künstlerisches Tun oder auch durch «aktives» künstlerisches Genießen werden Wahrnehmen, Denken, Fühlen und Wollen sowie die eigene Handlungsaktivität angeregt und gefördert, der alte Horizont wird erweitert, und neue, phantasievollere Gestaltungsmöglichkeiten können entdeckt und verwirklicht werden. Der kranke Mensch wird durch künstlerisches Tun aus seinem Zurückgeworfensein auf sich selbst, aus seinem schmerzvollen Leiberleben, aus seinem eingeengten Seelenempfinden zu einer Erweiterung seines Wahrnehmungs- und Empfindungshorizontes ebenso geführt wie zum Erleben eines neuen, erweiterten kreativen Handlungsraums. Folgen-

Es geht bei der Therapie mit künstlerischen Mitteln um das Wiedererlangen der in der Krankheit gestörten Einheit von Leib, Seele und Geist des Menschen und seiner Beziehungen zur Welt; auch um die Einheit von Erleben und Gestalten des Menschen in seinen sozialen, emotionalen, leiblichen und geistigen Beziehungen.

de therapeutische Schritte können durch die Anwendung anthroposophischer Kunsttherapien erreicht werden:

1. Die Eigenaktivität des Patienten wird angeregt und eine neue Sichtweise des Lebens gefördert und ermöglicht.
2. Leibliche und seelische Einseitigkeiten, die zu Erkrankungen geführt haben und sich in Krankheitssymptomen zeigen, können durch das eigene aktive Üben des Patienten und in seiner Mitverantwortung nach Anleitung durch den Kunsttherapeuten übend ausgeglichen und überwunden werden.
3. Eine Anregung und Innovation der Ich-Stärke des Patienten wird erreicht – von einer kleinen Neuorientierung im Alltag bis hin zur biographischen Neugestaltung seines Lebens.

Wann und welche der anthroposophischen Kunsttherapien

plastisch therapeutisches Gestalten,
Maltherapie,
Musiktherapie,
therapeutische Sprachgestaltung,
Heileurythmie

bei welchen Patienten und welcher Erkrankung angezeigt ist und dann zu einem den Heilungsprozeß anregenden, fördernden oder erweiternden Erfolg führt, ist Sache des anthroposophischen Arztes, der mit Kunsttherapeuten zusammenarbeitet.

Jede dieser zur Therapie hin modifizierten Künste hat einen unterschiedlichen Anwendungs-(Indikations-)Bereich. Aufgrund ihrer künstlerischen Eigenart und Verschiedenheit (man denke z.B. an die Verschiedenheit von Plastizieren und Musizieren) und der verschiedenen künstlerischen Techniken (z.B. Plastizieren oder Töpfern, Wasserfarbenmalen oder Schwarz-weiß-

Zeichnen, Leier- oder Schlagzeug-Spielen) ergeben sich differenzierte Wirksamkeiten. Es ist also nicht gleichgültig, welche der Künste und welche Technik innerhalb einer Kunst (z.B. auch welches Instrument in der Musiktherapie) bzw. was für eine künstlerische Aufgabe bei einem Patienten mit einer bestimmten Erkrankung angewendet wird.

Aufgrund unserer klinischen Erfahrungen gibt es auch für die künstlerischen Therapien Indikationen und Gegenindikationen, die beachtet werden müssen. Man vergegenwärtige sich z.B. die Verschiedenheiten des künstlerischen Prozesses beim plastischen Gestalten mit Ton und beim Wasserfarbenmalen; beim Schwarz-weiß-Zeichnen mit Kohle und beim improvisierenden Theaterspiel; beim Krummhorn-Spielen oder beim Anhören eines Leierspiels. Formende und lösende, entspannende Qualitäten werden dabei unter anderem angeregt und eingeübt.

Entsprechend dieser Unterschiede, die den körperlichen oder seelischen Einseitigkeiten entsprechen, wie z.B. Formen und Auflösen, Ablagern und Bewegen, Anspannen und Loslassen, können durch die Eigenaktivität des Patienten gezielt krankhafte Einseitigkeiten ausgeglichen und überwunden werden.

Die Kunst knüpft an das Verhältnis des Makrokosmos zum Mikrokosmos an.

*

In der Kunst spricht ein geistiger Urgrund des Menschendaseins.

Rudolf Steiner

Worauf kommt es bei den Kunsttherapien an?

Beim künstlerisch-therapeutischen Tun kommt es nicht auf den Ausdruck der Gefühle des kranken Menschen an, sondern auf das Erüben der bestimmten künstlerisch-therapeutischen Prozesse. Sie gleichen die leiblichen und psychischen Einseitigkeiten des Patienten, die zu seiner Erkrankung geführt haben und in der Krankheit erkennbar werden, aus und geben damit dem Patienten durch seine Eigenaktivität die Möglichkeit zur Überwindung der Einseitigkeiten.

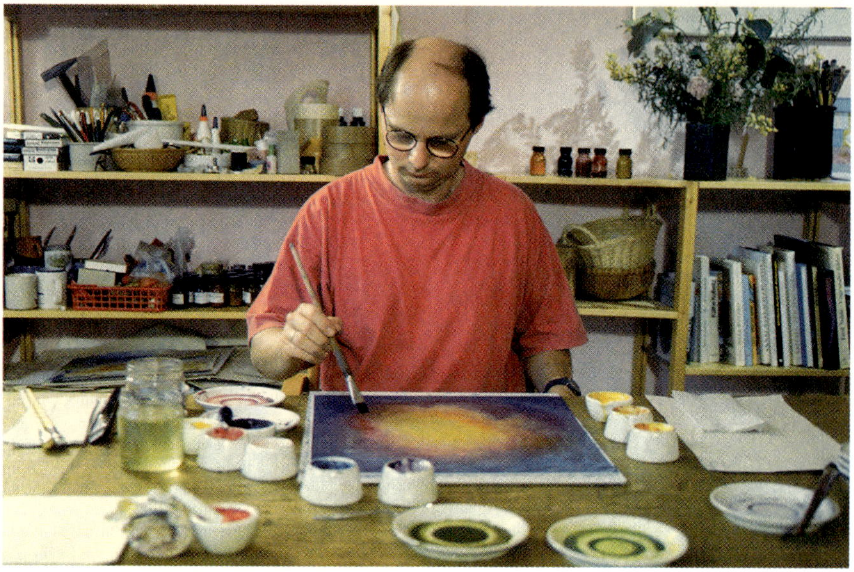

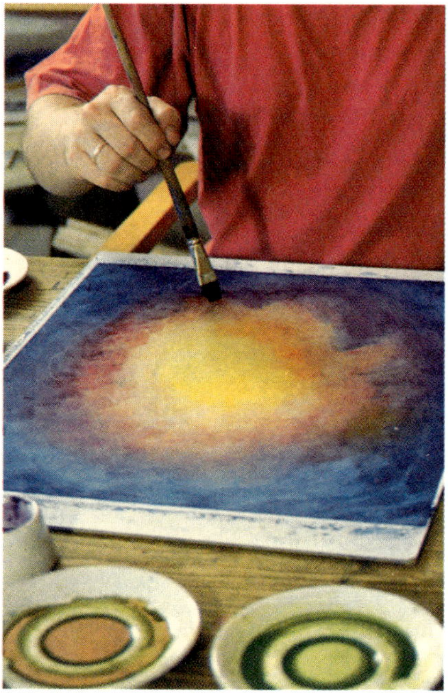

Patienten bei der Maltherapie bzw. beim plastisch-therapeutischen Gestalten. In der Klinik werden diese Therapien als sogenannte Einzeltherapie in der Gruppe durchgeführt, das heißt, mehrere Patienten sind gleichzeitig im Atelier, jeder hat aber seine eigene spezifische therapeutische Aufgabe.

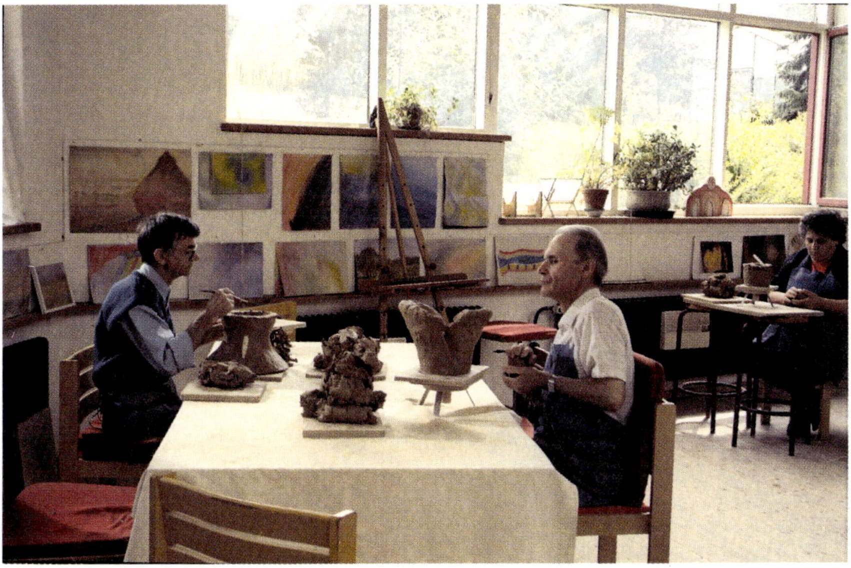

Der jeweils individuelle künstlerisch-therapeutische Übungsweg für einen Patienten soll von Arzt und Therapeut im gemeinsamen Gespräch auf der Grundlage des anthroposophischen Menschenbildes und Verständnisses von Krankheit und Heilung erarbeitet werden. Von einer guten Zusammenarbeit zwischen Therapeut und Arzt profitiert der Patient, und die künstlerische Therapie kann ihre heilenden Wirkungen im Sinne der schon genannten drei Bereiche:

1. Anregung der Eigenaktivität
2. Ausgleichen von Einseitigkeiten
3. Anregung und Innovation der Ich-Stärke

entfalten.

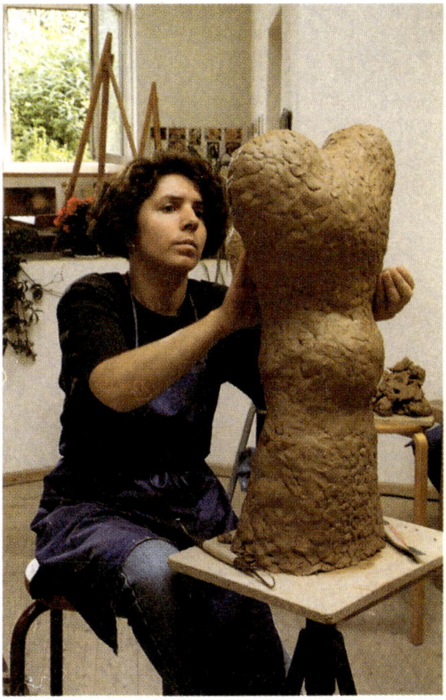

Beim künstlerisch therapeutischen Tun kommt es nicht auf den Ausdruck der Gefühle des kranken Menschen an, sondern auf das Erüben der bestimmten künstlerisch-therapeutischen Prozesse.

Auf diese Weise kann durch die anthroposophische Kunsttherapien der kranke Mensch selbst aktiv in seinen Gesundungsprozeß eingreifen und ihn mitgestalten. Die Kunsttherapien sprechen durch das seelisch-geistige Erleben und das seelisch-körperliche Tun in der Wiedererlangung der erlebbaren Einheit von Leib, Seele und Geist den ganzen Menschen in allen seinen Seins-Bereichen an. Dadurch sind die Kunsttherapien ein umfassendes und spezifisch menschliches Heilmittel für den kranken Menschen in unserer Zeit.

Susanne Reinhold

Musiktherapie in der Intensivmedizin

«Wir haben immer arbeiten müssen, für Musik hatten wir nie Zeit.» Dieses Lebensgefühl begleitet viele unserer Zeitgenossen. Allenfalls wird die Musik als etwas Unterhaltsames angesehen – nützlich oder gar lebensnotwendig scheint sie nicht. Anders denken Verwandte und Behandelnde des 24jährigen Martin in der Murnauer Unfallklinik – der Bericht ging durch die Zeitung –, seit ihm das Spiel seiner heimatlichen Blaskapelle nach fünfmonatiger Bewußtlosigkeit die erste Reaktion zu entlocken vermochte.

«Der leiseste Ton ist der lauteste ...»

In der Filderklinik werden die Musiktherapeuten oft zu bewußtlosen Patienten gerufen. Das können Menschen nach einem schweren Unfall – meist Schädelverletzungen – sein, Schlaganfallpatienten, beatmete Patienten, z.B. nach einem Unfall oder Herzstillstand, Patienten nach einer eingreifenden Operation. Die erste Begegnung mit einem bewußtlosen Patienten in der Intensivpflege versetzt Laien oft in Unsicherheit und Ratlosigkeit, wenn sie keinen Gesprächskontakt mit ihm aufnehmen können.

Wie knüpft die Musiktherapie in dieser Situation an?

«Der Ton ist dem Herzen näher als das Bild», sagt Adalbert Stifter, und wir können hinzufügen: für den Bewußtlosen oft sogar näher als das Wort. Wie könnten wir sonst verstehen, daß eine Patientin, die einen schweren Verkehrsunfall erlitten hat, nach einigen zarten Leiertönen die Augen öffnet, obwohl sie zuvor auf Ansprache, Wachrütteln und Lärm in ihrer Umgebung nicht reagiert hatte? Das meint wohl auch das chinesische Sprichwort: «Der leiseste Ton ist der lauteste.» Denn die Welt, mit der uns der Hörsinn als musikalischer Sinn verbindet, ist nicht nur die äußere Welt, sondern vor allem eine innere Welt. Hier dringt die Musik in Schichten des Bewußtseins, die der

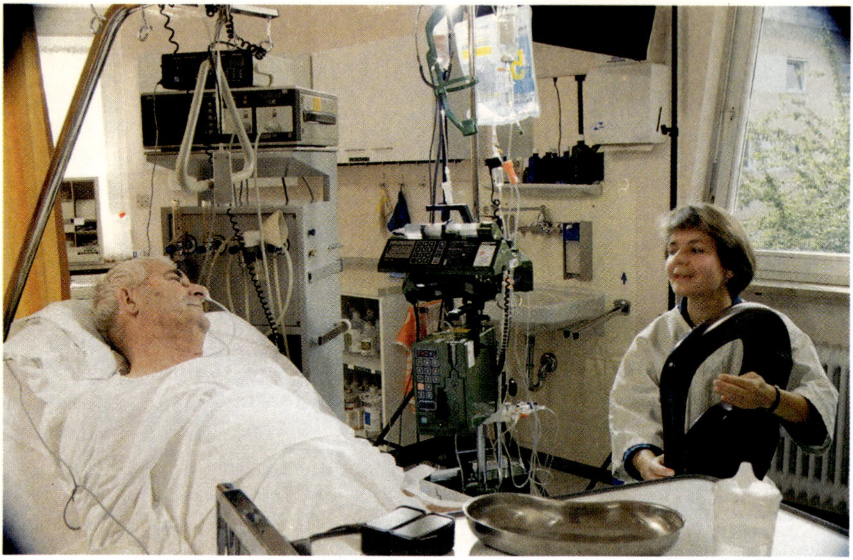

normalen Kontaktaufnahme unzugänglich sind.
Ein «Lieblingslied» des Patienten zu finden – wie im Murnauer Beispiel beschrieben – mag ein seltener Glücksfall sein, der Ausgangspunkt für die Therapie ist aber das Studium der Krankengeschichte und die eigene Wahrnehmung am Patienten. Die «Anwesenheit» des Patienten, die als mehr oder weniger dichte Atmosphäre um den Kranken lebt, seine Schmerzsituation, der Muskeltonus, die Temperatur, die Durchblutung spielen hier eine Rolle, besonders aber sind Puls und Atem das Zentrum der Begegnung zwischen Patient und Therapeut.

Welches Instrument ist das richtige?

Es ist die Aufgabe des Musiktherapeuten, der jeweiligen Krankensituation «abzulauschen», welche musikalischen Elemente, welche Instrumente – immer wird ja unmittelbar für den Patienten gespielt – an die Bewußtseinsschicht des einzelnen Kranken anknüpfen.
Der menschliche Organismus wird in der anthroposophischen Medizin differenziert beseelt erkannt. Diese Betrachtungsweise geht davon aus, daß auch beim Bewußtlosen das Seelisch-Geistige nicht abwesend

< **Die seelische Lösung, die im Lauschen auf die Musik der Leier entsteht, kann dem Kranken nach der Beatmung helfen, seinen Atem wieder zu vertiefen und zu befreien.**

Jede Krankheit ist ein musikalisches Problem – die Heilung eine musikalische Auflösung.

*

Das Leben eines gebildeten Menschen sollte mit Musik und Nicht-Musik schlechthin so abwechseln, wie mit Schlaf und Wachen.

Novalis

ist, sondern sich in seiner Verankerung ein Stück weit vom Organismus gelockert hat. Während die Intensivmedizin die gestörten Organfunktionen – wenn nötig durch Apparate – aufrecht zu erhalten versucht, zielt der musiktherapeutische Weg dahin, das Seelisch-Geistige mit musikalischen Mitteln wieder an den Organismus heranzuführen, das Eintauchen in die Funktionszusammenhänge, insbesondere Atmung und Zirkulation, zu beleben und zu harmonisieren und im weiteren Verlauf die Wachheit und das Tätigkeitsbedürfnis wieder anzuregen.

In manchen Krankheitsverläufen ist eine Bewußtlosigkeit nur von kurzer Dauer – etwa nach mehrtägiger Beatmung während einer schweren Lungenentzündung. Auf der Leier gespielte Musik kann hier helfen, die Atmung zu vertiefen und den Patienten in seinen persönlichen Empfindungen anzusprechen, um ihn in seinem Selbsterleben zu stärken. Die Musiktherapie begleitet in diesem Fall nur die kurze Übergangszeit.

Neben der Wahl der musikalischen Elemente kommt der Wahl des Instrumentes, das für die Therapie verwendet wird, eine wesentliche Bedeutung zu. Die ursprünglich zur Toneurythmie entwickelte Leier erlangt in der Anfangsbehandlung bewußtloser Patienten einen besonderen Stellenwert. Ihr feiner, weich verklingender Ton lädt zum Lauschen ein, schafft Atmosphäre und wohltuende Umhüllung. Gleichzeitig ist er so eindringlich, daß ihn sogar viele Schwerhörige wahrnehmen können. Dadurch vermag er in tiefe Bewußtseinsschichten einzudringen und auf sanfte Weise zu wecken.

Bei schwerwiegenden Bewußtseinsstörungen kann die Phase des Erwachens sehr langsam verlaufen und eine langfristige Behandlung erfordern.

Das Eingehen auf den Patienten erfordert ein wachsames Verfolgen seiner Reaktionen. >

Hier muß auch die Musiktherapie weiter ausholen, z.B. ansetzen mit weiten Intervallräumen, mit Instrumentalklängen, die peripher erlebbar sind, mit freilassenden Rhythmen, die sich am Atemrhythmus orientieren, um dann allmählich an der Konzentration der Kräfte zu arbeiten durch Intervalle, die sich verengen, durch Töne und Klänge, die tiefer und kräftiger werden, mehr an Struktur gewinnen und durch allmähliche Beschleunigung und Rhythmisierung des Tempos.

Die ersten Reaktionen des Patienten können für einen Außenstehenden sehr gering sein: Veränderungen von Atem und Puls, Augen- und Schluckbewegungen, Gähnen, Strecken der Glieder. Dem Therapeuten geben sie jedoch wertvolle Hinweise, wie die Behandlung weitergeführt werden soll. Selbst wenn der therapeutische Weg im allgemeinen feststeht, z.B. das Bewußtsein zu wecken, so muß er sich individuell entlang der Wahrnehmungen am Einzelfall orientieren und immer wieder modifizieren. Eine Gegenüberstellung zweier Beispiele soll das verdeutlichen.

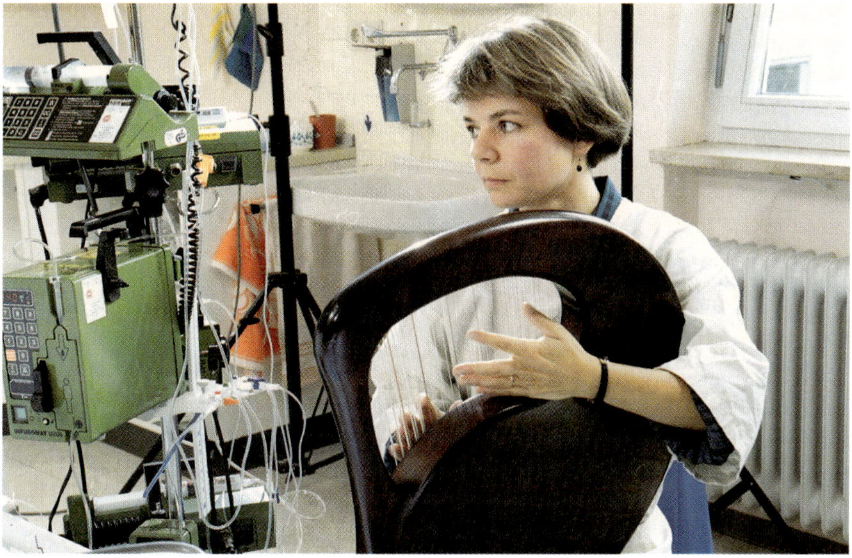

Zu Herzinfarkt und Schlaganfall – zwei Fallbeispiele

Patientin 1 war nach einem Herzstillstand beatmet worden und ist noch bewußtlos. Während der Musik auf der Altleier läßt sie sich von der allmählichen Verdichtung im Tonraum und der geringfügigen Beschleunigung im Tempo mitnehmen und wird merklich wacher – gleichzeitig beginnt der Puls immer heftiger zu jagen, so daß abgebrochen werden muß, bis sie sich wieder beruhigt hat.

Patientin 2 ist nach einer Hirnblutung gelähmt und noch nicht wieder bei vollem Bewußtsein. Bei Leiermusik atmet sie tiefer und schläft ein. Um sie musikalisch zu wecken, bedarf es kräftigerer Klänge: Sie ist sofort weckbar durch bewegte Melodien auf dem Gemshorn – einem blockflötenartig spielbaren Naturhorn mit weichem Klang –, schrickt dabei aber ängstlich zusammen, atmet schnell und unregelmäßig.

Bei beiden Patientinnen wirkt die Musik in Richtung des Therapiezieles: Wachheit, jedoch auf Kosten des Lebenszentrums, der rhythmischen Funktionen Puls und Atmung. Die Reaktionen beider Patientinnen weisen auf gute Möglichkeiten, das Bewußtsein wieder-

Krankheiten, besonders langwierige, sind Lehrjahre der Lebenskunst und Gemütsbildung. Man muß sie durch tägliche Bemerkungen zu benützen suchen. Ist denn nicht das Leben des gebildeten Menschen eine beständige Aufforderung zum Lernen?

Novalis

zuerlangen. Die gesunde Atmung aber ist zunächst die Grundlage aller Heilungsvorgänge im Körper und somit auch die Voraussetzung für die weitere Bewußtseinsentwicklung. Wir dürfen also keine Stufen dieses Weges überspringen, wollen wir nicht dem Organismus heilende Kräfte entziehen.

Bei Patientin 1 trat die Erkrankung an einem Organ im mittleren Menschen in Erscheinung. Seit der künstlichen Beatmung war der Atem noch wenig elastisch und konnte den seelischen Eindruck durch die Musik nicht auffangen; so kam es zur einseitigen Pulsreaktion. Die Therapie mußte sich zunächst darauf beschränken, die rhythmischen Funktionen des Menschen zu tragen und zu stärken, etwa durch harmoniereiche Leierstücke in gemessenem Tempo.

Bei Patientin 2 waren durch die Blutung Gehirnpartien zerstört worden. An diesen Stellen hatte eine aufbauende Stoffwechseltätigkeit eingesetzt, die das Bewußtsein trübte. Die Patientin hatte eine starke Neigung zum Schlaf und fand sich schwer zurecht, wenn sie plötzlich geweckt wurde. Der therapeutische Weg führte durch die Schlafsphäre in ein allmähliches Erwachen: mit Musik, die sich erst dem Atemrhythmus anpaßte und dann in allmählicher Verdichtung und Beschleunigung in die Wachheit führte. Eine liedhafte Flötenmelodie half der Patientin, für kurze Zeit wach zu bleiben.

Die Schlüsselrolle des Atems

Für den Verlauf der Therapie spielt der Atem eine Schlüsselrolle zwischen Lebens- und Bewußtseinsvorgängen und wird so zum Wegweiser für weiteres Vorgehen.

Beide Patientinnen konnten in dem Maße, wie sich die Atmung kräftigte und sie wacher wurden, selbst in der Musiktherapie tätig werden.

Bei Patientin 1 richtete sich die Therapie mit Klangleiern und Gesang auf die Rhythmisierung des Puls-Atemvorganges. Sie war bald wieder voll ansprechbar und zunehmend belastbar.

Bei Patientin 2 stand die Überwindung der Lähmung im Vordergrund. Vom Musiktherapeuten in eine musikalische Ganzheit eingebettet, lernte sie einzelne Töne auf dem Gemshorn zu spielen und kleine Melodien zu singen, um die Atmung zu vertiefen und die Konzentrationsfähigkeit zu stärken.

Anfangs geführtes und später selbständiges Spiel auf Bordunleiern regte die Sensibilität der Finger und eine flüssige, geführte Bewegung des ganzen Armes an. Zudem war ihr die Musik eine Hilfe, in der Auseinandersetzung mit der äußeren Behinderung am inneren Gleichgewicht zu arbeiten.

Der musiktherapeutische Weg beginnt beim bewußtlosen Patienten notgedrungen mit reiner Hörtherapie und führt so weit als möglich zu aktivem Tun. Es gibt aber Krankheitsbilder, bei denen die Polarität Leben-Bewußtsein einen anderen Schwerpunkt erhält.

In der Kunst erlöst der Mensch
Den in der Welt gebundnen Geist,
In der musikalischen Kunst
Den in ihm selbst gebundnen Geist.

Rudolf Steiner

Zwischen Leben und Bewußtsein

Bei der Erkrankung der Anorexia nervosa z.B. ist das Bewußtsein der Patienten klar, die intellektuellen Fähigkeiten sind oft überdurchschnittlich entwickelt, der Lebenspol des Organismus wird jedoch nicht durchdrungen und verkümmert.

Die Musiktherapie wird hier – anknüpfend an Wachheit und Tätigkeitsdrang der Patienten – aktiv mit Instrumenten beginnen und in musikalische Formen und Klänge führen, die besonders den Stoffwechselbereich und die Beine durchwärmen und durchströmen. Im meist sehr einfachen instrumentalen Spiel wird zugleich die Wahrnehmung musikalischer Empfindungsqualitäten geübt. Dadurch wird allmählich die Fähigkeit des Lauschens eröffnet und ein notwendiges Gegengewicht gegen zu einseitiges intellektuelles Denken geschaffen. Es zeigt sich, daß auch bei diesem Krankheitsbild dem Atem eine Schlüsselrolle zukommt, und zwar um die Verbindung zu schaffen von der Bewußtseins- zur Lebensseite des Organismus. Ein Instrument wie die Tenor-Chrotta, dessen Bogenführung bereits eine atmende Spielgebärde anregt, hilft, den Atem zu entspannen, zu weiten und zu vertiefen. Die warmen dunklen Töne unterstützen die Durchdringung des Stoffwechsels. Zugleich verbinden sie sich harmonisch mit vielfältigen anderen Instrumentenqualitäten und ermöglichen eine feine Abstufung in der individuellen Arbeit mit den Patienten.

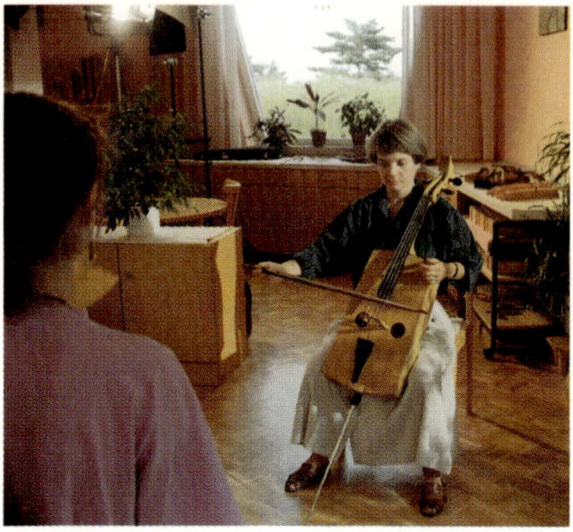

Die Selbstständigkeit des Patienten entfaltet sich auf dem Boden des gemeinsamen musikalischen Tuns mit dem Therapeuten.

Anwendungsbereiche der Musiktherapie

Die Musiktherapie steht den verschiedenen Fachgebieten der Filderklinik zur Verfügung. Sie wird vom Arzt verordnet und ist Bestandteil des gesamten Behandlungskonzeptes. Außer den bewußtlosen und postoperativen Patienten der Intensivpflege werden behandelt: Kleinkinder mit Ekzem, Entwicklungsstörungen, psychosomatische Erkrankungen wie Depressionen, Erschöpfungszustände und Ängste im Jugendlichen- und Erwachsenenalter, Carzinome, Herz-Kreislauferkrankungen, Asthma bronchiale, Morbus Crohn, Colitis ulcerosa, Bewegungsstörungen bei degenerativen Erkrankungen.

Pirkko Ollilainen

Heileurythmie im Krankenhaus

Eine Krankheit bedeutet oft eine Veränderung der gesamten Lebenssituation des Menschen.
Körperliche und seelische Schwächen, Funktionsstörungen der Organe, Bewegungsbehinderungen, Lähmungen treten infolge einer Erkrankung oder eines Unfalls auf und zwingen den Menschen, das aktive Alltagsleben aufzugeben. Die Aufnahme in ein Krankenhaus wird notwendig.
Was kann die Heileurythmie, als eine künstlerische Bewegungstherapie, in einer solchen Akutsituation der Erkrankung bewirken?
Durch die heileurythmischen Übungen, in denen einzelne Elemente der Sprache und Musik in Bewegungen umgesetzt werden, wird der Mensch über das Empfindungsleben bis ins Leibliche aktiviert.[1]
Jede Erkrankung braucht eine bestimmte Bewegungsrichtung.

1 Zum Wesen der Eurythmie und ihrer Entstehung siehe die im Literaturverzeichnis angegebenen Werke sowie den Beitrag von Ursula Ziegenbein, S. 174 ff.

Die heileurythmischen Vokal-Übungen sprechen den kranken Menschen in seinem seelischen Leben unmittelbar an und führen ihn innerlich wieder zu sich.

Einzelne Konsonanten, wie z.B. T – D – B – G und K, sind in ihren eurythmischen Bewegungsgebärden stark konturiert, kraftvoll in der Ausführung und dynamisch in der Bewegung. In modifizierter Form für die Therapie angewendet und der akuten Krankheitssituation angepaßt, wirken sie befestigend, konsolidierend und stabilisierend auf den kranken Organismus.
Ganz anders sind die Bewegungsgestaltungen von L – M und R. Schon im Aussprechen der genannten Laute wird deutlich, daß hier nicht ein Stoßen, ein abruptes Zuendeführen, sondern ein gleichmäßiges Fließen (L, M) oder ein Vibrieren der Luft (R)

die wesentliche lautliche Eigenschaft ist. Ihre entsprechende Bewegung, vom Patienten häufig und wiederholt geübt, kann eine Verfestigung lösende, Verkrampfungen befreiende, harmonisierende Wirkung ausüben.

Die heileurythmischen Vokal-Übungen sprechen den kranken Menschen in seinem seelischen Leben unmittelbar an und führen ihn innerlich wieder zu sich.

Wie können nun die beschriebenen Übungen in der akuten Kranheitssituation zur Anwendung kommen? Wie kann der kraft- und hilflose Patient mit geringer Möglichkeit zur Eigenaktivität durch heileurythmische Übungen in seinem Gesundungsprozeß eine Unterstützung bekommen?

Heileurythmie auf der chirurgischen Intensivstation

Das Erlebnis des Ausgeliefertseins ist auf der Intensivstation besonders extrem. An die Stelle von Eigenaktivität tritt Fremdaktivität anderer Menschen und der medizinischen Technik.

Hier können heileurythmische Übungen zusätzlich eine wertvolle unterstützende Hilfe leisten. Da sie nicht nur die Funktionen der Körperbewegungen verbessern, sondern gleichzeitig das seelisch-geistige Erleben des Menschen ansprechen, helfen sie, das gestörte Gleichgewicht von Leib, Seele und Geist wieder zu harmonisieren.

Die Heileurythmie wird auf der Intensivstation vorwiegend nach Unfällen oder Erkrankungen, die von Bewußtseins- und Bewegungsstörungen begleitet sind, eingesetzt.

Nach einem Unfall kann die Bewegungsfunktion, deren Wahrnehmung und Beherrschung stark beeinträchtigt sein. Der oft langanhaltende Schockzustand führt zu einer erheblichen Störung des Verhältnisses zwischen dem seelisch-geistigen Erleben des Patienten und seinem körperlichen Zustand.

Behandlungsbeispiel nach einem Schädel-Hirn-Trauma

Der aus einer tiefen Bewußtlosigkeit langsam aufwachende Patient ist zunächst nicht in der Lage, die heileurythmischen Bewegungen selber auszuführen. Deshalb werden seine Arme und Beine zuerst vom Heileurythmisten passiv bewegt. Sobald die eigene Bewegungsfähigkeit «erwacht», wird er angeleitet, die

Übungen so weit wie möglich selber auszuführen.

Schrittweise wird der Patient aus dem peripheren «Außer-sich-Sein» zu einer immer stärkeren Verbindung mit dem eigenen Körper gebracht.

Zuerst wird beispielsweise der heileurythmische B-Laut geübt. Aus der peripheren Weite ansetzend wird die Armbewegung nahe an den eigenen Körper herangeführt. Zum Abschluß wird die Bewegung wie angehalten, wodurch eine fest konturierte Grenze zwischen der eigenen Gestalt und der Umgebung gebildet wird, was das Erlebnis des Innen und Außen vermittelt.

Verstärkt wird das «Ankommen» des Patienten durch die dann folgende E-Übung. Die Überkreuzung der beiden Arme oder Beine führt zu einer punktuellen Berührung. Der Patient fängt dadurch an, sich selber in der eigenen Körperberührung bewußt wahrzunehmen, sich an sich selber «festzuhalten». Anstelle des nach außen Sich-Verlierens, beginnt das periphere Bewußtsein des Patienten sich nach innen zu konzentrieren. Das Zentrum der eigenen Person wird wieder mehr im Inneren des Leiblichen erlebt. Die beginnende innere Geschlossenheit des Patienten zeigt sich bis in den Blick. Die Umgebung wird wacher und mit mehr Interesse wahrgenommen und verfolgt.

> *Nur der Tag bricht an,*
> *für den wir wach sind.*
>
> *H.D. Thoreau*

Erst jetzt ist der Patient in der Lage, die Intentionalität seiner Bewegungen vom Zentrum aus gezielt nach außen zu führen. Dies wird geübt mit der das Ich aktivierenden I-Übung, wobei die Arme oder Beine eine radiale Streckbewegung ausführen.

Das eigene Tun, wenn auch oft nur in kleinen Bewegungen, hilft dem Patienten und motiviert ihn, die weiteren Schritte im Gesundungsprozeß immer selbständiger mitzugestalten.

Anwendungsgebiete der Heileurythmie

Die Heileurythmie wird im Krankenhaus in den verschiedenen Fachdisziplinen eingesetzt: in internistischer Medizin, Kinderheilkunde, Gynäkologie, Chirurgie und Psychosomatik. Hier werden die Patienten sowohl in der akuten Krank-

Alle Geheimnisse des Heilens sind zugleich die Geheimnisse des Atmens.
Rudolf Steiner

heitssituation wie auch bei chronischem Verlauf der Erkrankung heileurythmisch behandelt. Auf Verordnung des Arztes werden jeweils in Einzeltherapie, entweder auf der Station im Patientenzimmer oder im Therapieraum, die heileurythmischen Übungen individuell, gemäß der Diagnose des Arztes und dem Krankheitszustand des Patienten ausgeführt.

In der Abteilung für Innere Medizin werden z.B. unter anderem Stoffwechsel-, Herz-Kreislauf- und degenerative Nervenerkrankungen, Krebs, Asthma, rheumatische und allergische Erkrankungsformen behandelt.

Da Asthma und rheumatische Erkrankungen in der Inneren Medizin häufig vorkommen und auch heileurythmisch behandelt werden, sollen sie hier kurz dargestellt werden.

Behandlung des Asthma

Die heileurythmischen Übungen haben nicht nur, wie nach einem Unfall, das Ziel, das Bewußtsein wieder zu wecken und die Bewegungsfähigkeit zu verbessern; beim Asthma kommt es vielmehr darauf an, eine die Atmung vertiefende, krampflösende, harmonisierende Wirkung zu erreichen, dem Vorgang des Einschlafens vergleichbar.

Der oft überwache Asthmapatient lebt in ständiger Angst vor einem Anfall. Die durch Atemnot bedingte Angst zeigt sich auch in der Körperhaltung des Patienten: angespannte, hochgezogene Schultern, ängstlich unruhiger Blick, schwache Füße, die keinen sicheren Stand finden. Durch Hustenanfälle geschwächt, vermeidet der Patient, aus Angst vor einem neuen Anfall, jegliche Anstrengung. Bei geringer Belastbarkeit des Patienten wird zuerst im Liegen im Bett geübt. Da die großen Bewegungen einen Hustenanfall auslösen können, werden die Übungen nur klein mit Händen und Füßen geübt. Insbesondere die mit Fingern und Zehen ausgeführten Bewegungen können hier eine Atemerleichterung bewirken. Indem die Bewegungsaktivität und die Konzentration an die Körperperipherie gelenkt werden, löst sich die gestaute und verkrampfte Atmung. Wenn der Patient belastbar wird und sein Atmen sich beruhigt, dann werden die Übungen im Sitzen und auch im Stehen geübt.

Unter anderem können zwei heileurythmische Bewegungen angewendet werden.

Das heileurythmische «A», die sich öffnende, zum weiten Winkel führende Bewegung der beiden Arme, wird von dem Patienten als befreiend erlebt. Aus der engen, verkrampften Haltung kann er Rücken und Schultern damit freier bewegen, sich leichter aufrichten und dadurch tiefer einatmen.

Der weite Bewegungswinkel wird dann im «U» langam wie zusammengezogen, verdichtet, zu einer parallel verlaufenden Streckbewegung der beiden Arme. Die zusammenziehende, nach unten führende Bewegung der Arme und auch des Rückens bewirken eine Verstärkung der Ausatmung. Durch mehrmalige Wiederholung der beiden Bewegungen vertieft sich das Atmen und ermöglicht das «Loslassen».

Das hastige, von Angst bedrängte Lebensgefühl läßt nach, und der Patient kommt in sich zur Ruhe.

Daß das weiche Wasser
in Bewegung
Mit der Zeit
den mächtigen Stein besiegt.
Du verstehst, das Harte
unterliegt.

Laotse / Bertolt Brecht

Behandlung der primär chronischen Polyarthritis

«Heute nacht träumte ich, daß ich rennen konnte …», erzählt die 33-jährige Rheuma-Patientin, während sie mit Mühe, von zwei Krücken gestützt, zum Heileurythmie-Behandlungsraum geht.

Die starken Schmerzen in den versteiften Fuß- und Kniegelenken wie auch im rechten Hüftgelenk hindern jegliche freie Bewegung. Alles geht nur langsam, schwer und mit Anstrengung.

Trotz der schweren Behinderung will die Patientin der Krankheit aktiv entgegengehen, indem sie jeden Bewegungsfreiraum durch Übungen zu erhalten und zu erweitern versucht.

Zu Beginn der Behandlung wurden das heileurythmische L sowie R und M geübt, um die noch funktionelle Versteifung der Gelenke zu lösen und die Beweglichkeit anzuregen.

Im weiteren Verlauf der Therapie wurde die Körperhaltung korrigiert. Die langandauernde Schonhaltung hatte zu einer verdrehten Körperachse und einer Fehlbelastung der gesunden Gelenke geführt. Für ein richtiges Gleichgewicht zwischen der Schwere und der Leichte und im Verhältnis von rechts und links übte die Patientin zuerst im Sitzen, dann im Stehen und Gehen die U- und I-Übung.

Durch die beiden Übungen lernte sie ihre Bewegungen differenzierter wahrzunehmen, bewußter und zielgerichteter zu führen und somit, Fehler ausgleichend, sicherer zu stehen und zu gehen.

Markus Treichler

Psychosomatische Medizin

Was heißt psychosomatisch?

Das Wort *psychosomatisch / Psychosomatik* setzt sich aus den beiden griechischen Begriffen Psyche = Seele und Soma = Leib zusammen, heißt also seelisch-leiblich und meint die Verbindung, das Zusammenspiel von Seele und Leib bei überwiegend leiblich erscheinenden Krankheiten – und das Berücksichtigen *auch* der seelischen Aspekte bei der Behandlung der Kranheiten; also nicht nur medikamentöse Therapie, sondern *auch* Psychotherapie.

Das Wort psychosomatisch wurde im deutschen Sprachgebrauch erstmals 1818 von Johann Christian August Heinroth in dem heute gebrauchten Sinne verwendet, und zwar in Zusammenhang mit der Beschreibung einer unter Schlaflosigkeit leidenden Patientin. Heinroth, ein Freund Goethes, war seit 1819 Inhaber des ersten deutschen Lehrstuhls für psychische Krankheiten zu Leipzig.

Das Ziel des psychosomatischen Ansatzes in der Medizin ist es, gleichermaßen Leib *und* Seele bei der Entstehung und Behandlung von Krankheiten zu berücksichtigen. Deshalb haben sich in der psychosomatischen Medizin als Ergänzung der medikamentösen Behandlung psychotherapeutische Verfahren zur Behandlung körperlicher (psychosomatischer) Krankheiten entwickelt.

Was ist eine psychosomatische Krankheit?

Einem jungen Manne, der morgens mit Kopfschmerzen aufwachte, sagte Sokrates (von Platon in dem Dialog «Charmides» niedergeschrieben), daß man, wenn es den Augen wieder gut gehen solle, auch den Kopf behandeln müsse, und diesen nicht ohne den ganzen Leib, und den Leib nicht ohne die Seele behandeln dürfe; denn von der Seele gehe alles aus, sowohl Gutes als auch Böses, für den Leib und den ganzen Menschen. Die Seele aber

Platon berichtet aus einem Dialog mit Sokrates: «Man dürfe nicht versuchen, die Augen ohne den Kopf zu heilen, noch den Kopf ohne den Leib, so auch nicht den Leib ohne die Seele; denn nur diese sei schuld daran, daß die Ärzte (bei den Hellenen) über so viele Krankheiten nicht Meister werden, weil sie das Ganze nicht kennen, das man in Pflege nehmen müsse, während doch, wenn dieses sich nicht gut befindet, unmöglich der Teil sich wohl befinden könne. Denn von der Seele gehe alles aus, sowohl Gutes wie Böses für den Körper und den ganzen Menschen ... Man müsse also zuerst und vorzugsweise jene (die Seele) ärztlich behandeln, wenn der Kopf und der übrige Körper sich wohl befinden sollen. Die Seele aber, Du Glückseliger, sagte er, müsse durch gewisse Heilsprüche behandelt werden; diese Heilsprüche aber seien die guten Reden. Durch Reden dieser Art erwachse Besonnenheit in den Seelen; wo aber diese erwachsen und vorhanden sei, sei es bereits etwas Leichtes, dem Kopfe sowohl als dem übrigen Körper die Gesundheit zu bewirken.»

Platon in dem Sokratischen Dialog «Charmides»

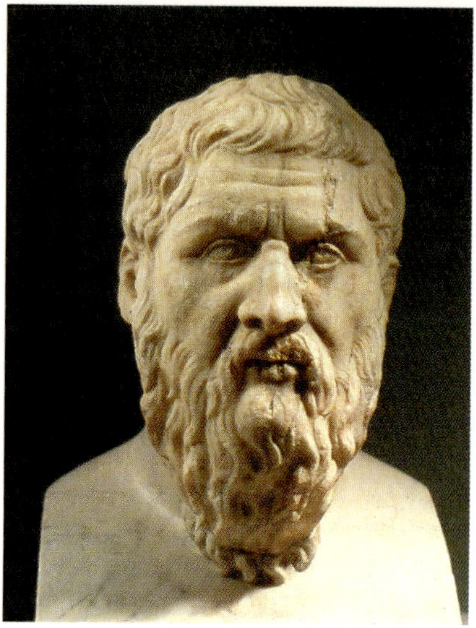

Platon (427 - 347 v. Chr.)

müsse durch gute Reden behandelt werden, wodurch Besonnenheit in der Seele erwachse.

Ein dies mit anhörender Grieche sagte daraufhin zu Sokrates: «Da wäre ja, Sokrates, für den jungen Mann sein Kopfweh ein wahres Glück geworden, wenn er genötigt würde, seinem Kopf zuliebe nun auch in seinem Geistesleben besser zu werden!» «Allerdings», antwortete Sokrates.

Von alters her wurde Krankheit als Verlust des eigenen inneren Gleichgewichts, als Überhandnehmen einer Einseitigkeit in Leib oder Seele, als Verlust der individuellen Ganzheit verstanden.[1]

Wir können aus unserer Sicht ergänzen, daß es um die Einheit von Leib, Seele und Geist geht, wobei die Seele für das Entstehen der Krankheiten entscheidend ist, das Geistige im Menschen (sein Ich), das selbst nicht erkranken kann, für die Heilung maßgebend ist.

Einseitigkeiten im Lebensstil und im Umgang mit seelischen Fähigkeiten und Gewohnheiten, mit psychosozialen Situationen und inneren Einstellungen können Erkrankungen herbeiführen.

Ein 34-jähriger Sozialpädagoge leidet seit Jahren an migräneartigen Kopfschmerzen, die häufig, aber nicht nur, an Wochenenden auftreten und ihn öfter mal einen Tag arbeitsunfähig machen.

Er arbeitet derzeit nicht in seinem erlernten Beruf, sondern hat eine ihn wenig erfüllende, etwas unterfordernde Tätigkeit, was ihn unzufrieden mit sich macht. Außerdem besteht eine konflikthafte Partnerbeziehung, die ihn sehr belastet und Zweifel an seinem Selbstwertgefühl nährt.

In seinem Wesen ist er unsicher, aber ehrgeizig, auf seine Intellektualität bauend, dabei von cholerisch-melancholischem Temperament, ungeduldig, abwechselnd explosiv und verzweifelt, unterschwellig resignierend. Sein Körperbau ist schlank und zart; ständig in Anspannung.

Er ist unzufrieden, weil er mehr von sich erwartet und fordert, als er bisher erreicht hat, sowohl im beruflichen wie im privaten Bereich. Er kann viel darüber reden – und kommt doch nicht auf den Punkt.

Unausgewogenheiten oder Einseitigkeiten im Umgang mit der eigenen Intellektualität, mit Ordnungstendenzen, Konflikten, insbesondere Leistungskonflikten, inneren Zweifeln und eine Unausgeglichenheit zwischen Anspannung und Entspannung führen auch zu einseitigen körperlichen Belastungen, die sich unter anderem in Form von Kopfschmerzen äußern können.

Durch die Bewußtmachung und übende Überwindung solcher Tendenzen konnte im Rahmen einer anthroposophischen Behandlung dem Patienten geholfen werden.

Eine andere Form von Einseitigkeiten sehen wir bei einer Patientin, die mit 46 Jahren an einer schweren Herzphobie erkrankt ist.

Viele Jahre davor hatte sie eine akute hochfieberhafte Infektion durchgemacht und danach Herzbeschwerden mit Herzrasen und Rhythmus-

1 Vgl. dazu das Kapitel über die anthroposophischen Kunsttherapien, Seite 83 ff.

Wird die Seele ebenso ernst genommen wie der physische Leib, so zeigt sich, daß die Seele ebenso wie dieser ein Organismus ist, der seine ihm eigentümlichen Entwicklungsgesetze hat. Mit ihnen muß sich das Ich des Menschen auseinandersetzen, Lebenskrisen und seelische Krankheitsprozesse werden entscheidend von ihnen geformt.

Rudolf Treichler

störungen ohne organisch faßbare Herzerkrankung. Es entwickelte sich eine zunehmende Angst, ihr Herz könne plötzlich aussetzen, wenn sie gerade irgendwo unterwegs sei.

In mäßiger Form hielten diese Beschwerden, die sie in ihrem normalen Lebensvollzug deutlich einschränkten, vier Jahre lang an. Nach dem plötzlichen Unfalltod des Freundes, den sie heiraten wollte, und dem einige Monate später erfolgenden Tod der Mutter verschlimmerten sich die Herzbeschwerden zunächst langsam und dann schlagartig. Vor lauter Herzangst konnte sie schließlich das Haus nicht mehr verlassen, verlor ihre Arbeitsfähigkeit und wurde nach mehreren erfolglosen Behandlungen vier Jahre später berentet.

Aus der familiären Vorgeschichte ist erwähnenswert, daß der Vater der Patientin mit 23 Jahren wegen einer sich an eine schwere Grippe anschließenden Herzmuskelentzündung berentet wurde und für die Patientin immer der kranke häusliche Papa war.

Sie hat eine sehr stark angstvolle Kindheit und Jugendzeit durchgemacht. Trotzdem konnte sie sich dank einer enormen Durchhaltekraft bei kräftiger körperlicher Konstitution beruflichen Erfolg und Lebensfreude erwerben – bis tragische Umstände ihr das Glück und die Hoffnung auf eine partnerschaftliche Beziehung mehrmals im Leben zerstörten und sie schließlich darin keine Chance mehr für sich sehen konnte und wollte.

Es entwickelte sich in der Zeit der massiven Lebenseinschränkung infolge der Herzphobie – sie konnte die Wohnung alleine gar nicht mehr und in Begleitung nur innerhalb der Sichtweite des Hauses verlassen – eine enge, symbiotische Beziehung zu einer Freundin, mit der sie zusammenlebte und die für sie sorgte. Eine durch die Vorgeschichte in der Entwicklungszeit der Patientin prädisponierte Tendenz zu Angst, insbesondere Herzangst, einerseits, eine oft erschütterte und immer wieder reaktivierte Durchhaltekraft andererseits führten schließlich zu einer Ambivalenz im Willen der Patientin. Diese Ambivalenz zwischen Sehnsucht nach Geborgenheit und Selbständigkeit, zwischen Lebensfreude und Todesangst nahm die Patientin über Jahre ganz in Beschlag.

Dabei hatte sie keine Worte und kein Verständnis für ihre Situation und daher auch nicht die Möglichkeit, alleine verändernd einzugreifen. Durch das Zusammentreffen eines bestimmten Schicksalsumstandes und der stationären Behandlung mit Medikamenten aus der anthroposophisch erweiterten Medizin, mit Kunsttherapien und anthroposophisch begründeter Psychotherapie konnte ihr nach vierzehnjähriger Krankheitszeit entscheidend geholfen werden.

Das Auftreten funktioneller körperlicher Symptome bis zu manifesten Organkrankheiten deutet darauf hin, daß ein ursprünglich psychischer Prozeß leiblich geworden ist. Jetzt sollen wir verstehen lernen, was uns das Symptom, der Schmerz eines Organs, die Funktionsstörung sagen will. Und dann müssen wir die leibliche Lektion wieder ins Seelische übertragen, in und mit unserer Seele wieder aktiver werden, den Prozeß aus dem Körper wieder in die Seele zurückführen, woher er meist unbewußt und unbemerkt gekommen ist.

Gelingt es nun, in der Seele die entscheidenden Lernschritte – und meist sind es Übungsschritte – zu tun, so kann die Krankheit überwunden oder (mindestens) eine neue, positive Einstellung zur Krankheit gewonnen werden, die das Leiden erleichtert.

> *Daß du nicht verstandest, was passierte, als der Herzrhythmus entgleiste, aber sofort begriffst, warum es passierte. Das Organ hatte die heikle, vielleicht gefährliche Aufgabe übernommen, den Zustand schweren inneren Gejagtseins zu vermelden, den du anders nicht zur Kenntnis nehmen wolltest. Die Sprache unserer Organe, die wir nicht entschlüsseln können, weil wir eisern entschlossen sind, Körper- und Seelengedächtnis voneinander zu trennen.*
>
> *Christa Wolf*

Was ist eine psychosomatische Behandlung?

Da im Grunde jede Erkrankung ein seelisch-leibliches (also psychosomatisches) Geschehen ist, bei unterschiedlich verteilten Gewichten natürlich, je nachdem, ob es sich um einen Beinbruch oder um eine Bulimie handelt, muß auch jede Therapie ein psychosomatischer Vorgang sein.

Eine Heilung jedenfalls ist anders nicht denkbar, denn Befund und Befinden sind schon die zwei psychosomatischen Seiten einer Erkrankung. In jedem beliebigen Zustand von Freude oder Schmerz, Leistungsfähigkeit oder Erschöpfung, Gesundheit oder Krankheit erleben wir uns in dem betreffenden Zustand seelisch und leiblich zugleich und in gegenseitigem Zusammenspiel – wobei natürlich nicht übersehen werden darf, daß Leib und Seele jeweils ihre eigenen und ganz spezifischen Gesetze, Qualitäten und Entfaltungsmöglichkeiten haben.

So wie die Seele verschiedene Ausdrucksmöglichkeiten hat in Sprache, Gesang, Musik, Farben, Bewegung und Gestaltung, so hat auch unser Leib als Ausdrucksmöglichkeit die Sprache der Organe, die er benutzt, wenn die Seele «sprachlos» ist: Kopfdruck, Atemnot (Atembeklemmung), Herzklopfen, Bauchdrücken, Nierenschmerzen, Blasenbrennen, Kreuzweh und so fort.

Eine alte und sich immer wieder erneuernde Erfahrung zeigt uns: Wenn wir für ein seelisches Erlebnis keinen seelisch einigermaßen angemessenen Ausdruck finden, führt die Seele ihrerseits zu einem Abdruck in den Leib – das seelische Erlebnis, das Gefühl, wird leiblich, unbewußt, organisch; eine funktionelle Organerkrankung, ein Schmerz, ist als Äquivalent entstanden.

Schon Hippokrates, der Vater der abendländischen Medizin, sagte: «Für was man Worte hat, darüber ist man schon hinweg.» Wenn uns in der Seele die Worte fehlen, spricht unser Leib mit der Organsprache zu uns. Aber wir verstehen die Sprache der Organe schlecht und geben uns wenig Mühe, sie zu erlernen, obwohl es gerade in den Redewendungen der Umgangssprache viele Hinweise zum Verständnis der Organsprache gibt: wenn einem vor Angst oder Schreck die Luft wegbleibt, wenn einer seinen Ärger immer herunterschluckt, wenn es einem in einer Situation zum Kotzen ist.

Diese Redewendungen deuten alle darauf hin, wo sich bei fehlendem seelischen Ausdruck der leiblich or-

Rezepte schreiben ist leicht, aber im übrigen sich mit den Leuten verständigen, ist schwer.
Franz Kafka

ganische Abdruck als Störung oder Erkrankung finden lassen kann.
Eine psychosomatische Behandlung soll die Ausdrucksfähigkeit des Kranken für seine Erlebnisse, Gefühle und Probleme erweitern und wieder aus dem Leib in die Seele zurückführen, den Leib von den unbewußten Gefühlen befreien.
Dies kann für Patienten mit dem Bedürfnis nach Erkenntnis und bewußter Neuorientierung durch eine erkenntnisorientierte Psychotherapie geschehen; für Patienten, denen ein übendes Tun und Erleben auf künstlerischem Feld ein Ausgleich ist und zu neuer Handlungsfähigkeit hinführen kann, kann es ergänzend durch Kunsttherapie erfolgen.

Was ist das Besondere der anthroposophischen Psychosomatik?

Die ganze anthroposophisch erweiterte Medizin ist im Grunde eine psychosomatische Medizin, wobei der gesunde Menschengeist, der nicht erkranken kann, in seinem Verhältnis zu Seele und Leib mitberücksichtigt wird.
Deshalb ist es nur konsequent und folgerichtig, wenn die anthroposophisch erweiterte Medizin auch psychosomatisch-psychotherapeutische Behandlungsmethoden entwickelt und anwendet – und auch diese eine Erweiterung der herkömmlichen psychosomatischen Therapien sein können, insofern sie die weitere Seins-Qualität des Menschen, sein Geistiges, inhaltlich und methodisch mit einbeziehen.
Vier wesentliche Aspekte sind für den anthroposophischen Ansatz eines psychosomatischen Kranheits- und Therapieverständnisses von Bedeutung:

1. Die miteinander korrespondierende leibliche, seelische und geistige Dreigliederung (siehe Kasten S. 114).
Die Erkenntnis der dreifachen Dreigliederung hat Rudolf Steiner

erstmals 1917 veröffentlicht. Sie ist die Grundlage dafür, daß in der anthroposophisch erweiterten Medizin der Leib des Menschen insgesamt als beseelt erkannt und behandelt wird.
Darauf aufbauend lassen sich – in weiterer Differenzierung – psychologische und physiologische Zusammenhänge in Gesundheit und Krankheit, bei körperlichen und seelischen Erkrankungen erkennen.
So ergeben sich weitere und differenziertere Erkenntnisse über seelisch-leibliche Zusammenhänge, als es durch die oben angedeuteten Redewendungen der Umgangssprache möglich ist.
Bezieht man auch noch konstitutionelle Gesichtspunkte der anthroposophischen Menschenkunde mit ein, so werden Krankheitsverständnis und Therapiemöglichkeit noch vielfältiger.

2. Die Erkenntnis der wesentlichen und allgemeinen, d.h. überpersönlich gültigen Entwicklungsgesetze von Leib, Seele und Geist des Menschen.
Diese Gesetzmäßigkeiten der Entwicklung des Menschen, von der Geburt bis zum Tod, zu erkennen und zu fragen, wie sie sich in jeder individuellen Biographie verschieden verwirklichen, wie sich jedes individuelle Menschen-Ich auf seine eigene Weise mit ihnen auseinandersetzt und dabei Krisen und Krankheiten oft als Wendepunkte, als Signale, als Aufforderungen, letztlich als Entwicklungshilfen erle-

Die miteinander korrespondierende leibliche, seelische und geistige Dreigliederung:

leiblich	seelisch	geistig
Sinnes-Nerven-System	Grundlage des Denkens	Ort des Wachbewußtseins
Rhythmisches System	Grundlage des Fühlens	Ort des Traumbewußtseins
Stoffwechsel-Gliedmaßen-System	Grundlage des Wollens	Ort des Unterbewußten (Schlafbewußtsein)

Heilbedarf und Therapieangebot des kranken Menschen, wie sie sich in der anthroposophisch erweiterten Medizin entwickelt haben:

Psychotherapie (geistig orientierte Gesprächstherapie) →

innere Haltung, bewußte Einstellung zu Krankheit und Biographie — **Geist/Ich**

← **Künstlerische Therapie** →

↕

Krankheitserleben, seelische Verfassung, Stimmungslage — **Seele**

← **medikamentöse Behandlung** →

↕

leiblich funktionelles Befinden — **Leben**

← **äußere Anwendungen, Diätetik** →

↕

organisch-morphologischer Befund — **Leib**

← **Chirurgie operative Eingriffe**

Die anthroposophisch erweiterte Medizin ist also nicht nur eine psychosomatische Medizin im engeren Sinn, sondern führt zu einem erweiterten Verständnis der Zusammenhänge von Leib, Leben, Seele und Geist in Gesundheit und Krankheit des Menschen.

Der Mensch ist der Horizont und die Grenze der geistigen und körperlichen Natur, und zwar derart, daß er, gleichsam die Mitte zwischen beiden, ebenso am Körperlichen wie am Geistigen Anteil hat.

Thomas von Aquin

ben, erkennen und annehmen kann, ist grundsätzliches Anliegen einer anthroposophisch begründeten Psychotherapie. Dabei zeigt sich, daß eine kausale Betrachtung von Biographie und Krankheit (Frage: «Woher bin ich krank geworden?») dem Wesen von Mensch und Krankheit nicht gerecht wird.
Es müssen Vergangenheit, Gegenwart und Zukunft in das krankheits- und Biographie/Krisen-Verständnis einbezogen werden (Frage: «Woraufhin, wofür bin ich krank geworden?»).
So weit man in der Medizin nachfragt und «hinunterfragt» nach den Ursachen einer Erkrankung, so weit sollte man – in der anthroposophischen Medizin – auch vorfragen und «hinauffragen» nach dem geistigen Sinn und Ziel der Krankheit/Krise eines Menschen.

3. Die Entwicklung einer therapeutischen Seelenqualität/Fähigkeit beim Arzt/Therapeuten, der mit psychischen Mitteln aus der Anthroposophie therapeutisch arbeitet. Diese Seelenqualität/Fähigkeit muß durch Schulung, Selbsterkenntnis und bewußte Selbsterziehung im Sinne der Anthroposophie erworben werden; sie muß ständig geübt werden und gibt dem Arzt/Therapeuten die nötige seelische Kraft und Fähigkeit, psychotherapeutisch arbeiten zu können.

4. Schließlich zeigt sich die Erweiterung der psychosomatischen Medizin durch die Anthroposophie in dem am ganzheitlichen Menschenbild orientierten Therapieangebot:
Die anthroposophisch erweiterte Medizin ist also nicht nur eine psychosomatische Medizin im engeren Sinn, sondern in einem erweiterten Verständnis der Zusammenhänge von Leib, Leben, Seele und Geist in Gesundheit und Krankheit des Menschen.

Dr. med. Karl-Heinz Ruckgaber

Psychosomatische Jugendmedizin

Gerade bei den sogenannten psychosomatischen Krankheiten erweisen sich die großen Vorzüge eines ganzheitlichen Konzeptes in Diagnostik und Therapie. Gute Behandlungserfolge sehen wir bei den chronisch-entzündlichen Darmkrankheiten, Asthma, Ekzem und den großen Eßstörungen Adipositas, Bulimie und Anorexia nervosa. Insbesondere zu den Behandlungsergebnissen bei der Magersucht liegt eine anerkannte wissenschaftliche Studie vor.[1]

Der Dualismusstreit Psyche-Soma führte die Medizin bis heute in eine Sackgasse. Entweder kann das eine oder das andere nicht richtig gesehen oder behandelt werden. Zum Beispiel drückt sich dies bei der Magersucht darin aus, daß vielfach eine alleinige Psychotherapie unter einem bestimmten Grenzgewicht nicht beginnen kann und deshalb zunächst ein rein organisches «Aufpäppeln» erfolgen muß. Dem Krankheitsgeschehen wird damit noch in keiner Weise Rechnung getragen. Eine geistige Wesenheit des Menschen wird nicht anerkannt. Die ganzheitliche Sicht des Menschen bedeutet dagegen, ihn als leiblich-seelisch-geistiges Wesen zu verstehen.

Bei der Magersucht ist nun interessant, daß in neun von zehn Fällen z.B. keine Trotzphase durchgemacht und die Mitte der Kindheit (11./12. Lebensjahr) äußerst ängstlich durchlaufen wurde. Bereits hier begegnet man dem Grundmotiv dieser Erkrankung, nämlich dem Zurückschrekken vor der Verbindung mit der irdisch-konflikthaften Welt, wie sie in der Pubertät schließlich erfolgen sollte.[2]

In immer stärkerem Maße bringt die Pubertätsmagersucht drängende Fragestellungen an uns heran:

1 Solveigh Schmitz: *Der anthroposophische Ansatz zur Therapie von Magersucht.* Psychologische Diplomarbeit an der Universität Hamburg, 1989 (zu beziehen über den Verfasser).

2 Henning Köhler: *Die stille Sehnsucht nach Heimkehr. Geisteswissenschaftliche Gesichtspunkte zur Pubertätsmagersucht.* Stuttgart 1987.

Wie kommt es, daß in den westlichen Industrieländern inzwischen jedes 200. Mädchen davon betroffen ist?
Warum hungern sich gerade die Mädchen, die mit den scheinbar besten Voraussetzungen ihren Lebensweg begannen, mit einer dramatischen Konsequenz quasi vor vollen Schüsseln zu Tode?
Stehen nicht die Idealbildungen und Sensibilität, die wir bei ihnen erkennen können, in einem krassen Gegensatz zu der materiellen Orientierung der Welt?
Mit unserem Behandlungskonzept (gemeint ist hier die entsprechende Abteilung der Filderklinik bei Stuttgart) meinen wir, den Mädchen in diesen Fragestellungen entgegenkommen zu können, indem wir ihnen Hilfestellungen an die Hand geben, mit denen sie weiterleben können.[1]

1 Karl-Heinz Ruckgaber: *Integrierte stationäre Psychotherapie bei Anorexia nervosa.* Zeitschrift Merkurstab 4/88.

Das Behandlungskonzept

Zu Beginn der Behandlung gilt unsere ganze Aufmerksamkeit dem Aufbau einer vertrauensvollen therapeutischen Beziehung. Dazu muß anfangs sehr viel an eigenen persönlichen Interessen des Therapeuten eingebracht werden, noch lange bevor später in der Gesprächspsychotherapie eine Konfliktbearbeitung stattfinden kann. Diese ergibt sich aus den Wahrnehmungen im Stationsalltag, der sehr eng begleitet wird.
Die pflegerische Seite der Behandlung ist ganz auf eine Wiederherstellung eines gesunden Körperbildes ausgerichtet. Hierzu werden in geeigneter Weise Bauchwickel, Ganzkörpereinreibungen und Bäder angewandt. Der Leib kann dadurch wieder mehr als in sich geschlossenes Ganzes wahrgenommen werden, dem eine bestimmte innere Befindlichkeit zukommt. Tast- und Bewegungsempfindungen helfen, Ängste und Unsicherheiten abzubauen, und dürfen als Voraussetzung für ein gesundes Selbstvertrauen gelten. Gleichzeitig werden die künstlerischen Therapien als Mal- und Musiktherapie sowie Heileurythmie eingesetzt. Sie sprechen jeweils unterschiedliche Wesensbe-

reiche an, ermöglichen erste spielerische Erfahrungen und wecken Interessen. Diese werden weiter in der Jugendstunde bzw. in dem Schulunterricht aufgegriffen. Später können die künstlerischen Therapien durch Bothmer-Gymnastik bzw. Sprachgestaltung fortgeführt werden. Dem sozialen Üben in der jugendlichen Gruppe in Unternehmungen oder Theaterprojekten kommt eine große Bedeutung zu. Neuerdings können wir über die individuelle Gesprächspsychotherapie hinaus Familientherapie anbieten.

Die einzelnen Beobachtungen und Entwicklungsschritte werden in einer zentralen Kinderbesprechung aller beteiligten Mitarbeiter zusammengetragen und reflektiert. Oftmals entstehen daraus neue therapeutische Ideen.

Tageslauf: Für alle Jugendlichen im psychosomatischen Bereich gibt es bestimmte Rahmenvereinbarungen. Diese sehen z.B. Elternbesuche an Wochenenden und begleitende Elterngespräche vor. Mit den Magersüchtigen wird bereits eingangs eine untere Interventionsgrenze vereinbart, falls künstliche Ernährung erforderlich ist. Ansonsten wird das Essen in einer angenehmen Atmosphäre in der Gruppe eingenommen. Es darf über alles, nur nicht über das Essen gesprochen werden. Lediglich das Wiegen einmal in der Woche dient als äußere Kontrolle. Bevorzugt wird mit anthroposophischen Medikamenten behandelt. Psychische Dekompensationen erfordern zusätzliche spezifische Medikamente.

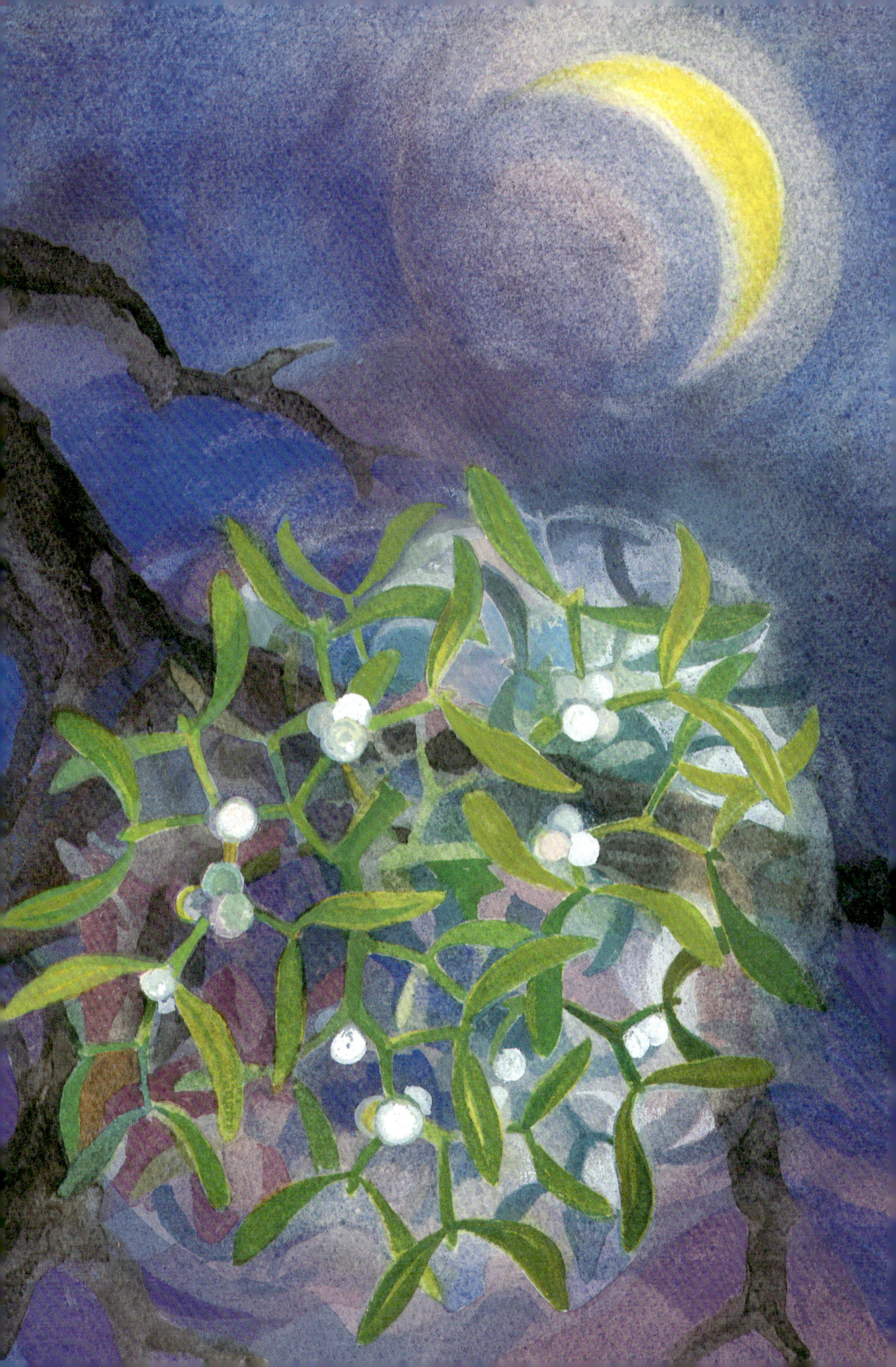

Dr. med. Jürgen Schürholz

Chronische Krankheiten – Krebs und Rheuma

Zu den Ursachen der Krebserkrankung

Wenn heute nach den Ursachen der Krebserkrankung gefragt und geforscht wird, dann werden die Antworten im wesentlichen nach zwei Richtungen gesucht, zum einen – und das überwiegend – im Stofflichen, Körperlichen und zum anderen im Seelischen, in der sogenannten «Krebspsyche».

Dabei zeigt sich, daß der Stoff, der als sogenanntes Kanzerogen in Frage kommt, nicht bei jedem Menschen Krebs hervorruft. Auch tiefgreifende seelische Erschütterungen in der Biographie – z.B. der Verlust eines nahestehenden Menschen mit leidvoller innerer und äußerer Isolation, wodurch die Sinnfrage nach der eigenen Existenz wachgerufen wird – sind nicht unbedingt gleich krebserzeugend.

Krebs entsteht dann, wenn das «Ich» aus einem biographischen schicksalhaften Grund die Fähigkeit zur Integration von stofflichen, biologischen und psychischen Vorgängen und Belastungen verloren hat. (Wir verstehen hier unter «Ich» die geistige Instanz im Menschen, die alle Einzelvorgänge im Organismus zum Ganzen integrieren kann, in den Seinsebenen des räumlichen Lebens, der zeitlichen Lebensvorgänge und der bewußten Seelentätigkeiten. Das Ich stellt also das Verhältnis zur Welt auf allen Ebenen her und gibt die spezifisch individuellen Antworten des Menschen auf alle Ereignisse seines Lebens.)

Bei der Krebserkrankung ist die zunächst umschriebene, isolierte Geschwulst ein Bild für die seelische Isolation mit Mangel an ausreichender sozialer Unterstützung. Krebspatienten äußern des öfteren schon vor Entdeckung der Krankheit das Gefühl, «nicht mehr sie selbst» zu sein.

< **Mistelpflanze (Illustration: Walther Roggenkamp)**

Krebs entsteht dann, wenn das «Ich» aus einem biographischen schicksalhaften Grund die Fähigkeit zur Integration von stofflichen, biologischen und psychischen Vorgängen und Belastungen verloren hat.

Wenn das Denken seine Elastizität, seine Kreativität und Produktivität aus äußeren oder inneren Gründen verliert, wenn das Interesse an der Welt erlahmt und ein Sichabkapseln mit sozialer Isolation entsteht, die Lernfähigkeit versagt und sich fixe Ideen bilden, wenn die Gefühle abkühlen und keine rechte Sympathie mehr zur Umwelt besteht, das Handeln nur mehr pflichtbewußt, aggressiv oder apathisch wird, dann ist der Mensch nicht mehr er selbst, dann ist er offen für stoffliche oder seelische Schädigungen, weil diese nicht mehr verarbeitet werden können. Die integrierende, geistige Kraft ist deutlich wahrnehmbar zu schwach geworden, um ordnende Funktionen im Leib und in der Seele zu übernehmen. Es kommt zur Krebskrankheit. Wo zeigt sie sich? An der Grenzlinie zwischen Innen und Außen, am Epithel.

Das invasive Krebswachstum durchbricht die verschiedensten Grenzen im Körper und zerstört nacheinander Gewebe, Organe, Organsysteme, wodurch die geordnete Raumgestaltung mehr und mehr verloren geht.

Aber auch die Zeitgestalt des Organismus zeigt krankhafte Veränderungen. Die verschiedenen Rhythmen von Schlafen und Wachen, Nahrungsaufnahme und Ausscheidung, Atmung und Puls sind gestört, sind in Gefahr, chaotisiert zu werden.

Die veränderten Bewußtseinsphänomene der Seele mit Isolation und Starre wurden schon erwähnt.

Der ganze Mensch ist also von der Krankheit betroffen. Keine andere Diagnose einer zunächst schmerzlosen, sich schleichend ausbreitenden leiblichen Erkrankung wird so gleichbedeutend mit «Sterbenmüssen» verstanden wie diese. Krebs erregt existentielle Angst und schafft das Gefühl des Ausgeliefertseins und damit der Unfreiheit.

Wenn die Krebskrankheit den ganzen Menschen betrifft, dann kann sich das diagnostische und therapeutische Urteil des Arztes nicht allein am Tumorverhalten, an dessen Größe, seinem Rückgang oder Wachstum ausrichten. Dazu muß der Patient auch in seiner subjektiven Befindlichkeit gewertet werden. Die von ihm erlebte Lebensqualität muß zum Maßstab ersten Ranges werden. Das allmähliche seelische Freiwerden von der lähmenden Belastung und Bedrohung durch die Diagnose «Krebs» ist deshalb wie die Erlösung von der nackten Angst ein wesentliches therapeutisches Ziel.

Die Misteltherapie

Ob die Therapie erfolgreich ist und bleibt, mißt sich in erster Linie an dem Grad der produktiven Lebensentfaltung des Kranken. Darauf ist die anthroposophische Krebstherapie ausgerichtet. In ihrem Zentrum steht die Mistel, die sich räumlich wie zeitlich aus der normalen Pflanzenwelt isoliert hat. (Sie wächst auf einem Wirtsbaum, also nicht auf der Erde, und macht hinsichtlich ihrer Blüh- und Fruchtzeiten den normalen Jahreslauf nicht mit.)
Arzneimittel aus Viscum album werden nun seit über 70 Jahren in der Krebstherapie stetig zunehmend angewandt. 1920 empfahl Steiner als erster speziell zubereitete Mistelextrakte zur Behandlung des Krebses. Seine auf geisteswissenschaftliche Ergebnisse gegründete thera-

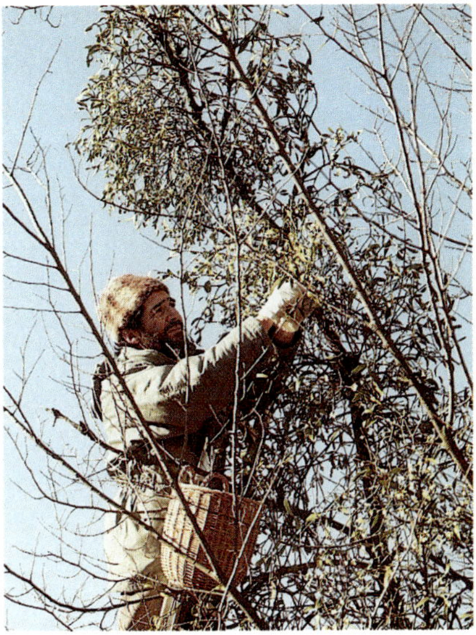

Mistelernte im Winter. Kultivierte Misteln auf Ulme

peutische Empfehlung fand in den letzten Jahrzehnten auch naturwissenschaftliche Stützen, weil die chemische Analyse ihrer Inhaltsstoffe bestimmte Stoffgruppen ergeben hat, die im Experiment einerseits tumorzellzerstörend, d.h. zytotoxisch bzw. zytostatisch wirken, andererseits aber beim Menschen nachweisbar auch immunstimulierende Wirkung auf den Organismus haben.
Inzwischen gibt es mehrere Mistelpräparatehersteller.[1]

1 Siehe dazu die Ausführungen der Heilmittelhersteller ab S. 222.

Bei der Mistel ist alles anders

Das Auffallendste an der Mistel ist zunächst, daß sie ein Halbschmarotzer ist, das bedeutet, sie wächst auf anderen Bäumen und entzieht diesen Wasser und Nährsalze. Dabei bildet sie jedoch ihre organischen Substanzen selbst, denn sie besitzt ein intaktes System, um mit Hilfe von Licht Photosynthese zu betreiben.

Das nächste auffallende Merkmal ist, daß die Mistel immergrün ist, weshalb sie insbesondere im Winter auffällt, wenn die meisten «normalen» Gewächse unserer Breiten ihre Blätter verlieren. Allerdings ist auch diesen Blättern kein ewiges Leben beschieden, sie fallen im zweiten oder dritten Jahr ab, ohne jedoch vorher, wie Blätter von Laubbäumen, eine typische Herbstfärbung zu zeigen. Während man bei den Blättern der meisten Pflanzen eine typische Ober- und Unterseite unterscheiden kann, sind bei den Mistelblättern Ober- und Unterseite gleich.

Die wenigsten haben je Mistelblüten gesehen. Dies kommt daher, daß diese klein und unscheinbar sind und zudem die Mistelbüsche häufig unerreichbar auf hohen Bäumen vorkommen. Die männlichen Blüten sind in geöffnetem Zustand nur etwa 4 mm im Durchmesser. Sie bestehen aus vier grüngelben Blättchen, deren Innenseite etwa 50 Pollenfächer trägt, die sich während der Blütezeit – Ende März bis Anfang April – porenförmig öffnen und die Pollen freisetzen. Die weiblichen Blüten sind mit etwa 2 mm im Durchmesser noch kleiner. Macht man sich die Mühe und sammelt eine größere Anzahl Blüten, so kann man feststellen, daß sie einen angenehmen Duft nach reifem Obst verströmen. Aus den weiblichen Blüten entwickeln sich nach der Befruchtung durch die Pollen die Mistelbeeren. Diese Entwicklung dauert bei der Pflanze etwa genau so lang wie die Embryonalentwicklung beim Menschen. Die Beeren werden erst im Dezember/Januar reif. Aber eigentlich dürfen wir im strengen botanischen Sinn gar nicht von «Beeren, Früchten oder Samen» sprechen, denn die Mistel weist auch in dieser Beziehung Besonderheiten auf.

Wie entwickelt sich eine neue Mistelpflanze aus einer Beere? Die vom Schleim befreite Beere, die von Vögeln verbreitet oder einfach nur von Hand an einen Ast geklebt wurde, keimt aus. Dabei fehlt dem Mistelkeimling im Gegensatz zu anderen Pflanzen eine Wurzelanlage. Er entwickelt ein als Haustorium bezeichnetes Gebilde, das sich zum Wirtsast hin krümmt, im Kontakt mit dem Wirtsast eine flache, festhaftende Scheibe bildet und dann durch das Zentrum dieser Scheibe sich den Weg bahnt zum Wirtsholz. Erst dann entwickeln sich die beiden ersten Blätter. Auch dafür nimmt sich die Mistel Zeit, 10 bis 12 Monate, manchmal auch zwei Jahre. Die Mistelpflanze wächst dann 4 bis 6 Jahre unverzweigt, bevor sie sich gabelig verzweigt. Dabei nimmt sie häufig, auch anders als die meisten Pflanzen, eine kugelige Gestalt ein, das heißt, sie strebt nicht einseitig dem Licht zu.

Prof. Dr. Hans Becker
Universität Saarbrücken

Was sehen wir am Kranken bei der Misteltherapie? Das erste, was die meisten Patienten berichten, ist eine subjektiv empfundene, aber bald auch von den Angehörigen bestätigte Zunahme der allgemeinen Leistungsfähigkeit. Damit geht eine Verbesserung des Appetits, eine Gewichtsstabilisierung oder -zunahme einher. Die vegetativen Rhythmen und die der Ausscheidungen werden wieder regelmäßig. Der Schlaf bessert sich. Chaotische Körpertemperaturkurven rhythmisieren sich im Tages- oder Wochenverlauf. Das Gefühl des Warmwerdens tritt auf, bzw. das häufig geäußerte «innere Frieren» verliert sich. Das Blutbild bessert sich. Initiative, Kraft und Freude an Aktivitäten sind ebenso Zeichen der Besserung.

Die Therapieergebnisse durch Mistel sind mit der Chemotherapie nicht direkt zu vergleichen. So kommt es in der Regel nicht zu so dramatischen Tumorrückgängen oder Verkleinerungen der Metastasen wie bei der zytostatischen Therapie. Es treten aber häufig Verlangsamung des Tumorwachstums bzw. langjährige Stillstände ein. Viele Patienten lernen unter dieser Therapie, mit dem Tumor seelisch wie leiblich umzugehen, und schöpfen wieder neuen Lebensmut.

Was insgesamt erreicht werden kann, hängt von der Gesamtsituation, vom Stadium der Krankheit, von der Art und Ausbreitung des Tumors und von der inneren Kraft des Patienten ab, sich wieder mit der Welt zu identifizieren.

Um das zu unterstützen, wird die Misteltherapie weiter ergänzt durch künstlerische Therapie[1] wie auch durch das stützende und orientierende ärztliche Gespräch.

Rheuma – zum Krankheitsbild

Rheumatische Erkrankungen sind überaus häufig. Die Angaben für die Gesamtbevölkerung der Bundesrepublik schwanken zwischen drei und fünf Prozent, deshalb nennen manche Autoren Rheuma auch eine Volkskrankheit. Unter «Rheuma» verstehen wir verschiedene Erkrankungsformen. Ihnen allen sind schmerzhafte Bewegungseinschränkungen durch Veränderungen in den Muskeln, an den Sehnen und in den Gelenken gemeinsam. Diese treten akut oder chronisch entzündlich auf und führen dabei zur Degeneration der befallenen Gewebe. So leidvoll und behindernd diese Krankheiten sein können, so verkürzen sie doch das Leben kaum.

Obwohl die rheumatischen Erkrankungen zu den entzündlichen gerechnet werden, führen die chronisch verlaufenden stets zu Versteifungen, Ablagerungen und Verhärtungen. Es lagern sich im Gewebe Stoffe ab, die aus dem fließenden Gleichgewicht der lebendigen Stoffwechseltätigkeit herausgefallen sind.

Betrachten wir die häufigste unter den rheumatischen Erkrankungen, die chronische Polyarthritis. Sie beginnt mit Schmerzen und Schwellung im Bereich eines oder mehrerer Gelenke. Die Kapsel, die jedes Gelenk wasser- und luftdicht eng umschließt, gibt ihm nach außen Schutz und hält die Gelenkflächen während der Bewegung in der optimalen Stellung zueinander. Die Kapsel hat aber nicht nur diese mechanisch schützend-schienende Funktion, sondern sie ist mit ihrer Innenhaut auch der Regulator für die Stoffwechselgeschehen im Gelenk. Hier wird die Zusammensetzung der zähflüssigen, schleimigen Gelenkschmiere abgestimmt, die um so zäher wird, je kälter das Gelenk ist, und um so flüssiger, je wärmer es ist. Diese Gelenk-

1 Vgl. dazu die Beiträge zu den Kunsttherapien auf S. 83 ff.

schmiere ermöglicht das beinahe reibungslose Aufeinandergleiten der Gelenkflächen von Gelenkkopf und Gelenkpfanne.

Bei Beginn der chronischen Polyarthritis spielt sich der schleichende Entzündungsprozeß in der akuten Phase zunächst am äußeren Kapselgewebe ab. In der chronischen Phase ist auch die Kapselinnenhaut, die Synovia, verändert und bald auch der Knorpel mitbefallen. Die beim Gesunden immer flüssige Gelenkschmiere gerinnt beim Rheumatiker durch den im Blut befindlichen Faserstoff, das Fibrin. Dieser bringt sonst, z. B. bei Verletzungen, die Blutung durch Gerinnung zum Stillstand. Das geschieht zum Schutz des Organismus nach außen. Wenn sich die Gerinnung aber in den Gelenken abspielt, so werden diese gleichsam zur «Außenwelt». Wachsen in das Fibrin noch Bindegewebe und Gefäße ein, dann entsteht eine faserige Narbenplatte, die das Gelenk versteift und jede Bewegung unmöglich macht.

Sind die Gelenke versteift, führt der Bewegungsverlust auch zu Veränderungen der Sehnen und der Muskulatur, die verhärtet und in ihrem Umfang abnimmt, sie atrophiert.

Alle Bewegungen des Menschen sind Ausdruck seines Willens. Körperhaltung, Gang, Gestik, Mimik,

In der psychosomatischen Medizin werden die Polyarthritiskranken als vor ihrer Erkrankung aktive, nach außen hin tüchtige, unentwegt tätige, zupackende Persönlichkeiten geschildert.

die sich über den Bewegungsorganismus verwirklichen, sind Ausdruck der Seele. So liegt es nahe, nach seelischen Verhaltensweisen des Kranken zu fragen, wenn es sich um eine Erkrankung handelt, die zum rheumatischen Formenkreis gehört.

In der psychosomatischen Medizin[1] werden die Polyarthritiskranken als Persönlichkeiten geschildert, die vor ihrer Erkrankung in besonderem Maße aktiv tätig waren. Sie fallen in ihrer Unermüdlichkeit und Fürsorge für die Mitmenschen ihres engeren Umkreises und durch ihre spontane Hilfsbereitschaft, wenn andere in Not sind, auf. Sie sind also aktive, nach außen hin tüchtige, unentwegt tätige, zupackende Menschen.

Es gibt sogenannte Rheumatiker-

1 Vgl. dazu den entsprechenden Beitrag von Markus Treichler auf S. 107 ff.

familien, in denen diese Krankheit häufig ist. Andererseits gibt es Patienten, bei denen sie nach zehrendem Kummer, Sorge und Leid auftritt, z.B. durch den Verlust nahestehender Menschen. Der Krankheitsbeginn ist meist schleichend mit morgendlicher Steifigkeit und Schmerzen in den betroffenen Gelenken und Muskelabschnitten, die sich meist während des Tages bessern. Die in der Regel symmetrisch befallenen Gelenke sind geschwollen und druckschmerzhaft. Auffallend ist, daß die Gelenk- und Muskelbeschwerden am stärksten nach Ruheperioden auftreten und sich nach Bewegung zunächst bessern.

Von anthroposophischen Gesichtspunkten aus wäre hier zu fragen: Was spricht sich durch die vorliegenden Symptome als Wesen dieser Krankheit aus, und wie wird das körperliche Erscheinungsbild seelisch vorbereitet?

Das Erscheinungsbild

Die nach außen unermüdlich tätig sich aufopfernden Menschen werden durch die Krankheit in der äußeren Bewegung schmerzhaft behindert. Das versteifte Gelenk und die zurückgebildete Muskulatur erzwingen körperliche Ruhe. So finden wir in der Rheumaerkrankung als Ergebnis bzw. Vollbild der Erkrankung die Tatsache der äußeren Bewegungsruhe. Diese ist körperliches Abbild einer (zu übenden) seelischen Eigenschaft: der inneren Ruhe, der Übereinstimmung mit sich selbst. Die krankhaft erzwungene äußere Ruhe ist so wie ein Gegenbild der inneren Ruhe, durch die der Mensch auch lernt, sich selbst mit einer gewissen Distanz gegenüberzustehen und Wesentliches von Unwesentlichem in bezug auf Kummer und Freude, auf Gedanken und Entschlüsse zu unterscheiden.

Wir finden bei der Rheuma-erkrankung die Tatsache der äußeren Bewegungsruhe. Diese ist körperliches Abbild einer (zu übenden) seelischen Eigenschaft: der inneren Ruhe, der Übereinstimmung mit sich selbst.

Diese Krankheitssicht ergibt nicht nur die Richtlinien für die Therapie mit Substanzen und äußeren Anwendungen, sondern auch für die seelische Begleitbehandlung. Gelingt es auf seelischer Ebene, die Qualitäten zu entwickeln und zu verstärken, die sich als Krankheitsabbild in den Körper verlagert haben, so wird dieser davon entlastet, und die Befindlichkeit bessert sich.

Der therapeutische Ansatz

Wichtigste Grundlage aller Rheumatherapien ist die Anregung und Stärkung des Wärmeorganismus. Hierfür kommen Mistelpräparate in Betracht, aber auch Bäder mit ätherischen Ölen wie Johanniskraut oder Lavendel; sehr wirksam sind auch solche mit Moorextrakt oder Schwefel. Die Anregung der Stoffwechseltätigkeit über die Anregung der Verdauungssäfte, zum besseren Abbau der Nahrung, ist über verschiedene Bitterstoffe möglich. Auch eine zeitweise durchgeführte Rohkostdiät ist dafür hilfreich.

Das Gleichgewicht zwischen den entzündlich auflösenden und sklerotisch verhärtenden Tendenzen dieser Krankheit kann mit dem Metall Zinn durch äußere Salbenanwendungen oder durch innerliche Gaben unterstützt werden. Der Akkerschachtelhalm wirkt durch seinen Schwefel- und Kieselgehalt in dieselbe Richtung. Die therapeutischen Möglichkeiten und Notwendigkeiten sind bei den rheumatischen Erkrankungen groß. An tierischen Substanzen haben sich Ameisensäure und Bienengift als innere Medikamente und äußere Anwendungen besonders bewährt. Nicht immer kann auf die schmerzstillenden und entzündungshemmenden, symptomatisch wirkenden Antirheumatika verzichtet werden.

Sinnvolle Bewegungsübungen, z.B. im warmen Sand, sind für die Erhaltung oder Besserung der Gelenkbeweglichkeit von großem Nutzen.

Wo immer möglich sollte die hier sehr wirksame Heileurythmie regelmäßig Anwendung finden (siehe S. 105f.); auch Musiktherapie und therapeutisches Malen haben bei rheumatischen Erkrankungen ihren Platz. Auch darf das ordnende, klärende, motivierende ärztliche Gespräch nicht fehlen.

Daß die chronische, formzerstörende rheumatische Gelenkerkrankung auch auf Arterien, die Lunge und das Herz übergreifen, ja sogar im Auge Veränderungen verursachen kann, ist Ausdruck dafür, daß der Krankheitsprozeß, der sich meist örtlich im Bewegungssystem manifestiert, ein Geschehen des ganzen Organismus ist. Er bedarf daher einer Leib, Seele und Geist umfassenden Therapie.

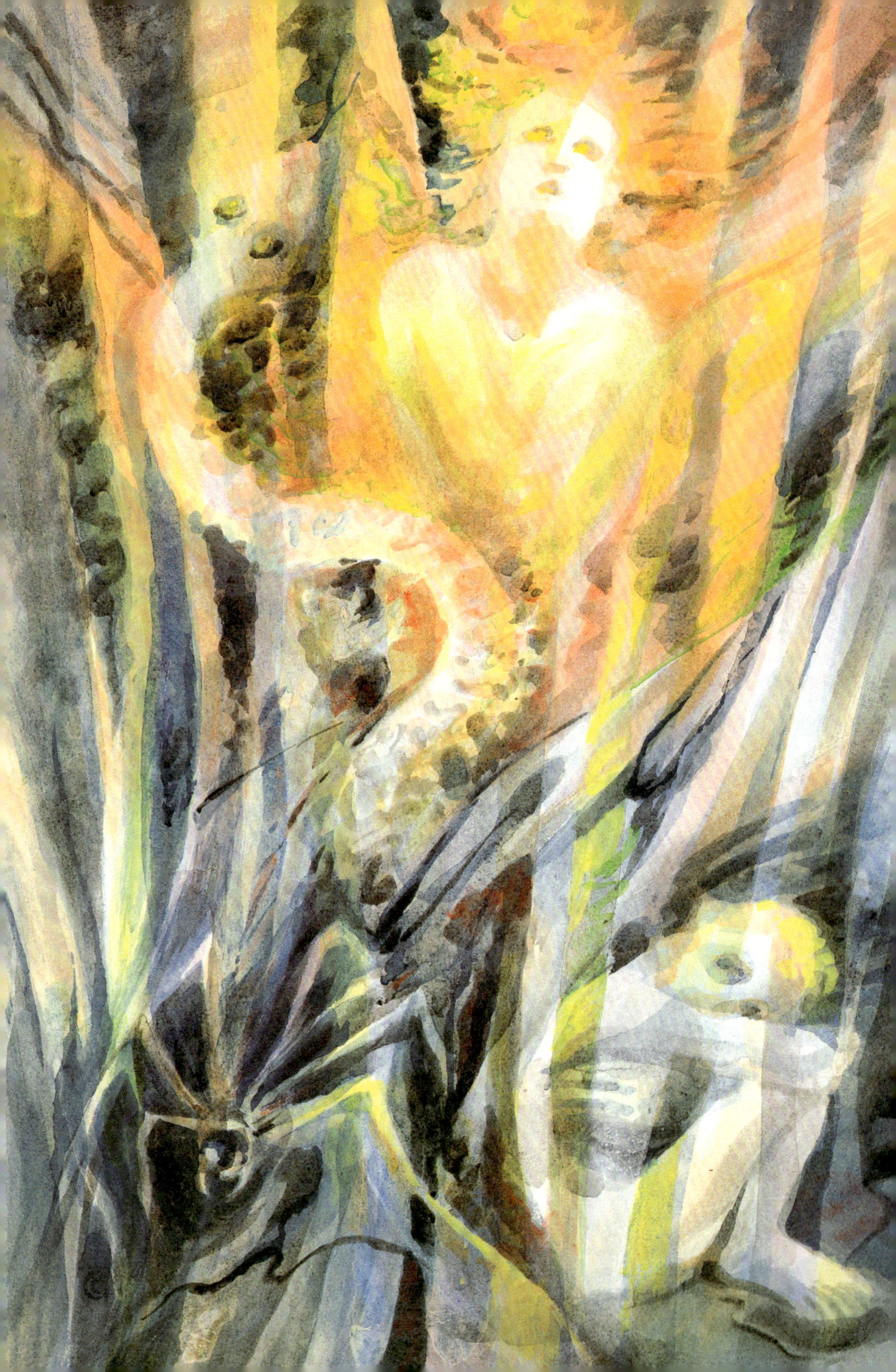

Dr. med. Hertha Lauer

Angst und Psychosen

Nach Meinung von Professor Dr. med. H. H. Marx, Stuttgart, hat es sich erneut bestätigt, daß homöopathische Medikamente grundsätzlich unwirksam sind.[1] Wir sind nicht dieser Ansicht.

Angstanfälle, Angstzustände und Angstneurosen sind prinzipiell andere Erkrankungen als Psychosen. Psychosen nennen wir die großen psychiatrischen Erkrankungen, die sogenannten eigentlichen Geisteskrankheiten.

Sogenannte Panikattacken oder Angstanfälle, über deren Behandlung ich an anderer Stelle geschrieben[2] habe, sind kaum behandelbare Erkrankungen, die daher meist chronisch zu werden drohen und die die Lebensmöglichkeiten des davon betroffenenen Menschen erheblich einschränken.

An dem Symptomenkomplex «Angstanfälle» läßt sich Grundsätzliches zur Theorie des Zusammenspieles zwischen Körper und Seele erläutern.

Jeder Mensch kennt Angst. Angst vor Prüfungen, Angst vor Bedrohung durch die Natur, im Verkehr, durch Krieg, vor dem Ungewissen, auf der Flucht, vor drohendem Sterben z.B. bei aussichtsloser Krankheit. Diese Art der Angst ist ein Gefühl von vielen möglichen Gefühlen. Beispiele anderer Gefühle: Liebe – Haß, Begierde – Lust, Trauer – Schmerz, Hoffnung – Verzweiflung, Furcht – Tollkühnheit, Zorn.

So wie ich die Gefühle hier mit ihren Gegensätzen aufgereiht habe, werden sie bei Thomas von Aquin beschrieben, wobei er die ersten sechs

1 Deutsches Ärzteblatt 14.8.1992, Nr. 33, S. 1711.
2 Lauer, Hertha: *Angstanfälle. Entstehung, Behandlung, Verlauf.* Stuttgart 1991.

< **Das manische und das depressive Element, beide Zustände sind durchzogen von Angststimmung. (Illustration: Gabriela de Carvalho.)**

Wenn wir noch wie im Mittelalter «lebendig» denken könnten, wäre es uns selbstverständlich, daß die Seele den Körper bewegt und den Leib formt und daß die Seele, deren Ausdruck unter anderem die Gefühle sind, Vermittler zwischen Geist und Körper ist.

als «begehrende», die übrigen fünf als «überwindende» Leidenschaften bezeichnet.

Alle diese «passiones» oder Gefühle (oder wie wir meist sagen «Emotionen») sind je nach Temperament und Lebensalter bei jedem seelisch gesunden Menschen da. Je mehr ein Mensch im Laufe seines Lebens ihr Auftreten und Abklingen erleben, beherrschen, vertiefen und verwandeln kann, desto «menschenähnlicher» erscheint er seinen Mitmenschen.

Der seelisch Kranke, der unter Panikanfällen leidet, erlebt ein Ausgeliefertsein an eine ihn überfallende Angst, die jedes Maß der oben angeführten Gefühle übersteigt und alle anderen Gefühle dabei auslöscht, verschlingt und ihn ohnmächtig werden läßt. Er wird jeder menschlichen Fähigkeit, Gedanken bilden und sich mit Willenskraft dem Überfall entziehen zu können, beraubt.

Er ist sich aber noch bewußt, daß dieser Zustand krankhaft ist. Dies ist ein bedeutsamer Unterschied zu einer Psychose: Der Kranke hält sich während einer Psychose *nicht* für krank.

Alle Gefühle werden erlebt mit begleitenden, vorübergehenden sogenannten vegetativen Erscheinungen oder Funktionsänderungen, z.B. der Puls- und der Atmungsfrequenz. Bei der Angst stockt die Atmung oder wird unregelmäßig, der Puls beschleunigt sich, das Gesicht wird blaß, die Finger und Zehen kalt, die Glieder oder die Lippen zittern, es kommt zu kaltem Schwitzen. Alle diese *körperlichen Funktionsänderungen* sind vorübergehend und treten *unwillkürlich,* d.h. ohne bewußtes Zutun auf.

Bei den Kranken, die unter Panikanfällen leiden, treten manchmal zuerst die vegetativen Erscheinungen und danach erst die panische unerträgliche Angst, manchmal aber auch zuerst die Angst und danach die vegetativen Erscheinungen auf. Im ersten Fall halten sich die Kranken für körperlich, im zweiten eher für seelisch krank. Wenn z.B. nach

Abklingen der Angst «Herzrasen» zurückbleibt und wie selbständig auftritt, hält sich der Patient für herzkrank.

Jetzt kann man fragen: Was ist zuerst da? Die körperliche funktionelle Veränderung oder das seelische Erleben des Angstgefühls? Der eine Therapeut, der Panikanfälle behandeln will, glaubt, die körperliche Veränderung sei das Primäre, der andere, die Vorstellungen oder Gedanken vor einem solchen Angstanfall seien nur falsch gerichtet oder zu schwach.

Wenn wir noch wie im Mittelalter «lebendig» denken könnten, wäre es uns selbstverständlich, daß die Seele den Körper bewegt und den Leib formt und daß die Seele, deren Ausdruck unter anderem die Gefühle sind, Vermittler zwischen Geist und Körper ist.

Wie beziehen sich seelische Tätigkeiten auf körperliches Geschehen? Wenn ich denke, bin ich wach und bewußt. Im Körper kommt Stoffbildung zu Ende, fällt aus der belebten und beseelten Leiblichkeit heraus.

Wenn ich fühle, lebe ich im rhythmischen Geschehen des Körpers, im Akt des Entstehens und Vergehens von Stoff.

Wenn ich will, erlebe ich unbewußt Belebung und Beseelung von Stoff. Bewußt kann ich, wenn ich meine Aufmerksamkeit ganz auf das Ziel außer mir richte, meinen Körper vergessen, in dem sich das Beseelen und Belebtwerden abspielen.

Der Patient, der unter Panikanfällen leidet, erlebt nicht rhythmische Wechsel, sondern eine pathologische Zeitdauer, und das Körpergeschehen wird nicht vergessen, wenn er handeln will, sondern drängt in sein Bewußtsein und verhindert so Handlungen.

Es liegt hier eine Behinderung in den körperlichen rhythmischen Funktionen vor. Eine Behandlung, die diese rhythmische Funktion wieder möglich macht, wird die Panikanfälle bessern oder heilen können. Aus den anthroposophisch-medizinischen Ideen zur Entstehung der rhythmischen Tätigkeit ergibt sich, daß hier potenzierte Metalle, meist niedrigpotenziert, heilend einwirken. Man kann auch Metallsalben 0,4 % – meist zusätzlich – verwenden.

Es wird also eine sogenannte *seelische Störung* (Angstanfall) mit einem Medikament (Metall) geheilt. Diese Behandlung erspart viele Stunden Psychotherapie, sowohl tiefenpsychologischer wie verhaltenstherapeutischer Art. Bei den Krankenkassen, die bei psychiatrischen Erkrankungen entweder seelische Heilmethoden wie Tiefenpsychologie und Verhaltenstherapie oder aber körperliche mit Medikamenten (z.B. Psychopharmaka) abrechnen, ist die hier beschriebene Methode nicht einzuordnen.

Wie schnell und wie gut die einzelnen Patienten behandelt werden können, hängt davon ab, wie lange solche Angstanfälle schon bestehen und welche Behandlungen (psychotherapeutisch oder psychopharmakologisch, oft beides) bereits vorausgingen.

Die Kerngruppe der psychischen Erkrankungen sind die Krankheiten des schizophrenen Formenkreises. Für sie braucht man das Wort Psychose. Bei diesen Erkrankungen verändern sich Wahrnehmungen, Gedanken, Gefühle und die Willenstätigkeit. Für die Angehörigen ist es erschreckend, daß der Patient plötzlich urteilsunfähig wird. Er hört z.B. zwei Menschen miteinander sprechen und weiß «sicher», sie haben über «ihn» gesprochen. Er erlebt, daß er nicht mehr beliebig denken kann. Etwas ihm Fremdes verhindert das Denken. Er spricht dann davon, daß ihm seine Gedanken «entzogen werden». Bei einer Erkrankung, die mit einer euphorischen Stimmung beginnt, fühlt er sich das erste Mal in seinem Leben gesund und in allen seinen Fähigkeiten gesteigert. Er glaubt, unbegrenzt Geld ausgeben zu können, und kann auch Musik, eine besonnte Wiese, eine Pflanze so erleben, als ob er und die Außenwelt zusammengehörten.

Jeder Arzt wird das Krankhafte, insbesondere die fehlende Urteilsfähigkeit erkennen können. Über die Ursachen von Psychosen aus dem schizophrenen Formenkreis und auch über manisch-depressive Erkrankungen gibt es sehr viele Meinungen und Theorien.

Sieht man sich das Erleben der Patienten näher an, findet sich als Gemeinsames, daß die Handlungen und die sie begleitenden Gefühle wie unabhängig werden vom bewußt ergriffenen Seelenleben. Man kann also sagen: Ungeregelte, sehr kraftvolle Willenstätigkeit, sofort in die Handlung gehend, tritt auf. Diese Tätigkeit erscheint im erlebten Bewußtsein, färbt die Gefühle, verändert sie und führt direkt zu dem Beobachtenden unverständlichen Handlungen. Das oben beschriebene Vergessen des Körpers während des Handelns bleibt aus. Es muß sich also um eine Erkrankung im Stoffwechsel-Gliedmaßen-System handeln und nicht um eine Gehirnerkrankung, wie meist angenommen wird. Ein Beispiel für psychosenahe Ängste beschreibe ich in meinem Buch über Angstanfälle.[1]

Meiner Ansicht nach werden die verschiedenen Erkrankungsformen nicht gut und genau genug beschrieben, so daß manche Heilungsmöglichkeit ungenutzt bleibt. So gibt es psychotische Bilder nach plötzlich abfallendem sehr hohem Fieber, besonders nach Lungenentzündung. Auch können manche Psychotherapieverfahren, die von nicht gut ausgebildeten Psychotherapeuten angeboten werden, schizophrenieähnliche Erscheinungen auslösen. Ebenso kann der jahrelange Gebrauch von «weichen Drogen» (Haschisch, Mescalin, LSD), oft schon im Kindesalter von 13 bis 14 Jahren beginnend, eine psychotische Erkrankung auslösen.

Will man hier helfen, kann man nur versuchen, das gesunde Seelische im Kranken zu wecken und zu fördern, kann aber leider meist auf die üblichen Psychopharmaka nicht verzichten. Es gibt nur wenige Erkrankungsformen, bei denen potenzierte Metalle oder Minerale eine Heilung bewirken. Das Anregen und Fördern der seelischen Entwicklung erreichen wir mit künstlerischem Plastizieren, handwerklicher Arbeit (meist mit Holz), Musiktherapie, Heileurythmie, Malen und vielfältigen Anregungen zur Sinnestätigkeit und Handgeschicklichkeit.

Sieht man sich das Erleben der Patienten näher an, findet sich als Gemeinsames, daß die Handlungen und die sie begleitenden Gefühle wie unabhängig werden vom bewußt ergriffenen Seelenleben. Man kann also sagen: Ungeregelte, sehr kraftvolle Willenstätigkeit, sofort in die Handlung gehend, tritt auf.

Zu den Aufnahmebedingungen in das Gemeinschaftskrankenhaus Herdecke gehört es, daß der Kranke und seine Angehörigen einverstanden sind, Psychopharmaka einzunehmen.

Zur Ausbildung des Nervenarztes und Psychotherapeuten im oben beschriebenen Sinn gibt es berufsbegleitende Seminare und Ausbildungsmöglichkeiten im Rahmen der Psychiatrie und Psychotherapie in der Friedrich Husemann-Klinik, Buchenbach, und im Gemeinschaftskrankenhaus Herdecke, außerdem in den Niederlanden in Bilthoven.[2]

1 a.a.O., S. 124 ff.

2 Siehe Adressenteil.

Martin Straube

Zum Krankheitsbild der erworbenen Immunschwäche AIDS

Eine Krankengeschichte

Ein 32-jähriger Mann kommt nach einem Selbstmordversuch in die Sprechstunde. Er ist drogenabhängig und spritzt Heroin. Da seine Venen bereits stark zerstochen und die Einstichstellen eitrig entzündet sind, unternahm er den Selbstmordversuch, als er keine Einstichstelle mehr fand, um die Droge zu spritzen. Er wirkt schwerkrank, ist abgemagert, hat Durchfälle, Fieber.

Seine soziale Situation ist desolat. Er ist hochverschuldet, ohne Krankenversicherung und hat gegenwärtig außer seiner Partnerin keine Freunde. Als Kind war er ein Musterknabe, das Vorzeigestück seiner strengen bürgerlichen Eltern, die stets stolz auf den «kleinen Erwachsenen» waren, der nie eine Trotzphase gehabt hat und immer gut in der Schule war. Auch war er knabenhaft schön, worunter er jedoch litt, weil er immer jünger aussah, als er eigentlich war.

Als er in der beginnenden Pubertät erwachte für das, was eigentlich «Erwachsensein» heißt, fand er nur innere Leere und keine Vorbilder, was ihn entsetzte. Er kam in die Drogenszene und wurde daraufhin mit vierzehn Jahren aus dem Elternhaus hinausgeworfen. Die kommenden achtzehn Jahre verbrachte er in Indien, in Holland, im Gefängnis und in verschiedenen Therapien.

Einen Beruf hatte er nicht erlernt. Da er schon viele Therapien erfolglos hinter sich gebracht hatte, hatte er keine Aussicht mehr auf einen neuen Therapieplatz und galt als «austherapiert». In ein Krankenhaus wollte er nicht gehen, aus Angst vor der drohenden Psychiatrie. In die Sprechstunde kam er jetzt gänzlich verängstigt, in Begleitung zweier Menschen, die ihn hergebracht hatten.

Der Behandlungsverlauf war zunächst erfreulich. Nach einigen Wochen jedoch, als er drogenfrei war und es ihm nach seinen eigenen Aussagen so gut ging «wie in den letzten achtzehn Jahren nicht mehr» (er hatte einige Kilo zugenommen, machte wieder Musik, was er seit Jahren nicht getan hatte), sagte er folgendes: «Was soll ich hier? Ich habe keine Familie mehr, und meine einzigen Freunde (auch meine Partnerin) habe ich in der Drogenszene. Wenn ich drogenfrei bleiben will, muß ich mich von ihnen trennen. Das schaffe ich nicht. Auch habe ich keinen Beruf und keine Aufgabe – hoffentlich kommt die Krankheit bald (das Ende durch AIDS) – dann bin ich mein Problem los.»

Diese Krankengeschichte mag für die vielen Schicksale stehen, die von der erworbenen Immunschwäche betroffen sind. Es wird deutlich, daß die Gesellschaft (bis hin zu Elternhaus und Schule) nicht unschuldig ist für Lebensverläufe dieser Art.

Nicht allein die krankheitsauslösenden Viren sind die Ursache dieser sich epidemisch über die Welt verbreitenden Erkrankung, sondern auch die vielen äußeren und inneren, physischen und seelisch-geistigen Faktoren, die einzeln und in ihrem Zusammenwirken das Immunsystem des Menschen schwächen, so daß der geeignete Nährboden entsteht und die Ausbreitung des Krankheitserregers gelingt.

AIDS ist eine typische Erkrankung unserer Zeit. Schon die Isolierung des Krankheitserregers war nur mit Hilfe des Elektronenmikroskops und der Verfahren modernster Eiweißanalyse möglich. Sie ist es aber vor allem aufgrund der vielfältigen, das Immunsystem schwächenden Faktoren, die durch die ökologischen und sozialen Einflüsse unserer gegenwärtigen Zivilisation gegeben sind.

Welche Botschaft vermittelt das Krankheitsbild AIDS? Was können wir alle daran lernen?

Das Immunsystem stellt die Gesamtheit aller körperlichen Abwehrvorgänge und Schutzfunktionen dar, die für die Erhaltung der individuellen Art notwendig sind. Daher wird das Immunsystem auch das «biologische Ich» des Menschen genannt. Jeder Mensch hat sein ganz eigenes spezifisches Eiweiß, durch das er biologisch bis in die letzte Zelle hinein zur einmaligen Persönlichkeit wird.

Diese Spezifität der Eiweißbildung ist auch Grundlage der Leistungen des Immunsystems. Wird dieses System geschwächt, so geht dem Organismus seine biologische Identität und Beständigkeit verloren. Die Krankheitserscheinungen bei AIDS gehen dahin, daß sich die Struktur des Leibes langsam auflöst infolge von Entzündungen, Geschwüren,

Eine hohe moralische Eigenschaft, nämlich die der Selbstlosigkeit, die geradezu Ausdruck von Charakterstärke und großer innerer Sicherheit ist, wird zur schwersten Krankheit, AIDS, wenn sie sich auf die körperliche Ebene projiziert und dort zur Selbstauflösung führt.

Geschwülsten und vielen damit verbundenen Störungen der betroffenen Organsysteme. Die menschliche Persönlichkeit kann sich in diesem erkrankten Leib immer weniger ausdrücken und verwirklichen. Der Leib wird damit zunehmend zum Bild der organischen Selbstaufgabe oder auch «Selbstlosigkeit».

Eine hohe moralische Eigenschaft, nämlich die der Selbstlosigkeit, die geradezu Ausdruck von Charakterstärke und großer innerer Sicherheit ist, wird zur schwersten Krankheit, AIDS, wenn sie sich auf die körperliche Ebene projiziert und dort zur Selbstauflösung führt.

Auch hier ergibt sich ein bedeutungsvoller Zusammenhang mit den Grundintentionen unserer Zeit: Noch nie hat die Menschheit bewußt so viel Egoismus geltend gemacht wie heute. Ohne Rücksicht auf den Lebensraum unserer Erde, ohne Rücksicht auf Lebensgewohnheiten anderer Völker wird eine Wirtschaftspolitik vorangetrieben, die den Wohlstand der Mächtigen noch weiter fördert. Auch das menschliche Sexualverhalten wird von diesem Egoismus geprägt. Das Selbsterleben am wechselnden Partner steht im Vordergrund, nicht die liebevolle Zuwendung und Treue zum anderen Menschen.

Wohin wir schauen, begegnen wir dieser Tendenz, die Selbstverwirklichung auf allen Ebenen in den Vordergrund zu stellen. Und in dieser Situation tritt nun plötzlich eine Krankheit auf, die das krasse organische Gegenbild dieser seelischen Eigenschaft ist. Besteht hier ein Zusammenhang? Die psychosomatische Forschung der letzten Jahrzehnte hat aufgezeigt, daß das Immunsystem des Menschen um so funktionstüchtiger ist, je idealistischer und lebensbejahender ein Mensch ist. Streß, Trauer, innere Zerrissenheit durch Zweifel oder Exi-

1 Vergleiche: *Depression, Stress, Immunity.* In: The Lancet, June 27, 1987.

Meditationsworte,
die den Willen ergreifen

Sieghafter Geist
Durchflamme die Ohnmacht
Zaghafter Seelen.
Verbrenne die Ichsucht,
Entzünde das Mitleid,
Daß Selbstlosigkeit,
Der Lebensstrom der Menschheit,
Walte als Quelle
Der geistigen Wiedergeburt.

Rudolf Steiner

stenzangst lassen hingegen die Abwehrkräfte dahinschwinden.[1]

Es ist ja auch bekannt, daß eine engagierte Krankenschwester oder eine Mutter, die ihre grippekranke Familie pflegt, selbst in der Regel nicht erkranken. Ja, es zeigt sich, daß, je altruistischer und tatkräftiger ein Mensch seiner Umwelt zur Verfügung steht und nicht nur an sich denkt, um so «egoistischer» und funktionstüchtiger sein Immunsystem wird.

Umgekehrt schwächt eine egoistische Lebenseinstellung (Sicherheits- und Bequemlichkeitsdenken, einseitiger Drang nach Selbstverwirklichung und Vermehrung des eigenen Wohlstands auf Kosten anderer) – insbesondere, wenn sie auch noch mit Angst gepaart ist – das Immunsystem.

Da dieser Lebensstil heute allgemein verbreitet ist und Gesunde und Kranke gleichermaßen ergriffen hat, können wir die von der Erkrankung AIDS betroffenen Menschen als Symptomträger einer kollektiven Erkrankung unserer Gesellschaft ansehen. Die AIDS-Kranken sind so gesehen «Stellvertreter» für uns alle.

AIDS ist eine Stellvertreter-Krankheit. Ihre Botschaft ist, uns mit den Folgen unseres übersteigerten Egoismus zu konfrontieren und auf die Lebensnotwendigkeiten der Natur, der verschiedenen Völker und ethnischen Besonderheiten und unseres gesamten Lebensraumes aufmerksam zu machen. Das Vermeiden möglicher Ansteckungsquellen als äußere Möglichkeit der Krankheitsvorbeugung kann nur das Einzelindividuum schützen, nicht jedoch der Gesellschaft dazu verhelfen, an einer Änderung ihrer selbstbezogenen Lebenseinstellung zu arbeiten. Hierzu bedarf es nicht nur einer grundlegenden Änderung der Lehrpläne und Lernzielvorstellungen an den Schulen, sondern auch der Erarbeitung eines Weltbildes, das die geistigen Werte des Menschen voll miteinschließt.

Johannes Denger

Heilpädagogik und Sozialtherapie auf anthroposophischer Grundlage

Integration: Normalisierung oder Individualisierung?

Menschen mit sogenannter geistiger Behinderung fallen auf. Sei es durch ihr Aussehen, sei es durch ihr Verhalten: Sie sind anders als der Durchschnitt der Gesellschaft. Dieses Andere kann den unvorbereiteten Mitmenschen beunruhigen und ihn dazu führen, sich besonders für diese Menschen zu interessieren oder aber sie abzulehnen. Verschiedene Zeiten haben verschieden auf diese beunruhigende Herausforderung reagiert: Vom Aussetzen in unwirtlichen Berggegenden, auf Inseln oder «Narrenschiffen» bis zur Distanznahme durch objektive wissenschaftliche Einordnung und Katalogisierung von Krankheitsbildern, die leicht die Begegnung mit dem Individuum verstellte. Seit einigen Jahren bemüht man sich zunehmend, diese Distanz durch *Integration* in die Gesellschaft bewußt zu überwinden. Dabei taucht das Problem auf, daß Normalisation weder in jedem Fall erreichbar noch in jedem Fall sinnvoll ist. Die moderne Fragestellung heißt also: Ist eine Integration, ein Zusammenleben von Behinderten und Nicht-Behinderten auch realisierbar unter Anerkennung der besonderen Lebensumstände, Möglichkeiten und Grenzen jedes einzelnen? Gibt es *Integration durch Individualisierung statt Normalisierung?*

Seelenpflege

Rudolf Steiner, der Begründer der Anthroposophie, gab schon 1924 einen noch immer zeitgemäßen, ja zukunftsträchtigen Ansatz, indem er den Begriff «Seelenpflege-bedürftige Kinder» prägte. Eine defektologische Betrachtung, die besagt, was der Betroffene nicht kann (z.B. «geistig behindert»), wird überwunden zugunsten eines Begriffs, der verdeutlicht, wessen der Mensch *bedarf:* der Seelenpflege. Dabei soll die Behinderung nicht etwa illusionär «übersehen» werden, sondern gerade durch ein liebevolles, exaktes, interessiertes Hinblicken auf die Symptome (Diagnose) soll die therapeutische Intuition mit möglich werden. Eine immer wieder erlebbare Tatsache ist, daß auch bei schwerer Behinderung der *Geist* gerade *nicht behindert* ist, sondern daß der *Leib,* der dieser Individualität als *Instrument* zur Verfügung steht, ihr nicht erlaubt, sich in normaler, harmonischer Art der Umgebung mitzuteilen und an dieser teilzuhaben. In einer Art innerem Dialog mit dem Seelenpflege-bedürftigen Menschen gemeinsam an der – partiellen – Überwindung dieses Handicaps zu arbeiten, ist der Auftrag des Heilpädagogen auf anthroposophischer Grundlage. Die Erkenntnis von Gesundheit als einem leiblich-seelisch-geistigen Gleichgewicht, das immer neu geschaffen werden will, macht auch die zunächst ungewöhnlich anmutende Nähe der anthroposophischen Heilpädagogik zur Medizin verständlich. Zudem wird eine entwicklungsorientierte Pädagogik immer deutlicher in ihrem prophylaktischen Wert erkannt. Dem *auch* pädagogischen Auftrag des Arztes steht der therapeutische Auftrag des Pädagogen gegenüber. Beide beruhen auf der gemeinsamen Grundlage der geisteswissenschaftlichen Menschenkunde Rudolf Steiners.

Der Mensch ist nicht ein stehenbleibendes Wesen, er ist ein Wesen im Werden. Je mehr er sich selbst in die Möglichkeit versetzt zu werden, desto mehr erfüllt er seine wirkliche Aufgabe.

Rudolf Steiner

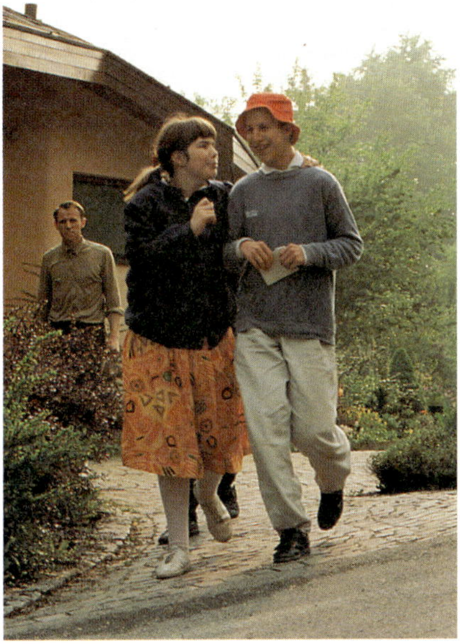

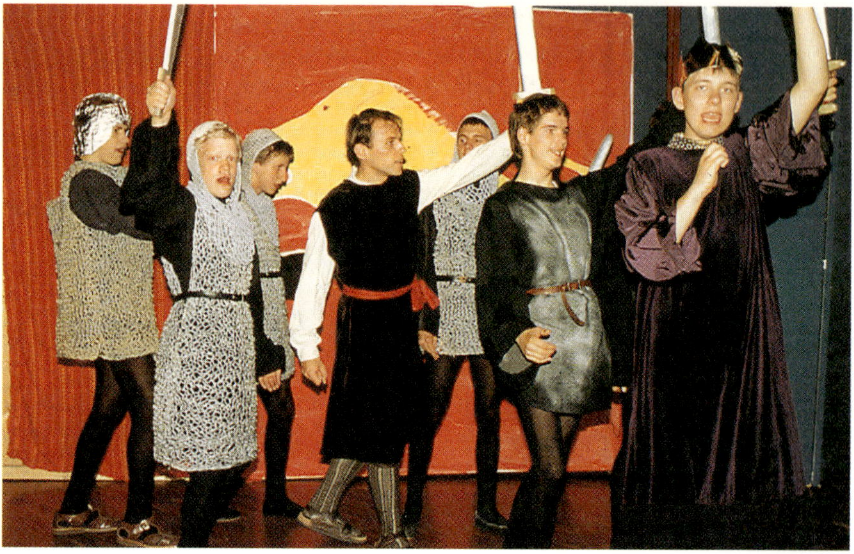

Aufführung zu einer Michaelifeier

Arbeitsformen

Praktiziert werden Heilpädagogik und Sozialtherapie auf anthroposophischer Grundlage in über 320 Einrichtungen (79 davon sind Camphill-Lebensgemeinschaften) in 24 Ländern; in Heimen, Tagesschulen, Werkstätten etc. und zunehmend auch als ambulante Beratung und Frühförderung im Elternhaus. Dabei wird großer Wert auf eine therapeutische Zusammenarbeit zwischen Heilpädagogen, Kind und Eltern gelegt. Neben der Zuwendung in der Familie (oder Gruppe), der Schule und den zahlreichen Einzeltherapien (Eurythmie, Heileurythmie, Physiotherapie, Reiten, Malen, Musik, Sprachgestaltung etc.) wird die *Gemeinschaft* bewußt als therapeutisches Milieu gestaltet, so daß sie auch durch den Tages-, Wochen- und Jahresrhythmus stabilisierend auf Menschen wirkt, die sich oft schwer in Raum und Zeit zurechtfinden.

Während im Wohnbereich (Gruppe) auf eine Durchmischung von Menschen mit verschiedenen Krankheitsbildern und unterschiedlichen Alters geachtet wird, richtet sich der Schulunterricht an jeweils eine Altersstufe. Dabei kommt der entwicklungsorientierte «Lehrplan» der Waldorfschule (Rudolf Steiner-Schule) zur Anwendung mit der ihm innewohnenden künstlerischen Methodik und einem an die Phantasie der Kinder anknüpfenden und diese fördernden bildhaften Projektunterricht (Epochen), in dessen Verlauf die Schulkinder sich für mehrere Wochen mit *einem Thema* verbinden können.

Gerade für diese *Erziehungskunst,* die an sich schon heilende Erziehung sein kann, sind die Seelenpflege-bedürftigen Kinder besonders offen, während durch ein einseitig sich an kognitive Fähigkeiten richtendes Vorgehen das einzelne Kind immer wieder erlebt, was es *nicht* kann. Elemente wie Musik, Erzählstunde, gemeinsam gefeierte Jahresfeste und religiöse Feiern tragen zur Bildung einer Gemeinschaft bei, in deren Kreis der einzelne qualitativ und quantitativ besser aufnehmen und erleben kann. Dies schafft den notwendigen Ausgleich zu den therapeutischen Einzelmaßnahmen. Das Arbeiten in der Werkstatt hat therapeutischen Charakter und ist gleichzeitig für viele Jugendliche Vorbereitung auf eine spätere berufliche Tätigkeit.

Sozialtherapie

Manche Jugendliche können eine Lehre oder Anlehre bewältigen und als Erwachsene mehr oder weniger selbständig in der Gesellschaft leben. Viele sind aber auch im Erwachsenenalter auf einen geschützten Raum angewiesen. Es ist das dauernde Ringen in der Sozialtherapie, gerade auch jene Menschen, deren Lebens- und Entwicklungsalter auseinanderklaffen, ihrem Lebensalter gemäß als Erwachsene anzusprechen. Dieses Bemühen schafft ein heilsames Gemeinschaftsklima, das dem einzelnen seine Würde verleiht und läßt.

Von Dorfgemeinschaften, Stadtgemeinschaften, Tagesstätten, beschützenden Werkstätten bis hin zur offenen Sozialarbeit, Drogenrehabilitation und der Arbeit mit Strafgefangenen reicht das weite Feld der Sozialtherapie, Schicksal begleitend und wandelnd manchmal bis an die Pforte des Todes.

Die Pflege des kulturellen und religiösen Lebens wie auch die Pflege der Erde durch biologisch-dynamische Landwirtschaft schaffen den Nährboden solcher Gemeinschaften als in die Gesellschaft ausstrahlender Kulturinseln. Durch das Wesen der Arbeit verbindet sich der erwachsene Mensch mit Behinderung in ihm

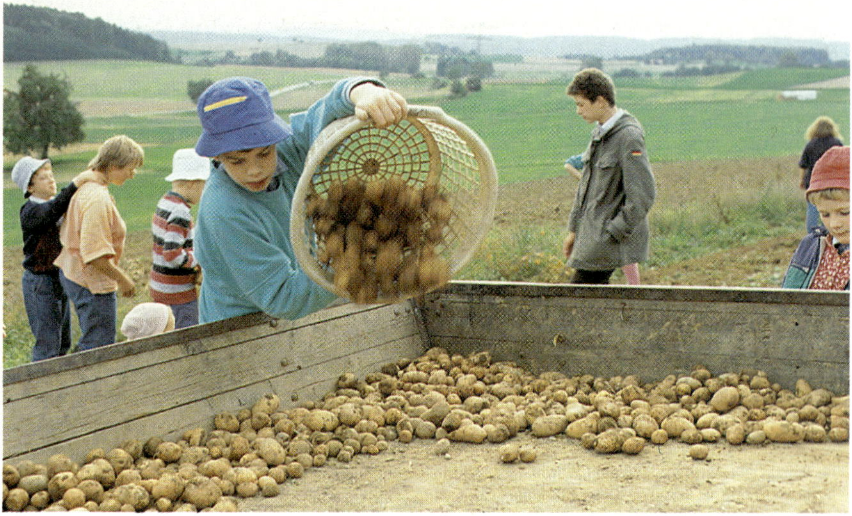

Kartoffelernte

entsprechender Weise mit der Welt. Zu den vielfältigen Sinneserfahrungen an verschiedenen Werkstoffen (Holz, Metall, Ton, Textilien usw.) und dem Schaffen einmaliger handwerklicher Qualitätsware kommt die Tatsache, daß *Produkte* produziert werden, die von anderen Menschen gebraucht werden. Auch wenn die Leistung des einzelnen oft relativ klein ausfällt, ist er doch auf diese Weise brüderlich für andere tätig.

Menschen brauchen Menschen

Heilpädagogik und Sozialtherapie auf anthroposophischer Grundlage stehen und fallen mit den Menschen, die in ihnen tätig werden. Zu beiden Berufen werden dreijährige grundständige Ausbildungen zum Heilerzieher in Einrichtungen mit besonders betontem Praxisbezug angeboten. In dieser Ausbildungsgeste liegt das Bestreben, die Begriffe an den praktisch erlebten Phänomenen zu entwickeln. Im darauf aufbauenden vierten Seminarjahr am Rudolf Steiner Seminar für Heilpädagogik in Boll oder in Dornach, respektive im berufsbegleitenden vierten Jahr der sozialtherapeutischen Ausbildung, wird das Diplom zum Heilpädagogen oder Sozialtherapeuten erlangt.

In dem nebenstehenden Spruch Rudolf Steiners wird deutlich: Der andere, das bin immer auch ich. Eine Gesellschaft, die die Seelenpflege-bedürftigen Menschen integriert, kann nur gewinnen: an Vielfalt, an Tiefe, an Sinn.

Heilpädagogen und Sozialtherapeuten auf anthroposophischer Grundlage bemühen sich, das Seelenpflege-bedürftige Kind und den Erwachsenen als vollgültigen Menschenbruder in seinem Sosein anzunehmen, zu begleiten, zu seiner Entwicklung beizutragen, das Leben mit ihm zu teilen.

Heilsam ist nur, wenn
Im Spiegel der Menschenseele
Sich bildet die ganze Gemeinschaft;
Und in der Gemeinschaft
Lebet der Einzelseele Kraft.

Rudolf Steiner

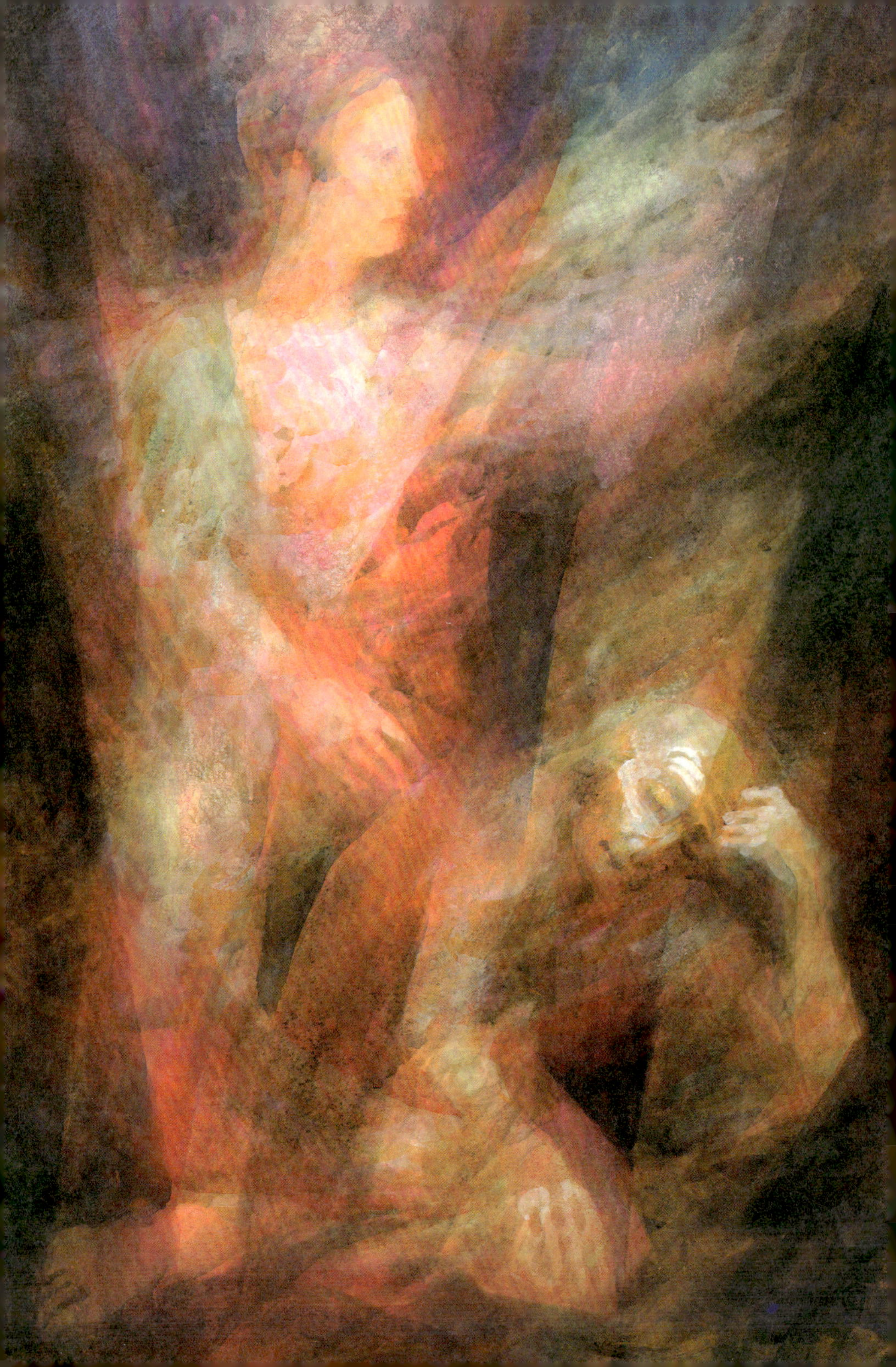

Dr. med., Dr. phil. Dieter Kissel / Rumi Reitsma

Der alte Mensch – Pflege und Therapie

Mit großer innerer Bewegtheit empfindet und beschreibt der Dichter Friedrich Hölderlin die schwierige seelische und körperliche Grenzsituation des alten Menschen, seine *Winterzeit.* Es ist von Bedeutung zu wissen, daß der Dichter das Gedicht in der Hälfte *seines* Lebens, um das 35. Lebensjahr, geschrieben hat; hier beginnt nämlich bei den menschlichen Lebensprozessen der Abbau zu überwiegen. Wenn im Verlaufe dieser zweiten Lebenshälfte der Abbau schmerzlicher bewußt wird (erinnert sei an die sogenannte midlife crisis), dann stellen sich Menschen Schicksalsfragen wie diese:
Was bin ich, wenn ich alt geworden bin? Woher kommt dann noch die

Hälfte des Lebens

Mit gelben Birnen hänget
Und voll mit wilden Rosen
Das Land in den See,
Ihr holden Schwäne,
Und trunken von Küssen
Tunkt ihr das Haupt
Ins heilignüchterne Wasser.

Weh mir, wo nehm ich, wenn
Es Winter ist, die Blumen, und wo
Den Sonnenschein,
Und Schatten der Erde?
Die Mauern stehn
Sprachlos und kalt, im Winde
Klirren die Fahnen.

Friedrich Hölderlin

< **Im Altwerden wird das individuelle Menschenbild erlebbar; jeder Mensch geht alleine durch den eigenen Tod, und das individuelle Schicksal eines Menschen kommt im Alter besonders stark zum Ausdruck. Der Reifungsprozeß erscheint hier in differenzierten, individualisierten und gemischten Farben. Der alternde physische Leib erfährt aber die Verjüngung des Ätherleibes. Von der anderen Seite des Lebens her kann im Altwerden auch der Beginn einer weiteren, auch wunderbaren, individuellen Entwicklung entdeckt werden. So stehen sich in diesem Bild das abbauende und zerfallende sowie das zukunftweisende und verjüngende Element in ernster Stimmung gegenüber. (Illustration: Gabriela de Carvalho.)**

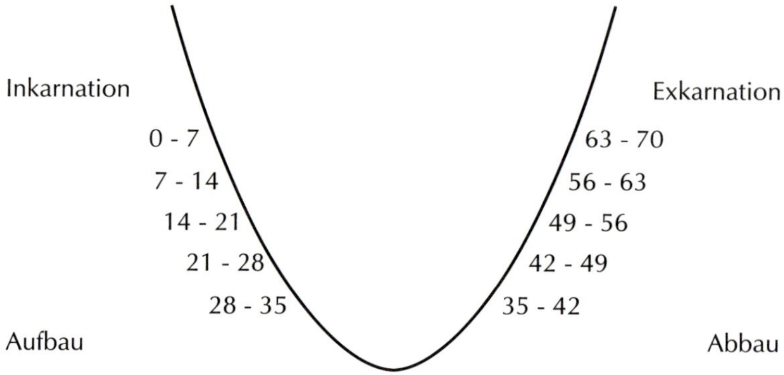

Spiegelung der Lebensalter

Kraft, meinen müdegewordenen Körper durch die Tage zu tragen? *Wo nehme ich den Sonnenschein,* wenn draußen und drinnen die Welt kalt wird?
Oder etwas klüger gefragt: Was ist der Sinn von Altern und Krankheit, von Sterben und Tod?
Statt jetzt mit einer theoretischen Abhandlung weiterzufahren, schauen wir hin auf die Weisheiten der Volksmärchen. Dort erfahren wir oft mehr über das richtige Handeln oder über eine falsche Einstellung oder über das, was sich in den Grenzsituationen der Menschen geistig-seelisch abspielt. Für unser Thema passend ist das Märchen «Der alte Großvater und der Enkel» (bei Grimm).

Wir entnehmen dem ersten Teil des Märchens, ja, fast schon dem ersten Satz, jene wesentlichen Einschränkungen, die das Altern mit sich bringt:

1. Das Nachlassen der Sinnesfunktionen durch Alterserkrankungen oder Altersbeschwerden am Auge, wie z.B. die Linsentrübung, den grauen Star oder die Durchblutungsstörungen der Netzhaut, welche das genaue Sehen erschweren, oft Trugbilder aus der Umwelt entstehen lassen, die wiederum seelische Ängste bis hin zu Wahnvorstellungen hervorrufen können.
Ähnliches gilt auch für die Schwerhörigkeit, die den sozialen Kontakt zur Umwelt behindert, die einsam

Der alte Großvater und der Enkel

Es war einmal ein steinalter Mann, dem waren die Augen trüb geworden, die Ohren taub, und die Knie zitterten ihm. Wenn er nun bei Tische saß und den Löffel kaum halten konnte, schüttete er Suppe auf das Tischtuch, und es floß ihm auch etwas wieder aus dem Mund. Sein Sohn und dessen Frau ekelten sich davor, und deswegen mußte sich der alte Großvater endlich hinter den Ofen in die Ecke setzen, und sie gaben ihm sein Essen in ein irdenes Schüsselchen und noch dazu nicht einmal satt; da sah er betrübt nach dem Tisch, und die Augen wurden ihm naß. Einmal auch konnten seine zittrigen Hände das Schüsselchen nicht festhalten, es fiel zur Erde und zerbrach. Die junge Frau schalt, er sagte aber nichts und seufzte nur. Da kaufte sie ihm ein hölzernes Schüsselchen für ein paar Heller, daraus mußte er nun essen. Wie sie da so sitzen, so trägt der kleine Enkel von vier Jahren auf der Erde kleine Brettlein zusammen. ‹Was machst du da?› fragte der Vater. ‹Ich mache ein Tröglein›, antwortete das Kind, ‹daraus sollen Vater und Mutter essen, wenn ich groß bin.› Da sahen sich Mann und Frau eine Weile an, fingen endlich an zu weinen, holten alsofort den alten Großvater an den Tisch und ließen ihn von nun an immer mitessen, sagten auch nichts, wenn er ein wenig verschüttete.

und seltsam macht und wiederum Mißtrauen in die Handlungen anderer hervorruft.

Auch bei den Sinnestätigkeiten des Riechens oder Schmeckens entwikkeln sich Verluste, der Tastsinn wird eingeschränkt, die Tiefensensibilität, die Wahrnehmungen über die Stellung des Körpers im Raum vermittelt, schwächt sich ab wie auch der Wärmeorganismus; der alte Mensch wird anfälliger gegenüber Umgebungseinflüssen, es zieht wahrhaft *Winter* in alle Organe ein.

2. Auch die Motorik, der Bewegungsablauf, wird schwächer; das Märchen spricht mehrmals davon: Die Knie zittern, der Löffel ist kaum zu halten, Suppe fließt aus dem Mund, zitternde Hände können nichts mehr festhalten.

Gerade das, was den Menschen auszumachen scheint, verändert sich, und zwar in umgekehrter Weise wie in der Kindheit.
Dort ergreift das Kind, bis zum dritten Lebensjahr hin, stetig mehr seine menschlichen Funktionen:

es lernt stehen,
es lernt gehen,
es lernt sprechen,
das Denken erwacht.

Im Alter nehmen diese Fähigkeiten wieder ab, das Gehen wird schwerer, der aufrechte Gang schmilzt dahin, das Sprechen nimmt ab, und schließlich scheint sich, äußerlich betrachtet, auch das Denken abzuschwächen.
Gerade die Spiegelung der Lebensalter ist es, worauf die anthroposophische Menschenkunde aufmerksam macht.

Wie anders gestalten sich Krankheiten in der Kindheit und im Alter. In der Kindheit haben wir das Überwiegen hochfieberhafter, entzündlicher Krankheitsbilder, die das Sprühende, Überlebendige des kindlichen Organismus geradezu vor Augen stellen. In diesem Säftestrom «kocht» das wäßrig-lymphatische Kind seine Krankheiten so richtig aus, um jeweils verwandelter, reifer daraus hervorzugehen.
Im Alter haben wir dann mehr kalte, sogenannte degenerative, d.h. abbauende, zerstörende Erkrankungen, was z.B. an den Gelenken von Hüfte und Knie oder an den arteriellen Blutgefäßen – dort als Ablagerungen – deutlich wird. Ganz abgesehen von den gestaltzerstörenden Krebskrankheiten, deren Domäne das höhere Lebensalter ist.
Die durch Anthroposophie erweiter-

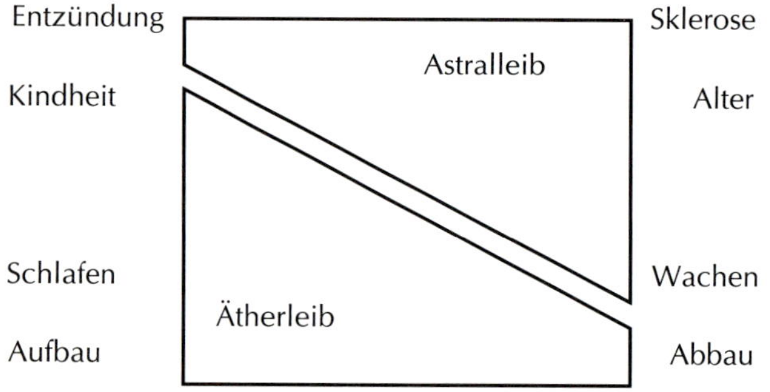

Das polare Zusammenwirken von Äther- und Astralleib in Kindheit und Alter

te Medizin beschreibt diese Phänomene aufgrund der Polaritäten von Entzündung und Sklerose.

Die phänomenologische Betrachtung der Lebensalter Kindheit und Alter weist einen weiteren Unterschied auf, wenn wir die Polaritäten von Schlafen und Wachen ins Auge fassen: hier der fast ständig schlafende Säugling, der nur zur Nahrungsaufnahme erwacht, dort der alte Mensch, der nur wenig Schlaf braucht und die nächtlichen Stunden mit großer Bewußtheit füllt.

Die Verschiedenartigkeit der Krankheitsbilder in Kindheit und Alter muß eine Ursache haben; anthroposophische Medizin sieht sie in der Verschiedenartigkeit von Bildekräfteleib oder ätherischem Leib und dem Empfindungs- oder Astralleib.

Die sprühenden Lebenskräfte des ätherischen Leibes, jenes gesundheitschaffenden Elements, nehmen zum Lebensende einfach ab. In Kindheit und Erwachsenenalter dienen sie auch dazu, Krankheitsprozesse besser zu überwinden. Im Alter stehen sie dafür nicht mehr in dieser Intensität zur Verfügung, weil sie mehr und mehr zu Bewußtseinskräften, zu Denkkräften umgewandelt werden. Der Erdentod tritt ein, wenn alle Bildekräfte in Bewußtseinskräfte verwandelt sind – vorausgesetzt, daß nicht besondere Organerkrankungen das Lebensende vorzeitig herbeigeführt haben.

Ein Winterabend

Wenn der Schnee ans Fenster fällt,
Lang die Abendglocke läutet,
Vielen ist der Tisch bereitet
Und das Haus ist wohlbestellt.

Mancher auf der Wanderschaft
Kommt ans Tor auf dunklen Pfaden.
Golden blüht der Baum der Gnaden
Aus der Erde kühlem Saft.

Wanderer tritt still herein;
Schmerz versteinerte die Schwelle.
Da erglänzt in reiner Helle
Auf dem Tische Brot und Wein.

Georg Trakl

Nach dieser ersten Betrachtung, zu der uns das Märchen anleiten konnte, blicken wir auf dessen weiteren Verlauf: Da wird der alte Großvater also in die Ecke gesetzt, mit modernen Worten gesprochen, er wird abgeschoben (ins Altenheim?), und es ist die spielerische Handlung des Enkels, der, von der anderen Seite des menschlichen Lebenslaufes kommend, Erkenntnisse und Sinneswandel bei den Eltern veranlaßt. Der alte Großvater wird wieder hineingenommen in die normale Lebenswelt, in den sozialen Prozeß des Alltagshandelns, auch wenn sein Sein zum Tode hin angelegt bleibt.

Wir werden nun im Verlaufe unserer Betrachtung auf die Begriffe *Betreuung* und *Pflege* gebracht. Wie der neugeborene Mensch nur mit Hilfe der sozialen Umwelt ein Ich werden kann, so braucht der «vergehende» Mensch beim Schwellenübergang – denn das ist der Tod: eine Schwelle – die Hilfe und Begleitung der anderen. Sterben ist etwas anderes als dahinwelken oder verenden.

Doch es geschieht heute anders als im Märchen, wo der alte Großvater in die Lebenswelt der Blutsverwandten integriert bleibt. Diese Blutsverbindungen und ihre Kräfte haben bis heute immer mehr abgenommen, der Mensch wird immer mehr zu einem freien Wesen, das sich seine sozialen Verbindungen selber schafft, er formt sich seine *(Wahl)*-Verwandtschaften selbst. Brüderlichkeit ist nun keine Angelegenheit des Blutes mehr, sondern des Ichbewußtseins.

So treten im Alter jetzt vermehrt die freien Verbindungen von alten Menschen und neuen «Angehörigen» auf. Im Zusammenhang des Altenzentrums sind es zunächst andere alte Menschen, die Mitbewohner,

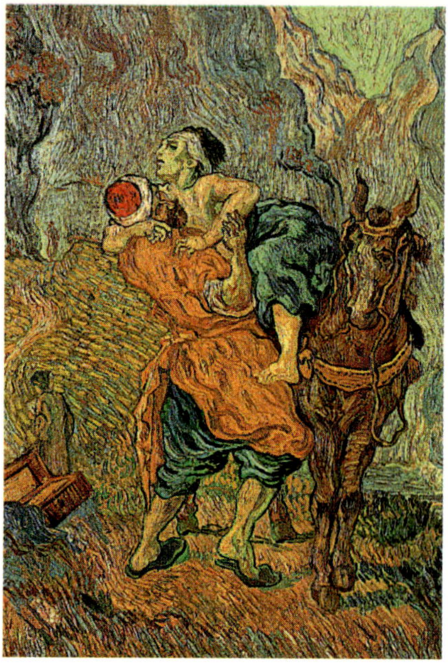

Der barmherzige Samariter. Gemälde von Vincent van Gogh. Leitbild für die Altenpflege

im Zusammenhang des Pflegeheimes auch die Pfleger und Schwestern, die Pflegenden, die hier, berufsmäßig, aber im freien Entschluß, sich den anderen Menschen zuwenden.

Hier trifft im Zeitalter des Ichbewußtseins ein Bild aus dem Neuen Testament: das Bild vom barmherzigen Samariter, der, ebenfalls nicht blutsmäßig verwandt, die Aufgabe des Angehörigen selbstbewußt übernimmt. Der Altenpfleger, der neue Angehörige, übernimmt sicher all jene Aufgaben, die eine Tochter für ihre alte sieche Mutter tun würde, die Pflege des leiblichen Menschen ebenso wie die Pflege des seelischen. Er weiß um die Pathologien des Alters, wie sie oben dargestellt wurden, er erkennt, daß die Egoismen der Alten sich aus dem Verlust von Sinnesfunktionen und Motorik, aus dem Schwächerwerden des Lebensleibes, aus der Übergangssituation ergeben.

Er versucht nun, durch Gestaltung des Umfeldes, durch rhythmischen Tagesablauf, durch Vermitteln von körperlicher und seelischer Wärme die Todesprozesse abzumildern (jedoch nicht zu verdrängen). Es muß damit beides gelingen: ein Leben vor dem Tod zu verwirklichen und an das Leben nach dem Tod vorbereitend zu denken.

Ersteres gelingt, wie schon angedeutet, durch die Teilnahme am Alltagshandeln: Im Sommer wird auf den Stationen Obst eingemacht, im Winter wird Weihnachtsgebäck gebakken, zur Osterzeit wird Schmuck gestaltet für Wohnraum und Fenster, und im Herbst wird die Ernte auf den Feldern miterlebt. Aber auch der alltägliche, banale Spaziergang erfrischt Alte und Pflegende, wenn sie sich in den Jahreslauf der Natur hineinstellen.

> *Wir tragen in uns die Wirkung vergangener Taten, und wir sind die Sklaven der Vergangenheit, aber die Herren der Zukunft. Wollen wir dieselbe gut gestalten, müssen wir möglich günstige Posten ins Lebensbuch eintragen.*
>
> *Rudolf Steiner*

Doch auch die alltägliche Pflege wird bewußter gestaltet. Einreibungen des Körpers mit ätherischen Ölen helfen seelische Verkrampfungen zu lösen; regelmäßige Ölbäder, zum Beispiel mit Johanniskrautöl, verbessern den Schlaf, helfen mit, die bedrohlichen nächtlichen Todesängste zu vermeiden, oft besser als chemische Beruhigungsmittel.

Warme Leibwickel regen die Verdauungsfunktion des Stoffwechsels an, Einreibungen mit kupferhaltigen Salben den Transport durch den Dickdarm; beide verhindern manche bedrohliche Stuhlverhaltung.

Ein wichtiger Bestandteil der Lebensgestaltung im Alter, und dies berührt schon den zweiten Bereich, ist das künstlerische Tun. Chorsingen und das Spielen im Leierchor spiegeln ein musikalisches Leben wider, das dann in den Festesgestaltungen gemeinschaftsfördernd wirkt. Da sind die künstlerischen Kurse des Aquarellmalens und des Formenzeichnens oder auch die Plastizierkurse, bei deren Durchführung – unter Anleitung einer Therapeutin – der formlos werdende alte Mensch seine Pathologien wieder besser greifen, begreifen und umgestalten lernt.

Biographische Arbeit mit den Mitarbeitern, d.h. Darstellen des menschlichen Lebenslaufes und seiner Phasen im allgemeinen[1], aber auch der konkreten Pfleglinge auf Station im besonderen vermitteln etwas von der Bedeutung der menschlichen Biographie für die Sozialgestalt der Gruppe, die dort auf Pflegestation arbeitet, wie auch für den sozialen Organismus der Erde, die Menschheit.

Das, was die Alten für die Welt getan haben (oder auch nicht getan haben), hat eine Wirkung und ist Ursache für die Gestalt des Künftigen, denn «wir tragen in uns die Wirkung vergangener Taten, und wir sind die Sklaven der Vergangenheit, aber die Herren der Zukunft. Wollen wir dieselbe gut gestalten, müssen wir möglichst günstige Posten ins Lebensbuch eintragen» (R. Steiner).

Ganzheitliche Pflege und Therapie bedeutet ein dreidimensionales Denken. Medizinisch-somatische Faktoren des Alt-Werdens müssen bedacht (und auch therapiert) werden, das psychosoziale Umfeld soll gepflegt und die geistige Situation des alten Patienten muß aufmerksam berücksichtigt werden.

Auch wenn es scheinen mag, daß der alte Mensch in Raum und Zeit begraben ist, sein wahres Ich, der «Christus» in ihm, wird die irdische Hülle einst verlassen können und hinaustreten ins Helle, ins Überzeitliche, ins kosmische Licht.

Das Ich des Menschen bleibt unverletzlich, auch im verhangensten schwachsinnigen Alten. Dieses Ich wird während des tätigen Lebens im klaren, lichtvollen Gedanken vielleicht nur in seltenen Augenblicken *bewußt* erlebt. Aber dieses unverletzliche Ich gestattet uns Menschen auch, im Angesicht von Alterstod und Schwellenübergang, durch Wissen und Gründe, der Todesfurcht enthoben zu sein.

1 Vgl. dazu den Beitrag von Chr. Pflug, S. 70 ff.

Dr. med. Hans Werner

Anthroposophische Sterbekultur

Der Tod

Wenn ein Geist stirbt,
wird er Mensch.
Wenn der Mensch stirbt,
wird er Geist.
Novalis

Geburt und Tod sind die elementarsten Ereignisse im Leben des Menschen. Geht der Mensch aus der Unbewußtheit des vorgeburtlichen Daseins durch die Pforte der Geburt, sucht er die Lebensziele zu verwirklichen, die er sich im Vorirdischen gesetzt hat. Durch Lebensförderungen und Lebenswiderstände, Gelingen und Mißlingen gestaltet er sein Leben. Das freudige Ereignis der Geburt und das schmerzliche des Todes umschließen das Leben, das beides, Freude und Leid mit sich bringt.

Im Laufe der Geschichte haben die Menschen Sterben und Tod in der verschiedensten Weise erlebt. Der frühen Menschheit war der Gang durch die Todespforte und damit ihre Rückkehr in die geistige Welt ein ersehntes Ereignis. Erst im Laufe der fortschreitenden Geschichte verlor sich mehr und mehr die Erinnerung an die geistige Welt und verschloß sich damit für das Erdenbewußtsein das Tor des Todes. Bräuche und Zeremonien entstanden und verwandelten sich im Laufe der Geschichte. Sie sollten den Übertritt in die geistige Welt sowie Schmerzen und Ängste der Sterbenden und Zurückgebliebenen erleichtern. Erst in der neueren Zeit, nicht zuletzt unter dem Einfluß des naturwissenschaftlichen Weltbildes und der sich aus dieser Weltauffassung entwickelnden technischen Medizin, ist der Tod zum endgültigen Ende des Lebens geworden. Gleichzeitig wird der Tod aus dem Bewußtsein der Menschen verdrängt. Angst, Trostlosigkeit, Hoffnungslosigkeit und Ohnmacht prägen das Verhalten der Sterbenden wie auch der die Sterbenden Begleitenden. Ich bin mir bewußt, daß ich damit nur die extreme Entwicklung

Immer mehr Menschen fragen heute wieder nach der Wirklichkeit einer geistigen Welt und damit auch nach dem Geheimnis des Todesgeschehens.

beschrieben habe, denn viele Menschen haben sich aus der kirchlichen Tradition heraus den Glauben an ein Jenseits bewahrt oder in den verschiedenen, vor allem östlich geprägten okkulten Bewegungen wiedergefunden. Doch sind Glaubenswirklichkeit und esoterische Lebenswirklichkeit vielfach von den Elementen materialistisch-naturwissenschaftlicher Weltanschauung durchdrungen.

Immer mehr Menschen fragen heute wieder nach der Wirklichkeit einer geistigen Welt und damit auch nach dem Geheimnis des Todesgeschehens. Rudolf Steiner hat hierfür einen Erkenntnisweg gewiesen und ist diesen auch gegangen. Aus seiner geistigen Forschung heraus gibt er Antwort auf diese brennenden Fragen. Der Tod ist das Ende des Erdenlebens und zugleich die Geburt in die nachtodliche, geistige Welt. So wie sich im Sterben stufenweise das Leben, die Seele und das Ich (Geist) vom Erdenleib trennen, vollzieht sich auch in Schritten die Geburt des Menschen in die geistige Welt. Welche Qualität dieses Todesereignis hat, beschreibt Rudolf Steiner in bewegenden Worten (siehe S. 157).

Das Sterben

Im deutschen Grundgesetz ist festgelegt, daß die Würde des Menschen zu schützen sei. Zu dieser Würde zählt auch die Würde des Sterbens, eines Sterbens, das den Bedürfnissen des Sterbenden und der Angehörigen, aber auch der geistigen Wirklichkeit des Geschehens gerecht wird. In der naturwissenschaftlich-technischen Zivilisation haben sich in den letzten ein bis zwei Jahrzehnten zwei extreme Verhaltensweisen dem Sterben gegenüber entwickelt. Die eine vollzieht sich in den vielen Tausenden von Intensivstationen zwischen Apparaten und Schläuchen, meist bei künstlichem Licht, mit der Zielsetzung, unter allen Umständen das Leben zu erhalten, selbst unter extremen Bedingungen. Die Hauptzuwendung bekommt der

Leib; die Seele kümmert. Nur kurze Besuche der Angehörigen sind möglich. *Der Mensch darf nicht sterben.* Er ist entmündigt. – «Humanes Sterben» ist ein Zauberwort, das das andere Extrem umschreibt. Der Mensch soll selbst bestimmen, wann er sterben will. Genaue Anweisungen über verschiedene Methoden, sich selbst zu töten oder durch andere töten zu lassen, sind jedem, der es will, zugänglich. Der *Freitod* oder *Gnadentod* soll das Sterben in die Hand des Menschen selber legen. Menschlicher Willkür wird Tür und Tor geöffnet. Die Tragweite dieser Handlungsweisen – Nichtsterbenlassen und Gnadentod – kann nur der ermessen, der ahnt, welche Wirkungen davon für den Verstorbenen im Nachtodlichen ausgehen.

Der nur dem naturwissenschaftlichen Denken verpflichtete Arzt grenzt sein Denken über den Patienten in die Zeit zwischen Geburt und Tod ein. Der anthroposophische Arzt und Therapeut sollte versuchen, seinen Blick für den Patienten zu erweitern in ein Erdenleben vor der Geburt und ein zukünftiges Erdenleben nach dem Tode. Was der Mensch an Schicksalsqualitäten in dieses Erdenleben hereinbringt, ist Auswirkung früherer Erdenleben; was der Mensch in diesem Erdenleben schafft und an Fähigkeiten

> *Wenn der Mensch durch die Pforte des Todes gegangen ist und zurückblickt auf den Tod, so ist der Tod das schönste Erlebnis, das überhaupt im menschlichen Kosmos möglich ist. Denn dieses Zurückblicken auf den Tod ist … das allerwunderbarste, das schönste, großartigste, herrlichste Ereignis, auf das der Tote überhaupt zurückschauen kann.*
>
> *Rudolf Steiner*

durch Überwindung von Lebenswiderständen, Verwandlung und übendem Bemühen erwirbt, gestaltet sein zukünftiges Leben. Glück und Freude dürfen wir im Leben als Geschenke betrachten. Not, Krankheit und Schmerz, meist als störende Widrigkeiten empfunden, können von einem höheren Gesichtspunkt aus als Hilfen erlebt werden, weil sie im Durchleben und Überwinden neue Lebensqualitäten schaffen. So sind Glück und Not im menschlichen Leben in individueller Weise ineinander verflochten. Menschenbegegnungen und Lebensereignisse, ja das Sterben und der Tod sind eingebunden in das, was der Mensch

Das Sterben ist ein Prozeß, dem zwar keine strenge Gesetzmäßigkeit innewohnt, der individuelle Züge trägt, der verschieden bewußt erlebt wird, der aber in Stufen zum Ereignis des Todes und damit zur Geburt in die andere Welt hinführt.

sich aus dem vorgeburtlichen Leben mitgebracht hat und hier auf der Erde in Keime für ein zukünftiges Leben verwandelt. Diese Sicht verleiht Sterben und Tod eine andere Qualität. Leid und Schmerz des Sterbenden und der ihn Begleitenden können aus Hoffnungslosigkeit und Ohnmacht befreit werden, wenn im Unverständlichen und scheinbar Unsinnigen von Sterben und Tod ein sinnhaftes Geschehen entdeckt wird. Sterbenkönnen, Todesbejahung und Sterbebegleitung brauchen Fähigkeiten, die der Mensch sich erwerben kann, wenn er sich schon mit deren Sinnhaftigkeit auseinandergesetzt hat, bevor er mit ihnen konfrontiert wird.

Das Sterben ist ein Prozeß, dem zwar keine strenge Gesetzmäßigkeit innewohnt, der individuelle Züge trägt, der verschieden bewußt erlebt wird, der aber in Stufen zum Ereignis des Todes und damit zur Geburt in die andere Welt hinführt. So bemerken die Angehörigen eines an einem plötzlichen Tod Verstorbenen oft im Rückblick, daß dieser unbewußt oder bewußt schon Wochen oder Monate vorher für die Umgebung jetzt erst verstehbare Vorkehrungen getroffen hat, die dieses Ereignis vorbereitet haben. Ein solches Verhalten zeigt, daß sich das Ich etwas aus dem leiblichen Zusammenhang herauslöst und unbewußt schon größere Zusammenhänge erfaßt. Faßbare leibliche Symptome fehlen da meist noch. Das kann als erste Stufe des Sterbens angesehen werden. Bei chronischen Krankheiten erlebt der auf den Tod zugehende Mensch diese Stufe als schmerzlichen Verlust von Lebensmöglichkeiten und Kontakten. Die Leibeskräfte lassen nach, der Aktionsradius wird immer mehr und mehr eingeschränkt bis zur Unfähigkeit, das Bett zu verlassen. Zunehmende Pflegebedürftigkeit, Ausfall von Leibesfunktionen und Bewußtseinseinschränkungen zeigen den jeweiligen Grad der Loslösung von Ich und – bei diesem langsamen Sterben – auch der Seele an. Wenn der Kranke dann sein inneres Leben nicht intensivieren kann, besteht die Gefahr, daß er in Resignation und Verzweiflung fällt.

Ungefähr drei Tage vor dem Tod beginnt die zweite Stufe als Zeichen einer weiteren Lösung von Ich und Seele aus dem Verhaftetsein an den Lebensalltag und den Leib. Lange Zeit erduldete Schmerzen können verschwinden. Noch bestehende Resignation und Verzweiflung lösen sich auf. Die Zuwendung zu den Angehörigen und das bewußte auf das Todesereignis Zugehen können sich zu einer ungeahnten Bewußtseinsklarheit und Liebefähigkeit steigern.

In einer dritten Stufe, nahe dem Todesereignis, kann sich dann schon die nachtodliche Welt in der Seele des Sterbenden spiegeln. Begegnungen mit schon Verstorbenen, außerkörperliche Erlebnisse und Lichterscheinungen können auftreten. Insbesondere nach Schockerlebnissen werden solche Ereignisse von Menschen bezeugt, die die Todesschwelle schon überschritten haben und wieder in ihren Leib zurückgekehrt sind. Deren Berichte zeigen weitgehend Übereinstimmung; sie decken sich auch mit den Aussagen, die Rudolf Steiner Anfang dieses Jahrhunderts aus seiner geistigen Forschung gemacht hat. Halb- oder unbewußte Äußerungen des Sterbenden, wie z.B. Stöhnen, ungeordnete Bewegungen, Erbrechen oder Ähnliches können Anlaß zu Sorgen bei den Angehörigen sein. Diese Symptome haben im allgemeinen mehr reflektorischen Charakter und sind meist nicht mehr Ausdruck eines bewußten Erlebens. Ich und Seele haben sich schon weit von diesem Geschehen gelöst. Nicht selten kann kurz vor dem Tode trotz des schon weit fortgeschrittenen Leibeszerfalls der Sterbende sich in voller Klarheit noch einmal seiner Umgebung zuwenden und dann diesen dritten Sterbeprozeß mit der Trennung des Lebens vom Leibe im endgültigen Durchschreiten der Todespforte beenden.

Sterbeerfahrung

Ein sterbenskranker Mensch schreibt im Abschiedsbrief an seine Freunde: Ich kämpfe, um aufrecht zu bleiben, körperlich wie geistig.

Da ich das Gefühl habe – und Ihr vermittelt mir das ja auch –, daß um diese Krankheit herum alles im Dunkeln bleibt, möchte ich gern ein wenig Auskunft geben:

Ein ausgezehrter Körper, der oft in Atemnot ist, wird von einem «Höllenleib» dominiert; der wiederum ist nach vielen Punktionen einfach er-

Wie schön, wie einzig tröstlich zu wissen, daß der Geist nicht sterben kann, unter keinen Qualen, durch keine Verleugnungen, in keinen Wüsten. Dies zu wissen macht das Fortgehen leicht.
Franz Marc

schöpft und sehnt sich nach Ruhe. Aber das wilde Wachstum der «Lebenskräfte» (das ist der Name, den man hier der Krankheit gibt!) geht weiter …

Der Tag ist jeweils nur mein Maß, und heute denke ich, das Maß, die Grenze sind erreicht – all diese Schwere, die Spannungen, der Druck (und alles geschieht schon unter dem täglichen Morphium-Schmerz-Spiegel) sind nicht mehr auszuhalten. Da kommt ein Morgen, ein neuer Tag. Das ist mein körperliches Senkrecht-Stehen!

Dann gibt es einen anderen Kampf, nennen wir ihn den geistigen Kampf, den ums geistige Korsett, das zum täglichen Gehen nötig ist. Es ist mir möglich – durch welch ungeheures Geschenk / Geschick –, ihn so gut wie angstfrei führen zu können.

Ich habe von Anfang an versucht, Krankheit und eventuelles Sterben als eine Herausforderung zur persönlichen Entwicklung anzusehen, nicht als eine Zeit, die gleichsam abgebucht werden muß, die nur voller Angst, Trauer und Unglück ist. Orientierung, das muß gesagt werden, ist nirgends möglich, nur bei einem selber.

Vieles liegt nun hinter mir. Am leuchtendsten zeigt sich mir die Zeit, als ich wieder unter Euch arbeiten konnte, im neuen Haus, am schönen neuen Platz – meine fast übertrieben sich äußernde Lebensfülle! Schon damals schien es mir, als gingen wir alle ein wenig neuer, umsichtiger miteinander um, als wäre es möglich, sich noch einmal zu entdecken … Soviel wird klar, klarer für mich.

«Jetzt» wird zum Schlüsselwort. Im «Jetzt» ist alles, ist die Zeit an sich. «Jetzt» schließt die Zeiten und die Räume auf. «Einfach *sein*», wenn das gelingt … Wieviele Übungen dieser Art werden mir abgefordert, fordere ich mir selbst ab: Atmen! In all den zurückliegenden Monaten, seit meinem Rückfall, habe ich mich von Euch allen begleitet gefühlt. Jeder kleine oder größere Gruß – und wieviele Grüße habe ich bekommen –, jede warme Anteilnahme an meinem Schicksal war mir groß genug, glaubt mir!

So lebe ich also, von Stunde zu Stunde, von Tag zu Tag, mich in Dank-

barkeit übend, daß da ein Stück unverhofftes, zusätzliches Leben ist, gerettete Zeit, und daß da wohl noch Arbeit getan werden muß, bis …
In ihrem Brief an mich schrieb in diesen Tagen Luise Rinser allerdings: Man dürfe sich ruhig dem Fluß des Geschehens anvertrauen. Man brauche das Ruder nicht selbst mit der Hand halten, wenn man sich dem Strom anvertraut … da ziehe ich manchmal die Ruder ein und lege mich flach auf den Boden des Bootes, vertrauend darauf, daß mein Kahn ruhig dahingleitet, ins Meer hinaus, das zugleich Hafen ist …

Wir erleichtern dem Toten ungeheuer sein Leben nach dem Tode, wenn wir es zuwege bringen, wirklich uns in unser Schicksal zu fügen und an den Toten so zu denken, daß wir wissen: Die waltende Weisheit der Welt hat ihn uns in der rechten Stunde nehmen wollen, weil sie ihn auf anderen Gebieten des Daseins braucht. Unendliches Glück würde über Lebende und Tote kommen, wenn dieses einziehen würde als eine Gesinnung in die Seelen der Menschen und wenn die Menschenseele an die Toten wie als an Lebende denken könnte, an ihre Verwandlung des Lebens denken könnte und nicht daran, daß sie ihr genommen worden sind.

Rudolf Steiner

Sterbebegleitung

Aus der Niederschrift dieser Patientin geht das Grundsätzliche einer Sterbebegleitung hervor. Der Sterbende lebt in einem inneren Prozeß, den nur er allein vollziehen kann. Dazu aber braucht er die schützende Hülle von Angehörigen, Freunden, Pflegenden, Seelsorgern und in vielen Fällen auch Therapeuten und Ärzten. Je mehr dieser Umkreis sich mit Sterben und Tod selbst schon auseinandergesetzt hat, desto mehr wird es gelingen, dem Sterbenden den notwendigen inneren Erlebensraum zu schaffen.

Die wahrhaftige Aufklärung – zum Teil auch heute noch kontrovers diskutiert – spielt eine wichtige Rolle. Der Mensch hat ein Recht auf Wahrheit. Die Lüge schafft eine Atmosphäre, die den Sterbeprozeß in dem hier beschriebenen Sinne stört. So hatte ich einen Patienten zu betreu-

Es kann die Seele eines Verstorbenen genauso in uns sein wie die Seele des ungeborenen Kindes in der Mutter ist. Der Mensch, der eben gestorben ist, möchte ein Same sein. Er möchte, daß aus seinem Tode etwas geboren werde. Es sollen Taten von uns getan werden, die wir allein nicht tun könnten, wenn wir nicht Helfer in der geistigen Welt hätten durch unsere Verstorbenen.

Emil Bock

en, dessen Angehörige mir streng untersagten, ihn über den nahenden Tod aufzuklären. In seinem Tagebuch fanden wir nach dem Tode folgenden Eintrag: «Die andern belügen mich; ich belüge die andern! Das ist bedrückend.» Der Aufklärende muß mit Feingefühl für die persönliche Situation des Sterbenden das Bild der Wahrheit entstehen lassen. Dann trägt aber der die Wahrheit Eröffnende auch die Verantwortung in der weiteren Begleitung. Wichtig ist es, daß die Betreuenden trotz der eigenen Bedrängnis dem Sterbenden frei gegenübertreten können und ihm helfen, im positiven Sinne seinen Lebenswillen zu erhalten; denn jeder gelebte Erdentag kann ihm noch wichtige Erfahrungen und Erkenntnisse bringen. Eine besondere Kunst besteht darin, dem Kranken nicht Klischees über Sterben und Tod überzustülpen, sondern Fragen in ihm zu wecken und Antworten wachsen zu lassen. Große Anforderungen sind auch an den Pflegenden gestellt, wenn er der Hoffnungslosigkeit und dem Kräfte-Saugen eines Patienten standhalten soll, der das Sterben noch nicht bejahen kann.

Wir streben in unserem Krankenhaus an, daß die Angehörigen in den letzten Tagen den Sterbenden ständig betreuen und auf seinem Weg begleiten können. Wenn das Sterben schon nicht im häuslichen Rahmen vor sich gehen kann, sollen möglichst die Vertrauten in der Umgebung des Sterbenden sein. Durch Gespräche, durch Rat und Hilfestellung wird den Angehörigen die Einbindung in das Geschehen erleichtert. Ein schönes Bild, eine brennende Kerze, Vorlesen, Musik mit der Leier und gemeinsames Beten sind Elemente, die wir – je nach den Bedürfnissen des Sterbenden – pflegen wollen. Auch die Frage ist wichtig, ob der Sterbende Gespräche mit einem Priester führen oder die Sterbesakramente empfangen will, lebt

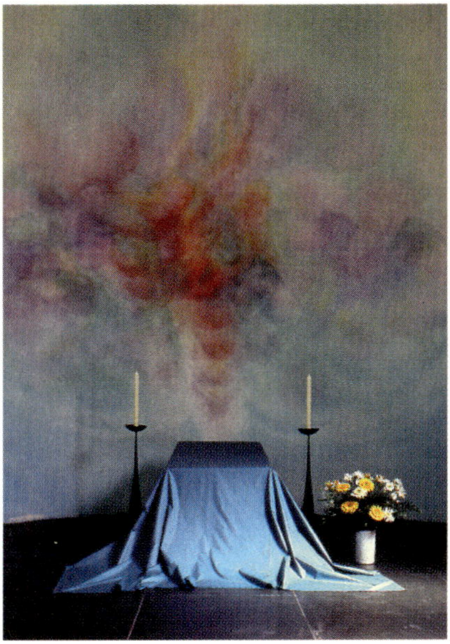

Aufbahrungsraum der Klinik Öschelbronn. Aquarell auf grundierter Wand von Conny Tiebout

doch oft das Bedürfnis nach Rückblick und, wenn möglich, Ordnen des vergangenen Lebens mehr oder weniger bewußt in der Seele des Menschen.

In der Sterbestunde sind nach Möglichkeit die den Sterbenden Betreuenden gegenwärtig und begleiten das Geschehen mit helfenden Gedanken. Ich erinnere mich einer 21-jährigen Patientin, die in bewundernswerter Weise einen langen Sterbeweg gegangen ist. Sie war in der letzten Stunde bei vollem Bewußtsein. Ihr letztes Wort war: «Meine Sorge ist es, ob ich genügend Licht hinübertrage, um den nach mir Sterbenden im nachtodlichen Dasein Licht zu geben.» Mit großen, leuchtenden Augen sah sie mich fragend an. Ich war sicher, daß sie viel Licht habe. Dann verließ sie ihren Körper. – Gemeinsam sprechen wir unmittelbar nach dem Tod das Vaterunser. Wir verbinden uns mit dem Verstorbenen, den wir in unserer unmittelbaren Umgebung wissen.

Die Begleitung der Gestorbenen

Ein uraltes Brauchtum ist es, den Toten erst drei Tage nach seinem Tod zu beerdigen. Äußerlich gesehen wird dies seit dem frühen Mittelalter getan, um zu verhindern, daß ein Scheintoter lebendig begraben wird. In dieser Zeit aber vollziehen sich wichtige geistige Vorgänge. Aus den vom Leibe sich lösenden Erinnerungskräften heraus[1] wird dem Verstorbenen sein Leben in einer gewaltigen Überschau gezeigt,

1 Vgl. auch S. 68.

nachdem er durch die Todespforte gegangen ist. Jetzt lebt er ganz im Anblick seiner Lebensgestalt und hat kein Bewußtsein für seine neue Umgebung. Deshalb braucht er Schutz, den ihm Lebende geben können. So war es den Mitarbeitern unseres Krankenhauses ein Anliegen, einen Raum zu schaffen, der in seiner künstlerischen Gestaltung dem Geschehen in diesen drei Tagen gerecht wird. Dort wird der Verstorbene aufgebahrt und, wenn irgend möglich, von Angehörigen, Freunden und Mitarbeitern Totenwache gehalten. Dort nehmen wir auch von dem Verstorbenen Abschied. Alle, die ihn betreut oder gepflegt haben, versammeln sich. Ein Lebensbild oder einige Besonderheiten seiner Persönlichkeit rufen noch einmal die Erinnerung an diesen Menschen und an sein Schutzbedürfnis in diesen Tagen auf. In der säkularisierten Welt heute empfinden wir es als eine Aufgabe unserer therapeutischen Gemeinschaft, die Pflege und Therapie des Patienten auf diese erste nachtodliche Zeit auszudehnen.

Teil 3:
Die Aus- und Weiterbildung

Thomas McKeen

Das Anthroposophische Ärzteseminar an der Filderklinik

Eine Szene in Anlehnung an die Medizin des Paracelsus[1] kann verdeutlichen, worum es im Anthroposophischen Ärzteseminar geht:
Sechs Ärzte, fünf davon Vertreter verschiedener Sekten in der Medizin, stehen um einen Leichnam und sprechen über die Ursache seines Todes.
«Ja», sagt der Repräsentant von Sekte I, «an der Infektion durch den Cholerabazillus ist er gestorben.»
«Nein», sagt der Vertreter von Sekte II, «an seiner schwächlichen Konstitution, die nicht Widerstandskräfte genug besaß, um die Infektion zu überwinden, daran ist er gestorben. Hätte er über mehr Heilkräfte in sich verfügt, so lebte er noch.»
«Oh nein», lächelt der Arzt von Sekte III, «saht ihr denn nicht die Stellung der Gestirne am Himmel seines Mikrokosmos? Da war alles vorbestimmt! Da war zu lesen, daß der Verblichene gerade, weil die Konfiguration seiner Seele es bedingte, diesem Tod prädestiniert war.»
«Ach was», spricht nun der Arzt von Sekte IV, «ein schwaches Ich war er! Feig war er! Ich hatte Gelegenheit zu beobachten, welche Furcht er vor der Cholera hatte. Furcht ist der Nährboden der Infektion! Da haben körperlich Schwächere als er die Cholera überwunden; aber die hatten auch, was er nicht hatte, nämlich Courage im Leib!»
«Oh», sagte der Fünfte, «was redet ihr doch töricht! Wißt ihr nicht, daß alles Leiden von Gott als Flagellum verordnet ist? Hätte Gott Überwindung der Krankheit gewollt, so hätte er den rechten Arzt zur rechten Zeit gesandt. Krankheit ist Fegefeuer auf Erden; jener war irdischer Genesung noch nicht wert!»
Der Sechste, Repräsentant des umfassenden Paracelsischen Wissens, hat schweigend zugehört. Nun wen-

1 Aus Elise Wolfram: *Die okkulten Ursachen der Krankheit – Volumen Paramirum des Paracelsus.* Leipzig 1921, S. 16 f.

In der Begegnung mit dem Patienten und der Krankheit ist der anthroposophische Arzt aufgefordert, auch in die Dimensionen eines geistigen Hintergrundes einzutreten, in dem die tieferen Gesetze des Schicksals wirksam sind. Dadurch kann der Arzt dem Kranken helfen, seinen Zustand zu begreifen und zu überwinden.

den die andern sich an ihn und fragen:
«Wer von uns hat recht?»
Der sieht sie an und spricht:
«Recht habt ihr alle. Aber ihr habt auch alle unrecht! Recht habt ihr in dem, was ihr bejaht und konstatiert. Unrecht in dem, was ihr verneint und mißachtet an der Meinung der andern.»
Der Sechste erläutert die Auffassung der einzelnen Sekten und endet mit den Worten:
«Wenn ihr das Pentagramm Mensch entziffern wollt, dann müßt ihr lesen lernen, was die okkulte Sprache dem Schüler entschleiert und dem Laien verhüllt in meinem Volumen Paramirum: de quinque entibus!»

Soweit zur Medizin des Paracelsus von Hohenheim. Es spiegelt das Weltbild seiner Zeit. Dennoch beziehen sich die einzelnen Sekten auf Schichten des Menschen, die auch im Sinne der anthroposophischen Medizin bedeutsam sind und daher zu ihrer Ausbildung gehören. Es besteht zwar keine volle Parallelität, dennoch können die wesentlichen Bereiche der Ausbildung am Anthroposophischen Ärzte-Seminar in Anlehnung daran charakterisiert werden.

1. («Am Cholerabazillus gestorben»)
Das schulmedizinische Studium ist die Grundlage für die anthroposophische Medizin. Daher ist ein fortgeschrittenes oder abgeschlossenes Medizinstudium eine der Aufnahmebedingungen für das Seminar. In diesem wird zu Anfang die erkenntnistheoretische Basis der heutigen Wissenschaftsmethode erarbeitet und begründet. Daraus ergibt sich zugleich auch ein Verständnis für deren Grenzen. Hierauf aufbauend geht es dann um die Fundierung einer geisteswissenschaftlich erweiterten Methodik.

2. («An schwächlicher Konstitution gestorben»)
Ein erster Schritt zur Erweiterung der Medizin beruht auf dem Verständnis der Lebenskräfte (Ätherleib). Diese

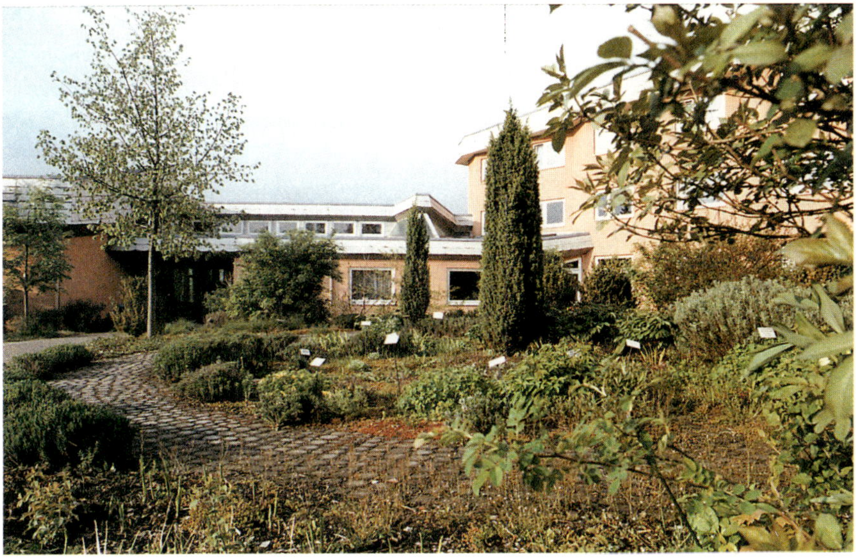

Freie Krankenpflegeschule an der Filderklinik mit Heilpflanzengarten. Hierin befinden sich auch die Räume des Anthroposophischen Ärzteseminars.

äußern sich z.B. in der Konstitution, aber auch im Lebensalter oder im Ablauf und in der Metamorphose der verschiedenen Krankheitserscheinungen. Zum besseren Begreifen dieser Gesetze werden neben den inhaltlichen Erörterungen *plastische Übungen* durchgeführt, die erleben lassen, wie eine Ganzheit sich gestaltet und sich im Prozeß verwandelt. In dieser Tätigkeit wird eine Wahrnehmung für die ätherischen Bildekräfte erübt.

3. («Weil die Konfiguration seiner Seele es bedingte»)
Der Astralleib des Menschen äußert sich in seinen Gefühlen, aber auch in seinen leiblichen Empfindungen. Sowohl die Fähigkeit, Genuß und Freude, als auch die Möglichkeit, Schmerz und Leid zu erleben, ist hierin begründet. Die Gesetze dieses Bereichs sind verwandt dem, was in der *Musik* lebt und was in dieser Kunst so innerlich berührt. Das Seelische und sein Wirken im Organismus ist, im Zusammenhang mit musikalischen Übungen, der dritte Bereich, in dessen Wirksamkeit eingeführt wird.

Um dem Patienten aus seinen tieferen Wesensschichten heraus weiterzuhelfen, muß der Arzt auf inneren Wegen etwas von dem Wesen der Krankheit verstehen, die der Erkrankte äußerlich am Leibe durchmacht. Dieser innere Weg erfordert neben dem Studium der Krankheitserscheinungen das meditative Üben im Sinne der Anthroposophischen Anleitung für den Arzt.

4. («Ein schwaches Ich war er»)
Jeder Mensch ist letztlich nur er selbst, ist «sein Ich» oder ist ein Ich. Wie er ein eigenes Gesicht hat, so hat er auch eigene Fähigkeiten, eine eigene Biographie und eine eigene leibliche Bildung, die von den individuellen Proportionen des Leibes bis in die Immunstruktur seines Eiweißes hineinreicht. So spricht er im ganzen Zusammenhang der Erscheinungen seine «Person» aus (personare = hindurchtönen). Hierdurch besteht eine gewisse Verwandtschaft zur *Sprache,* die Laute zu Worten, Worte zu Sätzen ordnet und dadurch einen geistigen Sinn hörbar zum Ausdruck bringt. Die Gestalt, Biographie und Krankheit als Sprache eines individuellen, geistigen Ich, ist die vierte Ebene.

5. («Leiden als Flagellum Gottes»)
Die fünfte Schicht betrifft das rechte Verständnis der Krankheit und ihre Bedeutung für den Kranken. Im Kranksein wird der Patient von einer Qualität erfaßt, die ihn einerseits wie eine fremde Macht ergreift und in der andererseits tiefere Gesetze des eigenen Schicksals wirken. In der Begegnung mit dem Patienten und der Krankheit ist der anthroposophische Arzt aufgefordert, auch in die Dimensionen dieses geistigen Hintergrundes einzutreten, um dadurch dem Kranken zu helfen, sich und seinen Zustand zu begreifen und zu überwinden. Der Arzt muß hierzu auf inneren Wegen etwas von dem Wesen der Krankheit verstehen, die der Erkrankte äußerlich am Leibe durchmacht. Dieser innere Weg erfordert neben dem Studium der Krankheitserscheinungen das meditative Üben im Sinne der Anthroposophischen Anleitung für den Arzt. Diese fünfte Schicht ist anhand von entsprechenden Texten Rudolf Steiners auch Gegenstand des Unterrichtsgesprächs.
Das Anthroposophische Ärzteseminar umfaßt diese fünf Aspekte und

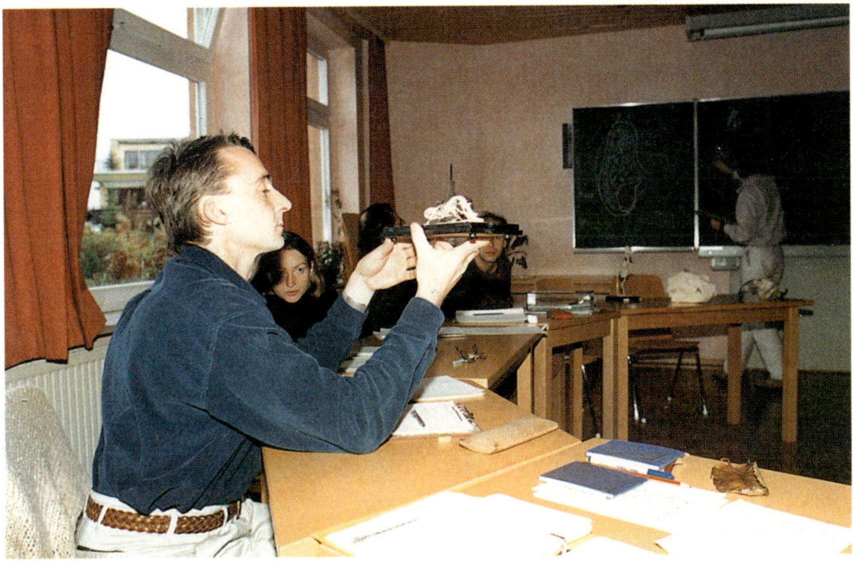

Vergleichende Anatomie im Anthroposophischen Ärzteseminar

möchte dazu verhelfen, daß der ausgebildete Arzt seine Patienten aus einem Verständnis der verschiedenen, zusammenwirkenden Schichten verstehen und behandeln kann. Es handelt sich dabei zur Zeit um einen halbjährigen Kurs. Dieser dient allerdings nicht zum ersten Kennenlernen der anthroposophischen Medizin, sondern zur vertiefenden Einarbeitung. Dabei können die genannten Bereiche – ebenso wie spezielle Themen, die in einzelnen Fachkursen erörtert werden – nur anfänglich ausgeführt und erübt werden. Sie bedürfen dann der fortgesetzten eigenen Beschäftigung, um immer mehr zu den Fähigkeiten zu werden, die ein umfassend behandelnder Arzt braucht.

Das erste Trimester dauert jeweils von Anfang Oktober bis Mitte Dezember, das zweite von Anfang Januar bis Ende März. Ein drittes Trimester ist in Vorbereitung.

Dr. med. Rosselke Zech

Das Ärzteseminar an der Lukas-Klinik in Arlesheim

Das Anliegen der ärztlichen Fortbildung im Seminar der Lukas-Klinik ist in erster Linie, eine Methode zu vermitteln, mit den aus der Anthroposophie gewonnenen Aspekten umzugehen. Es ist gleichzeitig ein Weg für den Arzt, sich in die Anthroposophie einzuarbeiten.

Daher ist das Programm dieser Ausbildung sehr vielseitig. Es umgreift von den grundsätzlichen Betrachtungen im Sinne einer Erkenntniswissenschaft bis zu der praktischen Tätigkeit im Plastizieren und der Eurythmie nahezu alle Bereiche anthroposophisch-medizinischer Tätigkeit. Aus dem Programm, das über 11 Wochen geht, sei an erster Stelle die Menschenkunde, wie sie für den Arzt entscheidend ist, erwähnt (die vier Wesensglieder des Menschen, die Dreigliederung des menschlichen Organismus, physiologische, psychologische und pathologische Aspekte) dazu kommen Substanzkunde, Pflanzenbetrachtungen, pharmazeutische Prozesse, kosmologische Betrachtungen und Patientenvorstellungen in Zusammenarbeit mit den verschiedenen anthroposophischen Kliniken. Bei der Fülle der Themen ist es klar, daß diese nicht erschöpfend behandelt werden können. Es kann nur ein Anfang sein, der jedoch dem am Seminar teilnehmenden Arzt einen Weg zeigt und Fähigkeiten entwikkeln hilft, die im Umgang mit dem Patienten gebraucht werden.

Die Stellung des Menschen innerhalb der Welt, die von außen auf ihn eindringenden Einflüsse, denen er ausgesetzt ist, und die Entwicklung, die er innerhalb seines Lebens durchmacht mit allen Krisen, die sich daraus ergeben, zu begreifen sowie die Hilfe, die er dabei auf den verschiedenen Ebenen braucht, zur Verfügung zu haben – das sind die Aufgaben, die sich einem Arzt stellen, der sich für einen Heilimpuls in dieser durch Anthroposophie erweiterten Menschenerkenntnis entschließt.

Das Seminar besteht seit 1970 und findet jetzt einmal im Jahr statt. In-

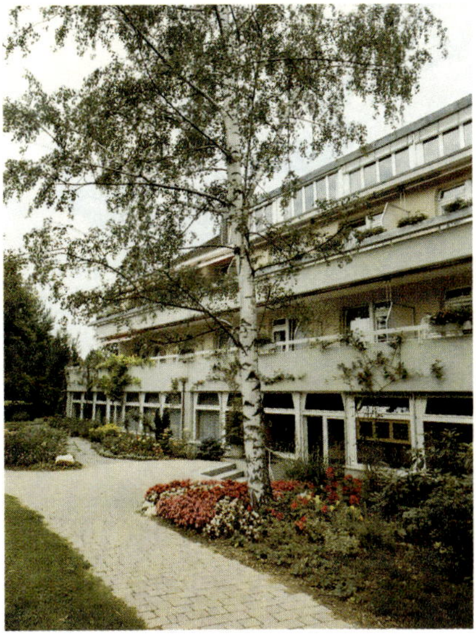

Gartenansicht der Lukas-Klinik

zwischen sind weit über tausend Ärzte hier gewesen, die in verschiedenen Ländern arbeiten.

Um den Bedürfnissen der englischsprechenden Welt entgegenzukommen, wurde seit 1990 ein fünfwöchiges Seminar in englischer Sprache eingerichtet, das auch einmal pro Jahr stattfindet und zu dem sich Ärzte aus allen Erdteilen zusammenfinden. – Zugelassen sind approbierte Ärzte und Studenten der klinischen Semester. Das Seminar ist an die Medizinische Sektion am Goetheanum und die klinische Erfahrung der Arlesheimer Kliniken gebunden.

Ursula Ziegenbein

Die Heileurythmie-Ausbildung e.V., Stuttgart

Charakterisierung der Heileurythmie

Die im Jahre 1912 von Rudolf Steiner entwickelte Eurythmie modifizierte sich in den folgenden Jahren in drei Gebiete:

- in die Bühnenkunst
- in die pädagogisch-didaktische Eurythmie im Schulbereich
- in die Heileurythmie
  Die Entwicklung der Heileurythmie begann mit einem 1921 durch Rudolf Steiner für Ärzte gehaltenen Kursus.

Es ist durchaus so, daß Heileurythmie ohne eine gesunde Diagnose nicht angewendet werden sollte, daß es sich durchaus darum handelt, daß sie nur im Einklang mit der fachmännischen ärztlichen Wissenschaft ausgeübt werden sollte. Denn man hat es zu tun mit der Anwendung einer ungeheuer feinen Kenntnis des menschlichen Organismus.

Rudolf Steiner

Heileurythmie ist eine Bewegungstherapie, die auf der Grundlage der Lautbewegungen (Eurythmie) für den erkrankten Organismus modifiziert wurde.
Durch eine ständige Weiterentwicklung wurde die Heileurythmie zu einem wesentlichen therapeutischen Element innerhalb der anthroposophisch-erweiterten Medizin. Sie kann nur auf spezielle ärztliche Verordnung hin durchgeführt werden. Die heileurythmische Behandlung wird schon bei Anlagen zu Krankheiten (als Prophylaxe) sinnvoll, hat aber bei akuten und chronischen Erkrankungen ihre Hauptanwendungsgebiete.
Heileurythmie wird seit 1921 als künstlerische Bewegungstherapie

praktiziert, die für den anthroposophisch orientierten Arzt eine wesentliche Ergänzung der medikamentösen Therapie darstellt. Durch die von Ärzten und Heileurythmisten in Zusammenarbeit geleistete Forschung über die Zusammenhänge der Bewegung mit den Funktionen der menschlichen Organisation ist die Heileurythmie nicht nur eine praktisch bewährte, sondern auch rational begründbare Therapieform, die in anthroposophischen Institutionen angewendet wird. Sie hat eine viel allgemeinere Bedeutung gewonnen, die sich u. a. in der Nachfrage öffentlicher Institutionen nach ausgebildeten Heileurythmisten äußert.

Heileurythmie-Ausbildung in Stuttgart

Die Heileurythmie-Ausbildung in Stuttgart wurde 1974 gegründet. Sie wird im Zusammenhang mit der Medizinischen Sektion der Freien Hochschule für Geisteswissenschaft am Goetheanum, Dornach/Schweiz, durchgeführt.

Bedingungen für die Aufnahme zum Studiengang sind:

- eine abgeschlossene Eurythmie-Ausbildung (vier Jahre);
- mehrere Jahre Berufserfahrung als Eurythmist;
- Pflegepraktikum von mindestens vier Wochen an einer Klinik.

Das Ausbildungsjahr beginnt jeweils Ende September. Die Ausbildung dauert eineinhalb Jahre. Das einjährige Studienjahr ist gegliedert in Trimester von jeweils drei bis vier Monaten (Ende September bis Mitte Dezember; Anfang Januar bis Mitte März; Ende April bis Mitte Juli).

Das erste Trimester gilt als Probezeit. Im zweiten Trimester wird ein ca. sieben Wochen dauerndes heileurythmisches Praktikum an Waldorfschulen, in der Heilpädagogik, an Kliniken oder in freier Praxis durchgeführt.

Zu Beginn des dritten Trimesters werden von den Studierenden Berichte aus dem heileurythmischen Praktikum gegeben.

An das Studienjahr schließt sich ein halbjähriges fachpraktisches Semester an. Nach dessen Abschluß werden in einem drei- bis vierwöchigen Kurs die Erfahrungen aufgearbeitet und durch eine Prüfung abgeschlossen. Danach kann das Abschluß-Zertifikat erteilt werden.

Studienplan

Das Ausbildungsjahr umfaßt:

- die Erarbeitung der Grundelemente der heileurythmischen Übungen;
- die Anwendung der heileurythmischen Übungen in den verschiedenen Fachgebieten: Kinderheilkunde, Heilpädagogik, Innere Medizin, Augenheilkunde, Neurologie, Psychiatrie, Psychosomatische Medizin, Orthopädie, Chirurgie und Frauenheilkunde;
- menschenkundlich-medizinische Fächer;
- allgemeine Anthroposophie;
- künstlerische Fächer: Sprachgestaltung und Musik;
- Berufskunde.

Ausbildungskollegium und Fachdozenten

Die Heileurythmie-Ausbildung wird verantwortlich durchgeführt von einem Kollegium, bestehend aus Heileurythmisten und Ärzten.

Für die jeweiligen Fachgebiete unterrichten Fachärzte und erfahrene Heileurythmisten.

Während der Praktikantenzeit werden die Studierenden von Heileurythmisten und Ärzten in den verschiedenen Institutionen betreut.

Adressen der verschiedenen Heileurythmie-Ausbildungen sowie Institutionen, an denen Heileurythmie angewendet wird, finden sich im Anhang.

Das Berufsbild Eurythmist/Heileurythmist ist im Grundwerk ausbildungs- und berufskundlicher Informationen «gabi 852 g» der Bundesanstalt für Arbeit enthalten und liegt bei den Arbeitsämtern auf.

Dörthe Krause-Kümmell

Die Erweiterung der Pflege durch Anthroposophie

Die Ausbildung in der Pflege

Je mehr die Menschen durch einseitige Lebensweise und Anpassung an die technische Zivilisation in soziale Probleme und Krankheiten geraten, desto mehr ist die Pflege als Fachberuf im Gesundheitswesen gefragt, helfend und vermittelnd einzugreifen.

Je mehr jeder in der heutigen Zeit seinen Individualismus auslebt, desto mehr ist der Pflegeberuf gefragt, Hilfestellung zu geben, die bei den auseinanderfallenden Sozialstrukturen von der Familie nicht mehr geleistet wird.

Je einseitiger und vertechnisierter die Medizin sich entwickelt, desto mehr ist der Pflegeberuf gefragt, die Menschen bei Behinderung und Krankheit zu pflegen und ganzheitlich zu fördern.

«Die wichtigste therapeutische Kunst des Pflegenden liegt im Mitmenschsein», ist ein Kernsatz der anthroposophischen Krankenpflege.[1]

Dieses Mitmenschsein wird auf sehr verschiedene Weise in der Pflege angestrebt, so z.B. durch die «Grundregeln der Krankenpflege» von Virginia Henderson, die sich auf die sogenannte Bedürfnistheorie eines Menschen aufbauen. Darin heißt es, die besondere Funktion der Krankenpflege bestehe in «der Hilfeleistung für den einzelnen, ob krank oder gesund, in der Durchführung jener Handreichungen, die zur Gesundheit, Genesung oder zu einem friedlichen Tod beitragen, welche der Kranke selbst ohne Unterstützung vornehmen würde, wenn er über die nötige Kraft, den Willen und das Wissen verfügen würde. Diese Hilfeleistung hat in der Weise zu geschehen, daß der Kranke so rasch wie möglich seine Unabhängigkeit wieder erlangt.»

In der durch Anthroposophie erweiterten Pflege werden nicht nur diese Dinge angeschaut, sondern es stehen darüber hinaus die Erkenntnisbemühungen um den Menschen in

1 Vgl. *Krankenpflege zu Hause.* Kapitel: Anthroposophie und Krankenpflege. Stuttgart 1982.

Die wichtigste therapeutische Kunst des Pflegenden liegt im Mitmenschsein.

seiner Gesundheit und in seinen Krankheitsprozessen im Vordergrund.
Dabei wird davon ausgegangen, daß der Geist des Menschen grundsätzlich gesund ist. Krankheit wird nicht als ein zufälliges Ereignis betrachtet, das den Menschen trifft, sondern als ein zu ihm gehörendes Betroffensein mit der Chance, in seiner Biographie weitere Entwicklungs- und Verwirklichungsschritte machen zu können.
Um den Menschen überhaupt zu erkennen, braucht man einen differenzierten Ganzheitsbegriff. In der Pflege wird angeschaut:

1. *der physische Leib,* der mit seinen naturgegebenen Notwendigkeiten *versorgt* werden muß. Auf dieser Ebene greifen die meisten uns aus dem anglo-amerikanischen Raum bekannten Pflegetheorien.

2. *Der Äther- oder Bildekräfteleib,* der als erster nicht-materieller Teil eng mit dem physischen Leib zusammenhängt.[1]

3. Bekannter als die Lebenskräfte ist *das Seelische des Menschen.* Über das Zusammenspiel von Seele und Leib wird heute immer weniger gestritten. Im Seelischen leben nicht nur die natürlichen Begierden, sondern auch die sozialen Bedürfnisse eines Menschen. Auf diesem Gebiet ist Pflege *vermittelnd* tätig.
Das Zusammenspiel der Lebensprozesse des Ätherleibes und des Seelischen kommt u.a. durch das Temperament eines Menschen zum Ausdruck bzw. in seiner besonderen Temperamentsmischung. Studiert man die Temperamente und beachtet sie, so kann man in der Pflege einem Kranken gezielter helfen als ohne diese Kenntnis.

4. *Der Geist eines Menschen – sein eigenes Ich oder Selbst* – drückt sich nicht nur in seinen kognitiven Fähigkeiten aus, sondern sein Lebenslauf als Ganzes ist eine geistige Tatsache. Bei der Beschäftigung mit Lebensläufen und nicht zuletzt mit dem eigenen kann erkannt werden, daß der Mensch eine sich ewig entwickelnde Einheit mit einer ganz eigenen inneren Dynamik ist. Diese gestaltet den Lebenslauf. In der Form des *Begleitens* wird hier die Pflege tätig. Es ist sehr wichtig, bei der Betrachtung dieser Dinge zu berücksichtigen,

1 Vgl. Seite 23.

daß die genannten Stufen fließend ineinander übergehen. Deswegen ist ihre Unterscheidung im einzelnen nicht immer leicht
In diesem Sinne verstehen wir die Befruchtung der Pflege durch Anthroposophie. Dies geht weit über die somatischen Aspekte hinaus und führt so zu einem tieferen Verständnis der menschlichen Wesensart.

In der durch Anthroposophie erweiterten Pflege wird davon ausgegangen, daß der Geist des Menschen grundsätzlich gesund ist. Krankheit wird nicht als ein zufälliges Ereignis betrachtet, das den Menschen trifft, sondern als ein zu ihm gehörendes Betroffensein mit der Chance, in seiner Biographie weitere Entwicklungs- und Verwirklichungsschritte machen zu können.

Das Ausbildungsinstitut für Krankenpflege am Gemeinschaftskrankenhaus

Ein halbes Jahr nach Eröffnung des Gemeinnützigen Gemeinschaftskrankenhauses in Herdecke wurde im April 1970 das Ausbildungsinstitut für Krankenpflege mit einem im Sinne der Anthroposophie erweiterten Ausbildungskonzept gegründet. Träger ist der Gemeinnützige Verein zur Entwicklung von Gemeinschaftskrankenhäusern e.V. Mitglieder dieses Vereins sind Mitarbeiter des Krankenhauses und des Ausbildungsinstitutes. Ausbildungsinstitut und Krankenhaus verstehen sich als unabhängig voneinander arbeitende Institutionen eines gemeinsamen Trägers. So konnte von Anfang an ein Hauptanliegen, die Nichtanrechnung der Krankenpflegeschüler auf den Stellenplan des Krankenhauses, verwirklicht werden, um somit Ausbildungsgesichtspunkte in den Vordergrund zu stellen. In der Ausbildung werden selbstverständlich die medizinisch-naturwissenschaftlichen und sozialwissenschaftlichen Fächer vermittelt, wie sie in der Ausbildungs- und Prüfungsordnung vorgeschrieben werden. Die Ausbildung endet mit dem Erwerb des Staatsexamens. Die theoretischen Unterrichtsstunden betragen nach dem Gesetz 1.600 Stunden. In unserem Ausbildungsinstitut kommen zusätzlich 400 Stunden für den künstlerischen und menschenkundlichen Teil hinzu.

Vom methodischen Konzept handelt es sich um eine Erwachsenen-Ausbildung. Das Ziel dabei ist, die Krankenpflegeschüler durch eine vielseitige, umfassende Ausbildung zu befähigen, als examinierte Pflegende selbständige Mitglieder in einem therapeutischen Team zu sein. Die Schüler werden angeleitet, viele Themen im Selbststudium zu erarbeiten. Kritisches Hinterfragen von Theorie und Praxis in allen Bereichen ermöglicht dem einzelnen, sein eigenes Tun und Wissen für sich und mit anderen zusammen anschauen und beurteilen zu können. Die Schüler übernehmen zunehmend Verantwortung für ihren eigenen Ausbildungsgang und werden so zu Partnern ihrer Lehrer in Theorie und Praxis. Die Aufgabe des Lehrers wird somit in Zukunft immer mehr die des Lernberaters sein.

Ausbildungsschwerpunkte

Das erste Ausbildungsjahr dient im wesentlichen zum Erwerb der Sicherheit in der allgemeinen Krankenpflege. Es beinhaltet Übungen zur Krankenbeobachtung und das Erlernen des Pflegeprozesses.
Im zweiten Ausbildungsjahr sollen die veranlagten Fähigkeiten des ersten Ausbildungsjahres vertieft werden. Hinzu kommen die speziellen Pflegesituationen auf den verschiedenen Fachabteilungen des Krankenhauses und auf der Sozialstation. Die allgemeine und spezielle Pflege wird im dritten Ausbildungsjahr ergänzt und vertieft. Hinzu kommt ein Pflegebericht über eine fünftägige Pflege eines Patienten unter Anwendung des Pflegeprozeß-Modells. Hierbei wird erlebt, wie es ist, einen Patienten nach allen Regeln der Kunst zu pflegen. Trotz großer Anstrengungen – vor allem bei der exakten Niederschrift – ist das für die Krankenpflegeschüler ein wichtiger Lernprozeß.

Gesichtspunkte zur Pflege als Kunst

Im therapeutischen Konzept der anthroposophischen Medizin ist die Kunsttherapie fest verankert. Das ist jedoch nicht der alleinige Grund, weshalb der künstlerische Unterricht bei uns zur Ausbildung dazugehört. Zeichnen, Malen, Plastizieren und Eurythmie sind unter dem Gesichtspunkt der Wahrnehmungs- und Beobachtungsschulung für den Pflegeberuf Unterrichtsinhalte. Es wird dadurch die Befähigung zum

Erfassen des Besonderen und Individuellen eines Kranken, der zunächst in der allgemeinen Bedürfnislage der Pflege begegnet, geschult. Die Anwendung der anerkannten und dem heutigen Standard entsprechenden Pflegemaßnahmen muß im Sinne eines perfekten Handwerks bestens beherrscht werden. Gelingt es darüber hinaus, das Besondere eines Patienten mit künstlerischer Phantasie zu integrieren, kann man auch von Pflegekunst sprechen, die ein hohes Niveau pflegerischen Könnens darstellt.[1]

> *Pflege ist eine Kunst und eine Wissenschaft, die sich auf den Menschen und seine Bedürfnisse für fachgerechte Pflege richtet. Um solch eine Pflege ausführen zu können, brauchen Pflegende Urteilsvermögen, Schöpfungskraft und Intuition.*
>
> *WHO 1986*

Der lebendige Ausdruck – aus praktischer Phantasie heraus geboren –, Schöpfungskraft, aber auch die Wissenschaft sind ganz wesentliche Elemente des Pflegeberufes. Um solche Fähigkeiten zu erwerben, kann man zunächst künstlerische Prozesse selbst vollziehen. Jede Kunst erfordert in der Ausübung Wachheit, warmes Interesse und geduldiges Üben. Diese Fähigkeiten sind Grundfähigkeiten des Pflegenden, die erlernt werden müssen. Dazu ist es ein hohes Ziel, daß der Unterricht in der Pflege selbst ein Kunstwerk werde.

Im Einführungsblock, der sieben Wochen dauert, lernen die Krankenpflegeschüler zeichnen. Sie haben dann im darauffolgenden Stationseinsatz die Aufgabe, Patienten zu porträtieren und/oder deren Hände, Nasen, Ohren zu zeichnen. Das ist der erste Schritt zur Krankenbeobachtung. Das Beobachtete muß durch die Hände, quasi durch den Menschen hindurch, erst «reproduziert» werden, um dann ins Wort gehoben zu werden. Es kommt nicht darauf an, ob die Zeichnungen nachher besonders gut gelungen sind, sondern darauf, daß der Prozeß des Sehens und des Wiedergebens durch die Hand das Beobachtungsvermögen in einer ganz anderen Weise schult. Zu Patienten entsteht beim Zeichnen oft ein sehr

1 Über die Pflege als Kunst schrieb schon Florence Nightingale in ihrem Buch *Rathgeber für Gesundheits- und Krankenpflege* (in Deutsch erschienen 1878).

Jede Kunst erfordert in der Ausübung Wachheit, warmes Interesse und geduldiges Üben. Diese Fähigkeiten sind Grundfähigkeiten des Pflegenden, die erlernt werden müssen. Dazu ist es ein hohes Ziel, daß der Unterricht in der Pflege selbst ein Kunstwerk werde.

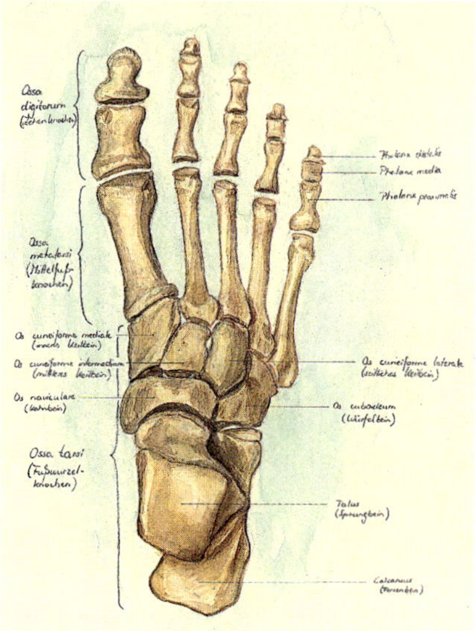

Übung zum anatomischen Zeichnen

herzliches Verhältnis. «Nur Mut», tröstete eine Patientin eine etwas verzagte Krankenpflegeschülerin, «wenn es nichts wird, dann hängen wir es eben in den Keller.»

Ebenso werden zur Anatomie Zeichnungen angefertigt, denn ein einmal gezeichnetes Organ prägt sich gut ein. Erst später beginnt der Unterricht zur Krankenbeobachtung.

Im zweiten Ausbildungsblock wird gemalt. Mit den Übungen zu den Farbqualitäten beginnt die Auseinandersetzung mit den Farben. Ein anderes Sehen wird geübt. Die Welt der Farben wird entdeckt.

Eine weitere Stufe ist das Plastizieren – das Sehen wird dreidimensional. Beim Plastizieren wird auch der Tastsinn in besonderer Weise einbezogen. Nach einigen Übungen werden Köpfe plastiziert, und im dritten Ausbildungsjahr gibt es eine Unterrichtseinheit «Anatomisches Plastizieren». Aus einer Kugel wird über die Ei-Form eine doppelt gebogene Fläche entwickelt, die weiter zu einem Beckenknochen gebildet wird. Hier wird auf vorhergehende Übungen aufgebaut. Manch einer staunt dann über solch ein großes Wunderwerk, wie es die Knochen sind, denn man hatte ja so etwas noch nie genau angeschaut.

Bildung des Interesses an der Vielfalt menschlichen Lebens: Die Jahresarbeit

Ich stelle mir die Kunst als Gebilde eines lebendigen Augenblicks und Wissenschaft als Kristallisation einer ewigen Wahrheit vor.

Yehudi Menuhin

Im zweiten Ausbildungsjahr schreiben die Krankenpflegeschüler eine Jahresarbeit mit einem selbstgewählten Thema. Die Arbeit besteht aus einem theoretischen und einem praktischen Teil, wobei der praktische Teil nicht zwingend ist. Es ist oft der Höhepunkt eines Jahres, wenn diese Jahresarbeiten vorgestellt werden. Im folgenden einige Themen: Die Bewegung als Ausdruck des Menschen – Die Indianer Nord-Amerikas – Jonglieren – Die hochromanischen Kirchen in Köln – Elisabeth Macke, eine Biographie – Leben in einem Hochhaus – Märchen – Praktische Kinderkleidung – Düfte – Problematik der Altenheime – Ich lerne Cello-Spielen – «Der König stirbt» von Ionesco (ein Theaterstück als Gruppenarbeit) – Entstehung des Flamenco.

Es ist Sinn der Jahresarbeiten, sich einmal über eine längere Zeit mit einem Thema des eigenen Interesses zu beschäftigen. Wenn man einmal an einem Punkt anfängt, seinem Interesse nachzugehen, stößt man auf sehr viele Aspekte, und es ist eine Frage der Durchhaltekraft, das Thema mit Konzentration und Stringenz zu Ende zu bringen. Um so größer ist dann die Freude, wenn man es geschafft hat. Pflegende begegnen und betreuen Menschen jeden Alters aus allen sozialen Zusammenhängen und aus verschiedenen ethnischen Gruppen. Daher muß schon in der Ausbildung der Gesichtspunkt der kulturellen und sozialen Vielfalt berücksichtigt werden.

Praxisanleitung

Eine wesentliche Erweiterung der Ausbildung stellt die Praxisanleitung dar. Bei der Einführung vor etwa 15 Jahren standen englische und kanadische Modelle Pate. Zunächst wurde von den unterschiedlichen Aufgaben ausgegangen, die das Krankenhaus (Versorgung der Patienten) und das Ausbildungsinstitut (Ausbildung für den Pflegeberuf in Theorie und Praxis) haben. Deshalb gehörten die Praxisanleiterinnen[1] von Anfang an zum Kollegium des Ausbildungsinstitutes. Sie sind mit den Krankenpflegeschülern in den verschiedenen Fachabteilungen des Krankenhauses tätig. Momentan haben wir bei 50 Krankenpflegeschülern drei Stellen für die Klassenbetreuer und vier Stellen für die Praxisanleitung. Das methodisch-didaktische Heranführen der Krankenpflegeschüler an die Pflegepraxis vermindert das Gefälle von Theorie und Praxis merklich und vermittelt fundierte Kenntnisse für die Praxis selbst. Die Lernprozesse der Krankenpflegeschüler werden von den Praxisanleiterinnen begleitet und gemeinsam betrachtet.

Die Krankenpflegeschüler erhalten in den drei Jahren etwa 70 Stunden Praxisanleitung. Hinzu kommen zusätzliche «Übstunden» in kleinen Gruppen. Diese Übstunden mit Inhalten aus der Praxis werden von Praxisanleiterinnen gegeben und durch die Krankenpflegeschüler mitbestimmt. Diese kommen dafür einmal in der Woche für 1 1/2 Stunden von der Station, um im «Demo-Raum» mit den Praxisanleiterinnen zu arbeiten.

Für jedes Fachgebiet gibt es Lernangebote in der Praxismappe. Ein Einsatz wird vorbesprochen, dann werden die Lernziele gemäß dem Ausbildungsjahr und dem Wissensstand gesteckt. Die Methode der Anleitung wählt der Krankenpflegeschüler in Absprache, z.B. durch:

- Beobachten (der Krankenpflegeschüler schaut der Praxisanleiterin bei der Pflege zu),
- Mitarbeit (die Praxisanleiterin arbeitet mit),
- Begleitung (die Praxisanleiterin ist Zuschauerin).

Jede Anleitung wird vorbereitet, durchgeführt und anschließend rückblickend evaluiert. Hieraus ergeben sich dann neue Lernziele. Den Bericht über die Anleitung und die Beurteilung kann der Krankenpflegeschüler selbst schreiben. Die Praxisanleiterin notiert Ergänzungen und zeichnet gegen.

Ein Ziel der Ausbildung ist es aber auch, die Krankenpflegeschüler selbst zur Anleitung zu befähigen. Dies findet in Form von Seminaren statt und wird stufenweise in jedem Ausbildungsjahr erweitert. Pädagogische Elemente in der Pflege brau-

1 Praxisanleiter/in: Diese Berufsbezeichnung wurde vor etwa 15 Jahren gewählt, weil sie für diese Tätigkeit eine adäquate Bezeichnung schien. Heute sind wir der Ansicht, daß die Berufsbezeichnung in Zukunft «Lehrerin für Pflegepraxis» bzw. «Lehrer für Pflegepraxis» lauten sollte.

chen wir zukünftig nicht nur, um unseren Nachwuchs besser auszubilden, sondern auch, um Methoden zu entwickeln, Patienten und deren Angehörige im Sinne der Gesundheitsvorsorge, der Rehabilitation oder der Bewältigung einer chronischen Krankheit fachgerecht zu unterweisen (Patient teaching).

Um die Qualifizierung für die Tätigkeit in der Praxisanleitung zu erreichen, werden neben der Berufserfahrung vielfältige Möglichkeiten der Erwachsenenbildung besucht (Seminare, Tagungen). Im Laufe der Jahre haben wir selbst einen großen Erfahrungsschatz erworben, der es uns ermöglicht, neue Mitarbeiter in die Berufspädagogik einzuarbeiten.

Rückblick und Zukunft

Wir haben in den zurückliegenden 21 Jahren erfahren, daß ehemalige Krankenpflegeschüler viele Anregungen für ihr Berufs- und Privatleben aus der Ausbildung mitgenommen haben. «Man hat immer die Möglichkeit, irgendwo an einem Punkt weiterzukommen.» Ein anderer, der vor etwa 10 Jahren seine Ausbildung abschloß, sagte neulich im Rückblick: «Ich habe so viele Anregungen für mein Leben bekommen und bin immer noch dabei, meine Ausbildung aufzuarbeiten.»

Bei 85 genehmigten Ausbildungsplätzen wurden bis jetzt 359 Krankenschwestern bzw. -pfleger ausgebildet. Durch die gesellschaftlichen Veränderungen – sei es, daß die Menschen älter werden, Familienstrukturen zerbrechen oder gar nicht zustande kommen (gedacht wird dabei an die vielen Ein-Personen-Haushalte) – werden dem Pflegeberuf neue Aufgaben in der primären Versorgung der Bevölkerung auf dem Gebiet der Gesundheits- und Krankenpflege zufallen. Damit diese Aufgaben ergriffen werden können, ist es nötig, die Ausbildung in den Pflegeberufen (auch der Altenpflege, der Kinderkrankenpflege) grundsätzlich zu ändern.

Viel größere Klarheit muß bei den Verantwortlichen, die diesen Beruf gestalten, darüber herrschen, daß der Beruf der Pflege für unsere Kultur grundlegend ist.

Sabine Ried

Die Altenpflegeausbildung – eine Herausforderung in unserer Zeit

Einleitende Gesichtspunkte zur heutigen Situation in der Altenhilfe

Alt werden und alt sein in einer Gesellschaft, deren Werte auf körperlicher Aktivität, Leistung und Konsum gründen, bedeuten für den einzelnen und für die Gemeinschaft eine Herausforderung. Spätestens dann, wenn seine Leistungsfähigkeit so eingeschränkt ist, daß Hilfe von außen notwendig wird, erlebt der alte Mensch nur Defizite, die Angehörigen fühlen sich überfordert, und die Bürger stöhnen über die finanzielle Belastung.

Viele Schriften, Programme und Projekte sind in den letzten Jahren entstanden, um sich dieser sozialen Aufgabe zu stellen. Die Bewältigung wird meistens darin gesehen, die Selbständigkeit und Leistungsfähigkeit so lange wie möglich zu erhalten und die Konsummöglichkeit bis ins hohe Alter zu garantieren.

So wird heute vor allem der Ausbau der ambulanten und offenen Altenhilfe gefördert. Es soll dadurch gewährleistet werden, daß die alten Menschen längstmöglich selbständig in der gewohnten Umgebung bleiben können. Abhängigkeitsgefühle gegenüber den Angehörigen und den organisierten Helferinnen, ein ungestilltes Bedürfnis nach menschlicher Zuwendung und eine resignierende Lebenshaltung bleiben trotzdem häufig genug vorhanden. Zu den Folgen der gesellschaftlichen Haltung gehört auch, daß sich in den Altenpflegeheimen die schwerstpflegebedürftigen und die verwirrten Menschen sammeln. Besonders hier äußern viele Hilfsbedürftige ihre Nutzlosigkeit, sie sehen keine Zukunft und hadern mit dem Schicksal.

Es gibt Bemühungen, die Situation in Altenpflegeheimen zu mildern. So werden z.B. Beschäftigungsangebote vermehrt zur Verfügung gestellt, oder es wird durch kulturelle Veranstaltungen im Heim die umgebende Bevölkerung mit einbezogen. Das Sinnlosigkeitsgefühl vieler alter Menschen bleibt. Die Grenzen der

Aktivierung und Rehabilitation im Sinn der Leistungsgesellschaft werden in diesen Einrichtungen in besonderem Maße spürbar.
Nach wie vor wird der Lebensabend eines alten Menschen nicht als eigene Qualität mit einer speziellen ihm innewohnenden Aufgabe betrachtet, sondern als längstmögliche Verlängerung der Produktivitätsphase des Erwachsenen im mittleren Lebensalter. Die neuerdings aufgekommene Diskussion unter dem Stichwort «Fit im Alter» (FAZ 9.9.92) verschärft das hier problematisierte Verständnis eher noch, wenn sie feststellt: «Von Nachteil ist, daß es noch keine Alterskultur gibt, die das Beste aus dem Herbst des Lebens herausholen könnte.» Es ist für unsere Gesellschaft bezeichnend, daß die Wirklichkeit vieler Altenpflegeheime nicht schon längst ein intensives Nachdenken ausgelöst hat über Sinn und Bedeutung des Altwerdens und damit einer möglichen Aufgabe, die sich im Altsein dem Menschen stellt.

Nach wie vor wird der Lebensabend eines alten Menschen nicht als eigene Qualität mit einer speziellen ihm innewohnenden Aufgabe betrachtet, sondern als längstmögliche Verlängerung der Produktivitätsphase des Erwachsenen im mittleren Lebensalter.

Die konventionelle Altenpflegeausbildung

Dieses Altersverständnis wirkt sich auch auf die konventionelle Altenpflegeausbildung aus. Hier geht es vor allen Dingen darum, die unangenehmen Seiten des Alterns wie z.B. die des physischen Abbaus aufzuhalten und der Einsamkeit der alten Menschen durch Beratung, verständnisvolles Begegnen und Beschäftigungsangebot entgegenzuwirken und dort, wo Hilfe zur Selbsthilfe nicht mehr möglich ist, pflegerische, soziale und medizinische Maßnahmen zu ergreifen. In der Ausbildung erhält der angehende Altenpfleger ein Fachwissen in den Bereichen Pflege, Soziale Gerontologie, Medizin und Recht, er übt Pflege- und Gesprächstechniken ein und qualifiziert sich in Einzel- und Gruppenaktivierung. Hervorzuheben in der Ausbildung sind die zunehmenden Angebote, wie mit einer Belastungssituation im Berufsalltag umzugehen ist. Das reicht vom Gespräch über das Burn-Out-Syndrom und Helfer-Syndrom bis hin zum autogenen Training und zu Yogakursen. Es werden so Wege aufgezeigt, wie eine Abgrenzung zur Arbeit seelische Kräfte erhält und Entspannungstechniken einen Ausgleich zum Berufsstreß bilden. Damit ist die Hoffnung verbunden, daß die Aussteigerquote in diesem Beruf gesenkt werden kann.

Pflegende erleben häufig resignierte, hilfsbedürftige alte Menschen, die mit ihren Altersgebrechen, Einsamkeitsgefühlen und dem daraus resultierenden Sinnlosigkeitserleben nicht mehr zurechtkommen. Es ist daher berechtigt, in der Ausbildung Hilfen zur Selbständigkeit und Möglichkeiten gegen die Vereinsamung aufzuzeigen.

Eine Altenpflegeausbildung auf anthroposophischer Grundlage

Auch eine anders orientierte Altenpflegeausbildung muß das Altsein unter den Auswirkungen der heutigen Zivilisation berücksichtigen. So erleben Pflegende häufig resignierte, hilfsbedürftige alte Menschen, die mit ihren Altersgebrechen, Einsamkeitsgefühlen und dem daraus resultierenden Sinnlosigkeitserleben nicht mehr zurecht kommen. Es ist daher berechtigt, in der Ausbildung Hilfen zur Selbständigkeit und Möglichkeiten gegen die Vereinsamung aufzuzeigen.
Allerdings erhalten solche verständliche Begleiterscheinungen des Alterns durch das anthroposophische Menschenbild einen anderen Stellenwert. Die Anthroposophie stimmt mit einem Handeln aus Humanität und christlicher Moral überein, was viele Ausbildungskonzeptionen anstreben, schaut aber in noch anderer Weise auf das Leben als Ganzes hin. Sie betrachtet den Menschen nicht nur in seiner Entwicklung zwischen Geburt und Tod, sondern richtet den Blick auch auf das geistige Wesen des Menschen, welches schon vor der Geburt existiert. Danach entfaltet sich der Mensch in charakteristi-

schen Lebensphasen, geht durch den Tod und bereitet sich im Geistigen aus den Früchten des vorangegangenen Lebens ein neues irdisches Leben vor.

Die wissenschaftliche Begründung und Methode dieser Menschenbetrachtung kann hier nicht aufgeführt werden, man findet sie in den menschenkundlichen und geisteswissenschaftlichen Erkenntnissen Rudolf Steiners. Die Lebensabschnitte werden dabei als in sich sinnvoll erfahren. Anstelle des dort Ausgeführten können wir in eine Überlegung kommen, die den Zugang zu einem Verständnis geisteswissenschaftlicher Resultate ermöglicht:

In der Lebensmitte sind wir in der Lage, auf die Kindheit zurückzuschauen und auf das Alter hinzublikken. Beim Erinnern an die Kindheit und Jugend bis zum jetzigen Zeitpunkt können wir feststellen, daß wir anfangs in einem ungefragten Selbstverständnis gelebt haben und allmählich von frühen Momenten kindlicher Selbstfindung zu einem immer bewußteren Erfassen unseres Selbst durch unseren Umgang mit der Welt gelangt sind. Wir erleben auch, daß in gewissen Grenzen die Möglichkeit abnimmt, unseren Leib beweglich zu halten. Für unsere Zukunft können wir die weitere Betrachtung anstellen: Das eigene Jungsein, die physische Vitalität läßt nach. Dem entspricht aber auch ein fast natürlicher Zuwachs an Erfahrung und Welterkenntnis und die Zuversicht, das Leben immer mehr mit Verständnis zu durchdringen. So besteht die Hoffnung, zu denen zu gehören, welchen sich im Alter Bewußtheit und Denkvermögen zur Weisheit und zum liebenden Hinschauenkönnen auf die Welt umgewandelt haben. Dies wäre die Lebensreife. Einsamkeitserlebnisse werden in dem Reifeprozeß auftreten, letztendlich aber als bereichernd betrachtet werden können, indem sie den Raum für ein zunehmendes Ergreifen unseres innersten Wesens schaffen.

Mit solchen Überlegungen, die den Blick auf unser Selbstverständnis lenken, kann die Auseinandersetzung mit der Anthroposophie begin-

Der Mensch reift dadurch, daß immer mehr die Wachstums- und Gestaltungskräfte in seelisch-geistige Kräfte umgewandelt werden können. Altern wird geradezu zur Notwendigkeit, um diesen Reifeprozeß zu ermöglichen.

Neben der Versorgung des Leibes kommt dem Altenpfleger maßgebend eine Verantwortung für die Lebensgestaltung des Pflegebedürftigen zu.

nen und versucht werden, für die geisteswissenschaftliche Biographik Anhaltspunkte im eigenen Beobachten zu finden. Bis dahin, daß die Altersprozesse einsichtig werden können, im Sinne einer Aussage von Rudolf Steiner: «So reift in uns heran ein geistig-seelischer Kern. Wie der Keim der Pflanze immer mehr und mehr heranwächst, wenn die Blätter verwelken und die äußere physische Gestalt der Pflanze dem Tode entgegengeht, so reift der geistig-seelische Kern im Menschen heran, indem das Äußere immer mehr und mehr abstirbt, indem die Hüllen der Organe nach und nach welk werden und dem Tode entgegengehen.»[1]

Danach braucht die Entwicklung eines geistig-seelischen Wesens den physischen Abbau. Der Mensch reift dadurch, daß immer mehr die Wachstums- und Gestaltungskräfte in seelisch-geistige Kräfte umgewandelt werden können.[2] Altern wird geradezu zur Notwendigkeit, um diesen Reifeprozeß zu ermöglichen. Der Mensch kann in diesem Werdeprozeß bewußt mitwirken und damit anstreben, was die Anthroposophie als Sinn des Alters überhaupt ansieht. Aber auch dort, wo dies aus unterschiedlichsten Gründen unterblieben ist, ist diese Sehnsucht nach dem Seelisch-Geistigen, ist dieser geistige Wesenskern, wenn auch manchmal verborgen, im Menschen zu finden. Der Wert des Menschen gründet so nicht auf der Leistungsfähigkeit und der Selbständigkeit in einer materiellen Gesellschaft, sondern vielmehr auf dem geistigen Ursprung des menschlichen Daseins und der Art, wie sich der Geist des Menschen im Lebenslauf entwikkelt.

Die Arbeit mit dem alten Menschen

Der werdende Altenpfleger kann sich zu einem Verständnis des alten Menschen vorbereiten, indem er sein eigenes Älterwerden unbefangen betrachtet. Es entsteht dadurch

1 Vortrag vom 5. Dezember 1912. In: *Ergebnisse der Geistesforschung.* GA 62, Dornach 1988.

2 Vgl. S. 63.

auch eine andere Sicht der Versorgung, Betreuung und Begleitung des alten Menschen. Deutlich zeigt sich dies bei der Pflege eines Pflegebedürftigen. Die Versorgung des Leibes ist dann nicht allein auf dessen optimale Leistungsfähigkeit orientiert, vielmehr strebt der Pflegende Hilfestellungen in solcher Weise an, daß der Leib eine Grundlage für die Entwicklung des Menschen bis hin zum Tode sein kann. Der Pflegende vermag die Leibespflege als Menschenbegegnung zu begreifen. Dadurch erhalten täglich anfallende Arbeiten wie die Körperpflege, Einreibungen oder Bewegungsübungen eine ganz andere Qualität und können in Ehrfurcht ausgeführt werden. Neben der Versorgung des Leibes kommt dem Altenpfleger maßgebend eine Verantwortung für die Lebensgestaltung des Pflegebedürftigen zu. Er betrachtet dessen Wohnraum als Ausdruck dieser Persönlichkeit und wirkt unterstützend unter anderem durch Bilder und persönliche Gegenstände im Sinne einer anregenden seelisch-geistigen Atmosphäre. Mit den ihm anvertrauten Menschen versucht er ein rhythmisches Leben durch den Tages-, Wochen- und Jahreslauf zu schaffen. Als ein Element der rhythmischen Gestaltung kann der Altenpfleger je nach seiner inneren Einstellung und der Bereitschaft des alten Menschen mit einem Lied, einem Gebet oder ähnlichem z.B. einen bewußten Tagesanfang und -abschluß setzen. Auch die Jahresfeste sind zu berücksichtigen, die neben anderem zu einem qualitativen Zeiterleben und zu einer inneren Verbindung mit der Welt führen können.

Auch bei im Alter verwirrten Menschen ist der tiefere Grundzug ihrer Persönlichkeit wahrnehmbar, und der verstehende Umgang mit der Biographie wird unerläßlich.

In alledem kann der Altenpfleger beobachten, wie er selbst entscheidend daran beteiligt ist, daß der Lebensbereich, der Zeitenlauf und die Atmosphäre einen Raum für Entwicklung und auftretende innere Erfahrungen des alten Menschen zulassen. Er ist aufgerufen zu einer Mitmenschlichkeit, die auf einem bewußten Handeln, einem mitschwingenden Fühlen und einem wahrhaftigen Denken gründet.

Der alte Mensch lebt in einer teils bewußten, teils unbewußten resümie-

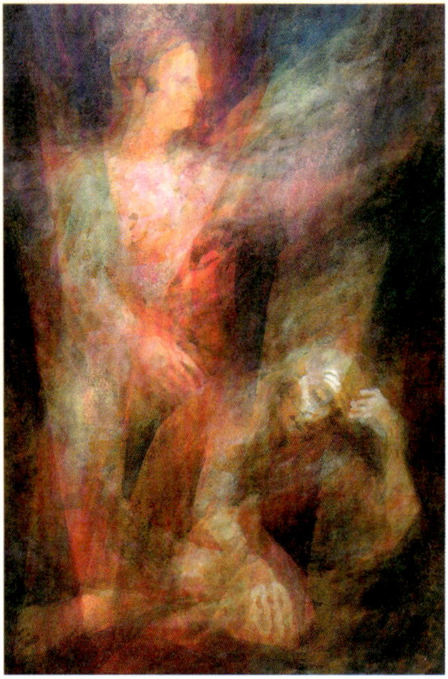

Neben den abbauenden Alterskräften faßt der Altenpfleger die inneren Seelenkräfte und das gleichzeitig jünger werdende Wesen des alten Menschen ins Auge. (Illustration: Gabriela de Carvalho.)

renden Gestaltung seiner Lebenserfahrungen. Aus der inneren Gestaltung der Erlebnisse entsteht eine geistig-seelische Aktivität, die über den Tod hinaus ihre Selbständigkeit bewahrt. Altwerden wird zum bewußten Hineinwachsen ins Geistige. Die Sterbebegleitung bleibt so nicht bei der Auffassung stehen, es ginge ausschließlich darum, die physische Ablösung zu erleichtern, sondern es kommt eine Vorbereitung auf das Nachtodliche – auf das geistige Leben – hinzu.

Auch bei im Alter verwirrten Menschen ist der tiefere Grundzug ihrer Persönlichkeit wahrnehmbar, und der verstehende Umgang mit der Biographie wird unerläßlich. Ganz besonders hier führt eine ordnende, rhythmische und harmonische Gestaltung des Äußeren und die wahrhaftige Begegnung zu einem innersten Berührtsein, Geistiges wird zur unmittelbaren Erfahrung.

Äußere Zwänge und leibliche Einschränkungen mit dem begleitenden Gefühl der Sinnlosigkeit werden auf diese Weise weder zum zentralen Erlebnisinhalt des alten Menschen noch Schwerpunkt beim Pflegenden durch leibliche Aktivierungsmaßnahmen und Beschäftigungsprogramme. Neue hoffnungsvolle Gesichtspunkte können durch eine solche Lebensgestaltung entstehen. Ein Sinnerleben wird möglich, und die Vereinsamung tritt in den Hintergrund. Leistungsfähigkeit und Konsum werden nicht mehr zum Wertmaßstab – eine Chance, von Berufspflichten frei, sich selbst in seinem Dasein verstehen zu lernen.

Entwicklung im Berufsalltag und die notwendige seelische Hygiene

Altenpflegeausbildung auf anthroposophischer Grundlage wird neben der Bildung einer fachlichen Kompetenz vor allen Dingen das Anliegen haben, dem werdenden Altenpfleger eine eigene Entwicklung zu ermöglichen. Durch die Auseinandersetzung mit der Anthroposophie kann der Seminarist sich einen Standpunkt zur Menschwerdung erarbeiten und sich bewußt in einen Werdeprozeß stellen. Für seinen Beruf wird es bedeutsam sein, daß er den Wandlungsprozeß von den abbauenden Alterskräften in aufbauende Seelenkräfte selbst vollzieht.

Denn er wird später mit alten Menschen arbeiten, die das Altern tatsächlich nur als Defizit und Abbau erleben und deren Seele an der physischen Verknöcherung haftet und entsprechend erstarrt, noch verstärkt durch Zivilisationserscheinungen wie stundenlanges Fernsehen und der daraus folgenden Passivität.

Diese Alterskräfte können massiv auslaugend und destruktiv auf den Pflegenden und seine Arbeit wirken. Häufig werden diese Belastungen durch Schwierigkeiten innerhalb des Pflegeteams nahezu unerträglich. Aus diesem Grund besteht geradezu die Verpflichtung, aufbauende Seelenkräfte heranzubilden. Einen entscheidenden Beitrag leistet z.B. das künstlerische Tun wie Singen, Musizieren, Malen, Plastizieren und Eurythmie. Das Seelenleben wird reicher und beweglicher. Aktives Schauspielen – allein, mit Kollegen oder in der Laienspielgruppe – kann im Sozialen befreiend wirken. Zudem ist es notwendig, die Möglichkeit eines individuellen Schulungsweges aufzuzeigen, wodurch der einzelne durch bestimmte Übungen seine geistig-seelische Entwicklung bewußt fördern kann. Ausschlaggebend wird vor allen Dingen sein, wie der Pflegende sich selbst durch Teilnahme am kulturellen Leben und ein allgemeines Weltinteresse zu einem wachen Menschen in der Gesellschaft entwickelt.

Mit dieser erstarkten Seelenhaltung können Unterrichtsinhalte wie die Biographie, Lebensführung, Feiergestaltung in der späteren Arbeit wirksam werden. Pflege und Gesprächstechniken wandeln sich zu erfüllten Handlungen. Der Pflegende wird seine Arbeit mit Interesse, einer geschulten Wahrnehmung, Phantasie und Ausdauer ausführen wollen, um sie individuell abstimmen und über längere Zeit immer wieder neu ergreifen zu können.

Durch die Auseinandersetzung mit der Anthroposophie kann der werdende Altenpfleger sich ein erweitertes Menschenverständnis erarbeiten. Für seinen Beruf wird es bedeutsam sein, daß er den Wandlungsprozeß von den abbauenden Alterskräften in aufbauende Seelenkräfte selbst vollzieht.

Ausblick

Es ist deutlich, daß die hier entwikkelten Ausführungen aus Ideen hervorgehen, die den alten Menschen und den Pflegenden in einen Menschheitszusammenhang stellen. Das Pflegeverständnis bezieht sich auf die Menschwerdung innerhalb wiederholter Erdenleben, und die Altenpfleger werden ihre Arbeit nicht als ein mehr oder weniger starkes Aufhalten von Leistungsminderung und sonstiger Einschränkung verstehen, sondern vielmehr als ein Fördern von Entwicklung durch leiblich-seelisch-geistige Pflege. An der Verwirklichung dieser «menschengemäßen Pflege» wird mit den auszubildenden Altenpflegern gearbeitet, wobei das vorliegende Verständnis erweitert und fortlaufend vertieft werden kann. Eine Herausforderung wird es für die Altenpfleger sein, diesen Impuls im Berufsalltag konkret werden zu lassen. Denn die Realisierung dieses Verständnisses steht noch, was das bewußte Ergreifen der Aufgabe betrifft, in den Anfängen. Die Altenpfleger können sich so als Mitgestalter von zu bewältigenden Aufgaben betrachten, deren Lösungsansätze auch andere Formen des Altseins und des Miteinanders möglich machen.

Wir hoffen, damit auch den vor uns stehenden Aufgaben einer Gesellschaft, die einen zunehmend großen Anteil älterer Menschen umfaßt, in einer dem Menschlichen gerecht werdenden Weise zu entsprechen.

Teil 4:

Die Heilmittel in der anthroposophischen Medizin

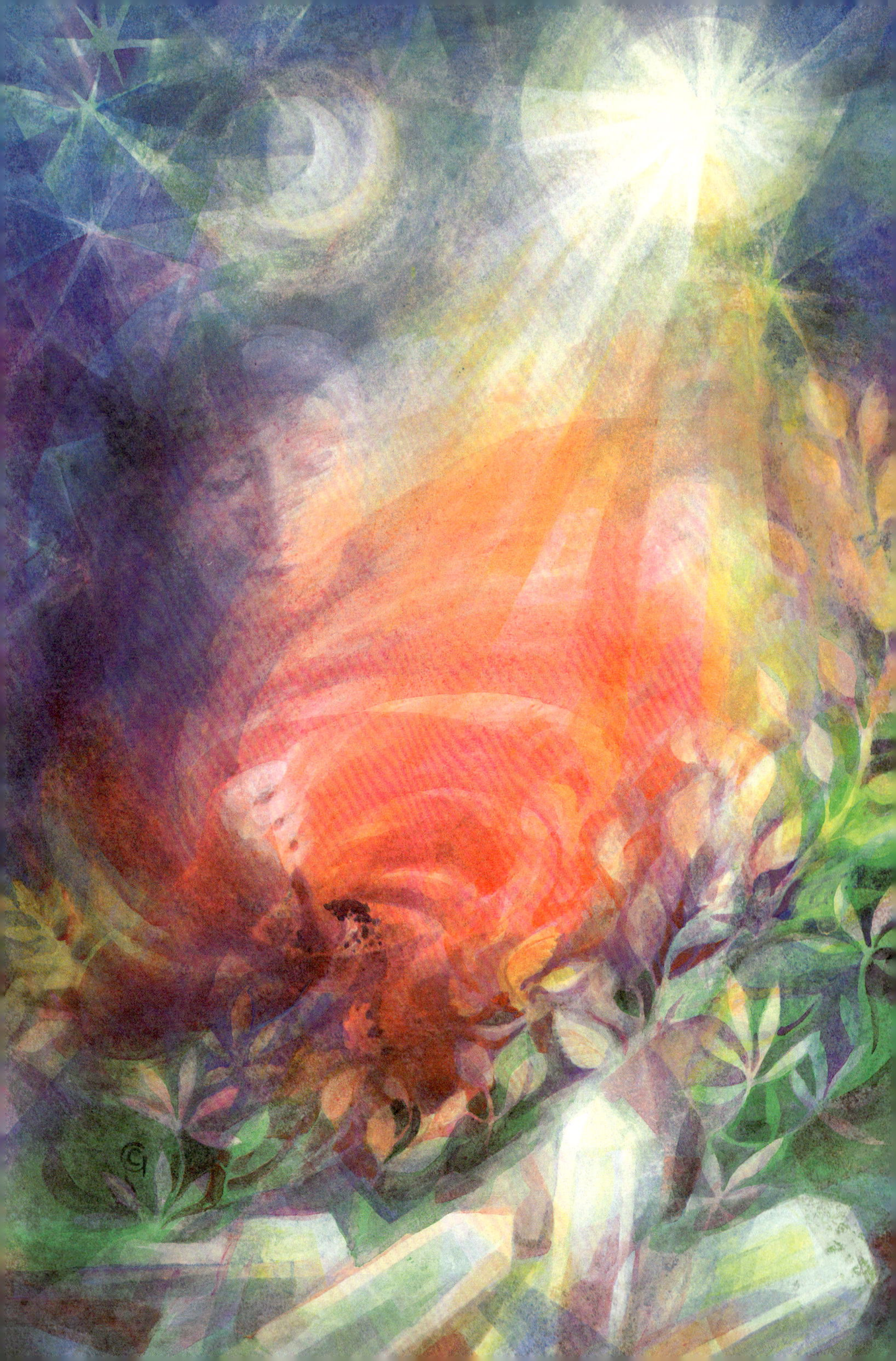

Dr. med. Jürgen Schürholz

Heilmittelfindung und Heilmittelherstellung

Verwandtschaft zwischen Mensch und Natur

Mensch und Natur sind durch ihre gemeinsame Evolution verwandt. Körper-, Lebens- und Bewußtseinsbildung charakterisieren die drei großen Entwicklungsstufen in den Naturreichen.

Aus den Stoffen der unbelebten, mineralischen Natur bauen Pflanze, Tier und Mensch ihre Körperlichkeit auf. Die Pflanzen zeigen dabei als Ausdruck ihrer Lebenstätigkeit Stoffwechsel, Wachstum und Fortpflanzung. Diese finden sich auch bei Tier und Mensch, die darüber hinaus noch Wahrnehmungs-, Empfindungs- und Bewegungsfähigkeit besitzen. Damit verbunden ist das seelische Erleben, welches sich auf der körperlichen Ebene durch Innenraumbildung anzeigt. Über ein selbstbewußtes Gedankenleben verfügt nur der Mensch. Diese kulturschaffende, rein geistige Tätigkeit ist an den Erwerb des aufrechten Ganges und des damit verbundenen freien Gebrauchs der Hände gebunden, was sich auch auf die Hirnbildung nachhaltig auswirkt.[1]

Menschliche Krankheitsprozesse

1 Siehe hierzu Friedrich A. Kipp: *Die Evolution des Menschen im Hinblick auf seine lange Jugendzeit.* 2. Auflage, Stuttgart 1991.

< Natur und Kosmos im Einklang, im Gespräch. Entscheidend ist aber der Mensch mit seiner Tat. Er muß die Substanzen in der richtigen Weise verarbeiten und verwandeln. Hier sollen die drei Naturreiche (das Tierhafte nur durch gelbrote Nuancen angedeutet) und die vier Elemente sprechen. Wie läßt sich ein Dynamisierungsprozeß andeuten? Zunächst ist das wohl am ehesten mit dem rhythmischen Zerreiben einer Substanz zusammenzubringen, hier angedeutet durch braunrote Töne. Das Ganze verstärkt durch die Kräfte von Sonne und Mond, die im Hintergrund angedeutet sind. (Illustration: Gabriela de Carvalho.)

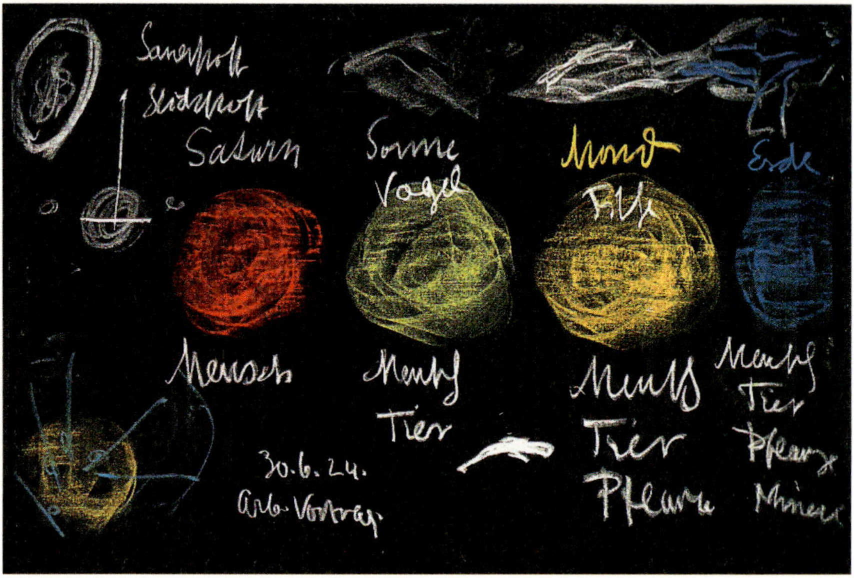

Evolution des Menschen und der Naturreiche mit den Entwicklungsstufen der Erde. Tafelzeichnung Rudolf Steiners zu einem Vortrag vor Arbeitern

sind Naturvorgängen ähnlich. Die aufgrund der evolutiven Verwandtschaft im menschlichen Organismus wirkenden Gesetzmäßigkeiten der mineralischen, pflanzlichen und animalischen Welt müssen von der Ich-Organisation integriert werden. Setzen sich die Naturgesetzmäßigkeiten im Menschen unverwandelt und nicht in das Ganze integriert fort, so erkrankt der Mensch und wird bestimmten Bereichen der Natur – je nach Krankheitsbild – ähnlicher.

Setzen sich mineralische Gesetzmäßigkeiten im menschlichen Organismus am falschen Ort durch, so entstehen Erkrankungen mit Ablagerungen und Verhärtungen, wobei meist organische Substanz aus dem Lebenszusammenhang herausfällt. Dadurch kommt der Körper an einer Stelle der unbelebten Natur wieder näher. Der Arzt rechnet solche Erscheinungen zu den skleroseartigen Erkrankungen.

Vermehrte Regeneration, gesteigerte Wachstumsschübe, kontinuierliches Wachstum, Tochtergeschwülste als Ergebnis «vegetativer Fortpflanzung» können als Merkmale bösartiger Geschwülste beobachtet werden. Während gutartige Tumore zwar gesteigerte Wachstumsschübe und vermehrte Regeneration zeigen, kommen diese doch in der Regel zeitlich oder räumlich von außen begrenzt zum Wachstumsstillstand. Solche Charakteristika gesteigerten Lebens – am falschen Ort, im falschen Maß und zur falschen Zeit – lassen den menschlichen Organismus im Falle der Tumorkrankheit pflanzenähnlicher werden.

Skleroseartige und tumoröse Erkrankungen, insbesondere in den Anfangsstadien, verursachen weder Krankheitsgefühl noch Schmerzempfindung. Diese beiden Symptome sind aber typisch für entzündliche Erkrankungen sogar bei einfachen katarrhalischen Erscheinungen. Sie können nur in Organismen auftreten, die ein Nervensystem als körperliche Voraussetzung für Bewußtsein entwickelt haben, so wie es bei Tier und Mensch der Fall ist. Bei den entzündlichen Erkrankun-

Ernte des Eselsdistel, die für ein Kreislaufmittel verwendet wird.

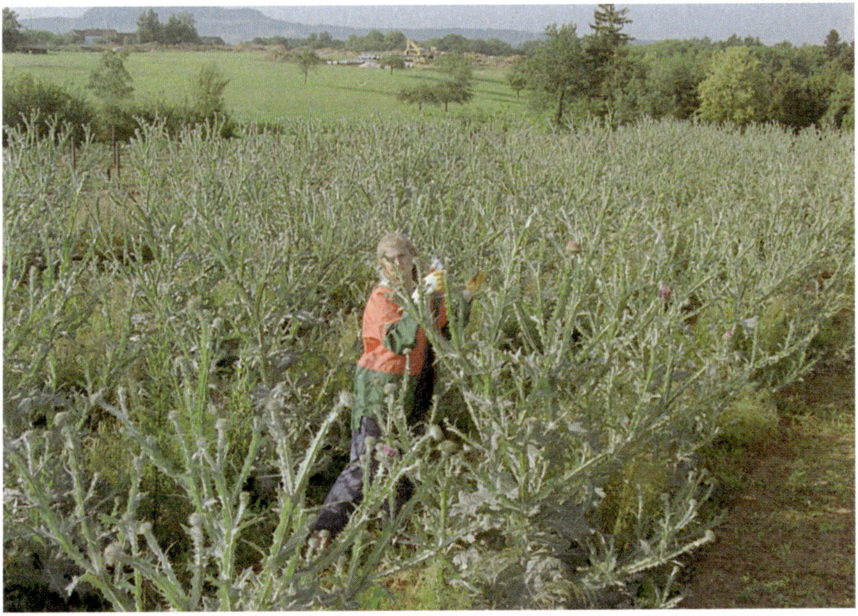

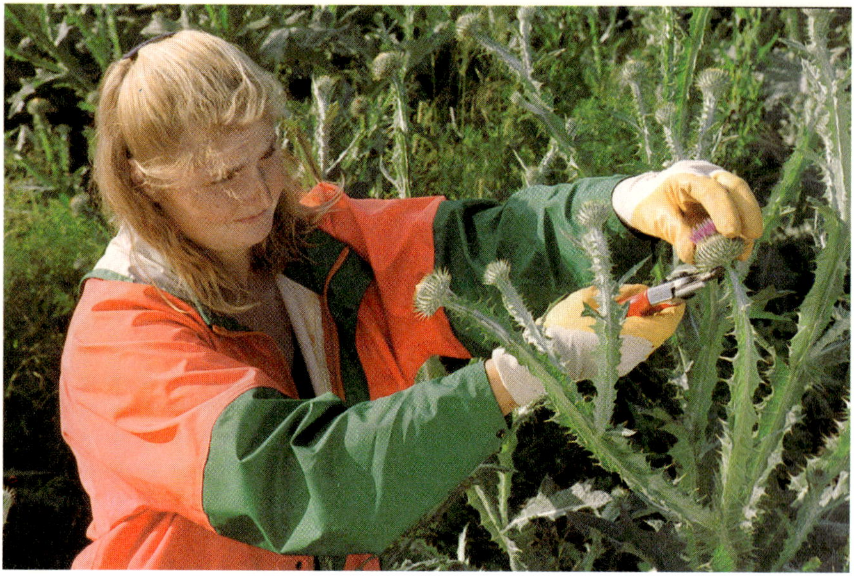

gen ist das leiborientierte, seelische Erleben verstärkt; es korreliert mit den gesteigerten Stoffwechselprozessen, die sonst unter der Schwelle des Bewußtseins bleiben. Bewußtsein setzt immer Seelentätigkeit voraus, die in der Evolution zuerst beim Tier auftritt und bei den entzündlichen Erkrankungen vorzuherrschen beginnt.

Naturkräfte bewirken Heilungsvorgänge

Die anthroposophische Pharmazie dient einer rationalen Therapie, die auf dem genannten Zusammenhang des Menschen mit den Naturreichen beruht. Dabei baut sie auf Rudolf Steiners Forschungsergebnissen auf diesem Felde auf.

Ausgangsstoffe, die dem Mineralreich entnommen werden, haben in potenzierter Form eine direkte Wirkbeziehung zur Ich-Organisation, indem sie deren Fähigkeit unterstützen, den physischen Leib (wieder) zu beherrschen und die Fülle der Einzelprozesse zu integrieren.

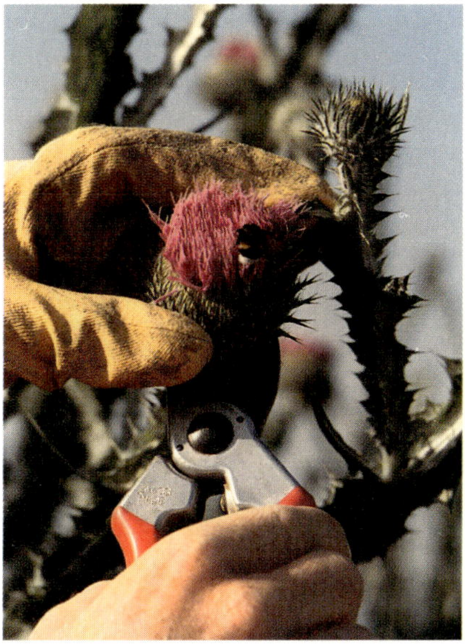

Vorsichtig werden die Blüten abgenommen …

Pflanzliche Ausgangsstoffe wirken primär auf den Astralleib und regulieren seine Beziehung zum Ätherleib.

Ausgangsstoffe tierischer Art wirken im menschlichen Organismus direkt auf den Ätherleib und regulieren sein Verhältnis zum Astralleib.

Menschliche Substanzen (Bluttransfusionen, Humanalbumine u.a.), die dem menschlichen Organismus verabreicht werden, haben ihre wesentliche Bedeutung für seine physische Körperlichkeit als solche. Aufgrund dieser Beziehungen ergeben sich je nach Krankheitsbild die Zusammenhänge mit bestimmten Ausgangsstoffen für die Heilmittelzubereitung.

Zur Heilmittelherstellung

Eine aus der Natur entnommene Heilsubstanz kann nur in seltenen Fällen ohne Anwendung eines pharmazeutischen Verfahrens im menschlichen Organismus eine Heilwirkung entfalten. Somit ist das Herstellungsverfahren Bindeglied zwischen Natursubstanz und Mensch. Es kommt dabei nicht nur auf die arzneiliche Form an, in welcher ein Stoff verabreicht wird (Tabletten, Pulver, Tropfen, Salbe etc.), sondern auf die pharmazeutische Bearbeitung, welche die Substanz so verwandelt, daß sie vom menschlichen Organismus aufgenommen

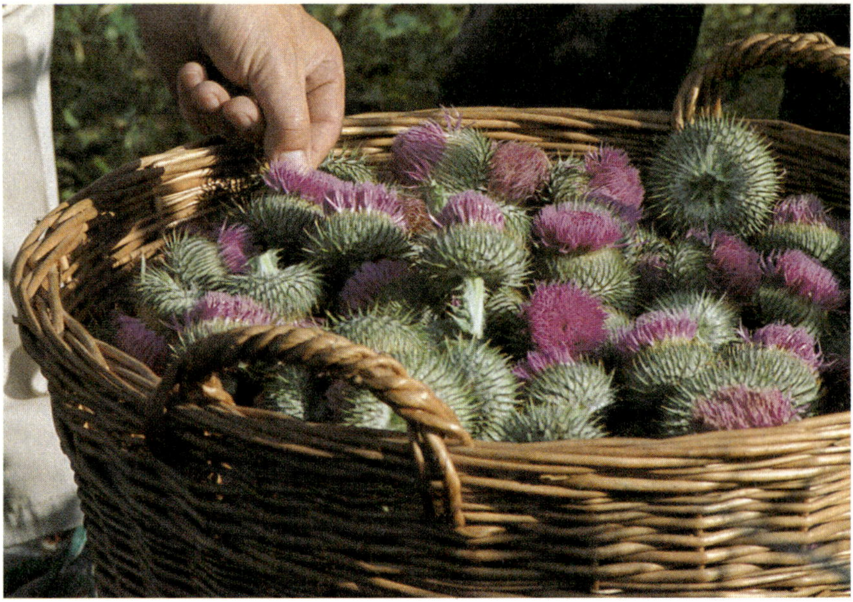

und sich die gewünschte therapeutische Wirksamkeit entfalten kann. Somit besteht die Aufgabe des Pharmazeuten darin, in Fortsetzung der Naturgesetzmäßigkeit einer Substanz das gewünschte Heilprinzip in den Stoffzusammenhängen herauszuarbeiten und in eine geeignete arzneiliche Form zu übertragen.

Dazu bedient er sich verschiedenster pharmazeutischer Verfahren, die hinsichtlich der drei Aggregatzustände der Stoffe und der Wärme wie folgt geordnet werden können:

1. Verfestigungs- und Mineralisierungs-Prozesse (z.B. kristallisieren, trocknen, koagulieren, sedimentieren, ausfrieren usw.)
2. Verflüssigungs-Prozesse (z.B. lösen, suspendieren, schmelzen, kondensieren, infundieren, digerieren, mazerieren usw.)
3. Verluftungs-Prozesse (z.B. destillieren, verdampfen, fermentieren, sublimieren usw.)
4. Verbrennungsprozesse (z.B. verkohlen, veraschen usw.)

Durch die gezielte Anwendung dieser elementar verschiedenen pharmazeutischen Verfahren können die natürlichen Ausgangssubstanzen so zu Heilmitteln verarbeitet werden, daß besondere Affinitäten zur Wirkungsweise der einzelnen menschlichen Wesensglieder entstehen. Denn aus der geisteswissenschaftli-

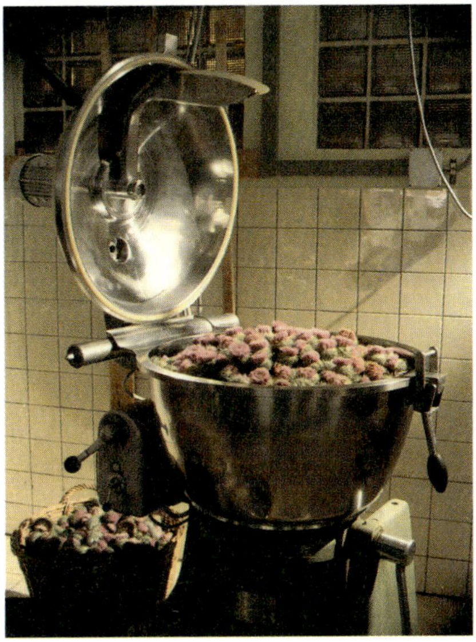

... gesammelt und verarbeitet.

chen Forschung ergibt sich, daß ein besonderer Zusammenhang besteht zwischen:

den Verfestigungs-Prozessen und dem physischen Leib,

den Verflüssigungs-Prozessen und dem Ätherleib,

den Verluftungs-Prozessen und dem Astralleib

sowie den Verbrennungs-Prozessen bzw. Wärme-Prozessen und der Ich-Organisation.

Es kann also der Pharmazeut das Arzneimittel in seiner Wirkungsrichtung auf das therapeutische Ziel hin orientieren. Dazu muß der rationale Zusammenhang entsprechend aufgesucht und die Substanz so bearbeitet werden, daß sie z.B. einem Krankheitsvorgang unmittelbar entgegenwirkt, daß sie Funktionen unterstützt, um Gegenwirkungen im Organismus anzuregen, oder aber daß sie ordnend und harmonisierend wirksam wird.

Die Sonderstellung des Potenzierens

Unter den in der anthroposophischen Medizin angewandten pharmazeutischen Verfahren nimmt das Potenzieren eine besondere Stellung ein. Diese von *Samuel Hahnemann* (1755 – 1843) in erster Linie auf empirischem Wege entdeckte Methode kann im Prinzip für jede Substanz, wenn diese entsprechend vorbehandelt ist, angewendet werden. Diese universelle Anwendungsmöglichkeit beruht darauf, daß das Potenzieren (von Hahnemann auch Dynamisieren genannt) in der Lage ist, die «Geistartigen Arzneikräfte», die in jeder Heilsubstanz verborgen sind, zur Entfaltung zu bringen. Die Wirksamkeit wird von Hahnemann wie folgt beschrieben: «Homöopathische Dynamisationen sind wahre Erweckungen der in natürlichen Körpern während ihres rohen Zustandes verborgen gelegenen arzneilichen Eigenschaften, welche dann fast geistartig auf unser Leben, das ist auf unsere empfindende (sensible) und erregbare (irritable) Faser einzuwirken fähig werden» (Hahnemann 1839).

Hahnemann hat diese Wirksamkeitszusammenhänge durch Erfahrung gefunden. Steiner war später infolge geisteswissenschaftlicher Forschungen in der Lage, die geistige Beschaffenheit der Substanzen von verschiedenen Gesichtspunkten aus darzustellen. Das führte dazu, das Potenzieren als pharmazeutisches Herstellungsverfahren in die anthroposophisch orientierte Pharmazie einzubeziehen. Die Heilmittelfindung in der anthroposophischen Medizin unterscheidet sich jedoch wesentlich von der homöopathischen Therapierichtung.

Die pharmazeutischen Verfahren nehmen bestimmte von den Wesensgliedern sonst zu leistende physiologische Prozesse vorweg. Das Potenzierungsverfahren bewirkt, daß die Heilsubstanz stufenweise durch rhythmische Verschüttelung bzw. Verreibung verdünnt wird und daß das dabei verwendete Verdünnungsmedium (z.B. Wasser) dadurch eine neue, dem Ausgangsstoff entsprechende Konfiguration eingeprägt bekommt. Auf diese kommt es bei potenzierten Arzneimitteln vor allem an – nicht allein auf die Stoffmengen, die Verwendung finden.

In der anthroposophischen Medizin werden Dezimalpotenzen zugrundegelegt. In der Regel ist die höchste Potenz eine D30. Durch die verschiedenen Potenzhöhen kann dem Arzneimittel eine bestimmte Richtung in bezug auf die Wirkebene im Menschen gegeben werden: Niedere Potenzen wirken auf das Stoffwechsel-Gliedmaßen-System, mittlere Potenzen auf das rhythmische und hohe Potenzen auf das Sinnes-Nerven-System. Entsprechend gilt für die Wirkung auf die Wesensglieder, daß durch quantitative Konzentrationen der Ausgangssubstanz die Beschaffenheit des physischen Leibes unmittelbar beeinflußt wird. Niedere Potenzen bis etwa D 6 regen spezifisch den ätherischen Leib an, mittlere Potenzen bis D 15 den astralen Organismus und die hohen Potenzen die Ich-Organisation.

In der anthroposophischen Pharmazie werden auch Wärmeanwendungen sehr spezifisch zwischen Zimmertemperatur und mehreren 100 Grad gehandhabt, um dem jeweiligen Stoff dadurch eine bestimmte Qualität zu geben. Die vielen möglichen pharmazeutischen Prozesse können in vielfältiger Weise kombiniert werden. Das gleiche gilt naturgemäß auch für die verwendeten Substanzen. So wie die Medizin nicht nur Wissenschaft, sondern besonders in der Therapie auch Kunst ist, wird die Pharmazie dann zur Kunst, wenn wirksame «Kompositionen» der angewendeten Substanzen und Verfahren entwickelt und gehandhabt werden.[1]

1 Siehe dazu auch Otto Wolff: *Anthroposophisch orientierte Medizin und ihre Heilmittel*. 5. Auflage, Stuttgart 1990.

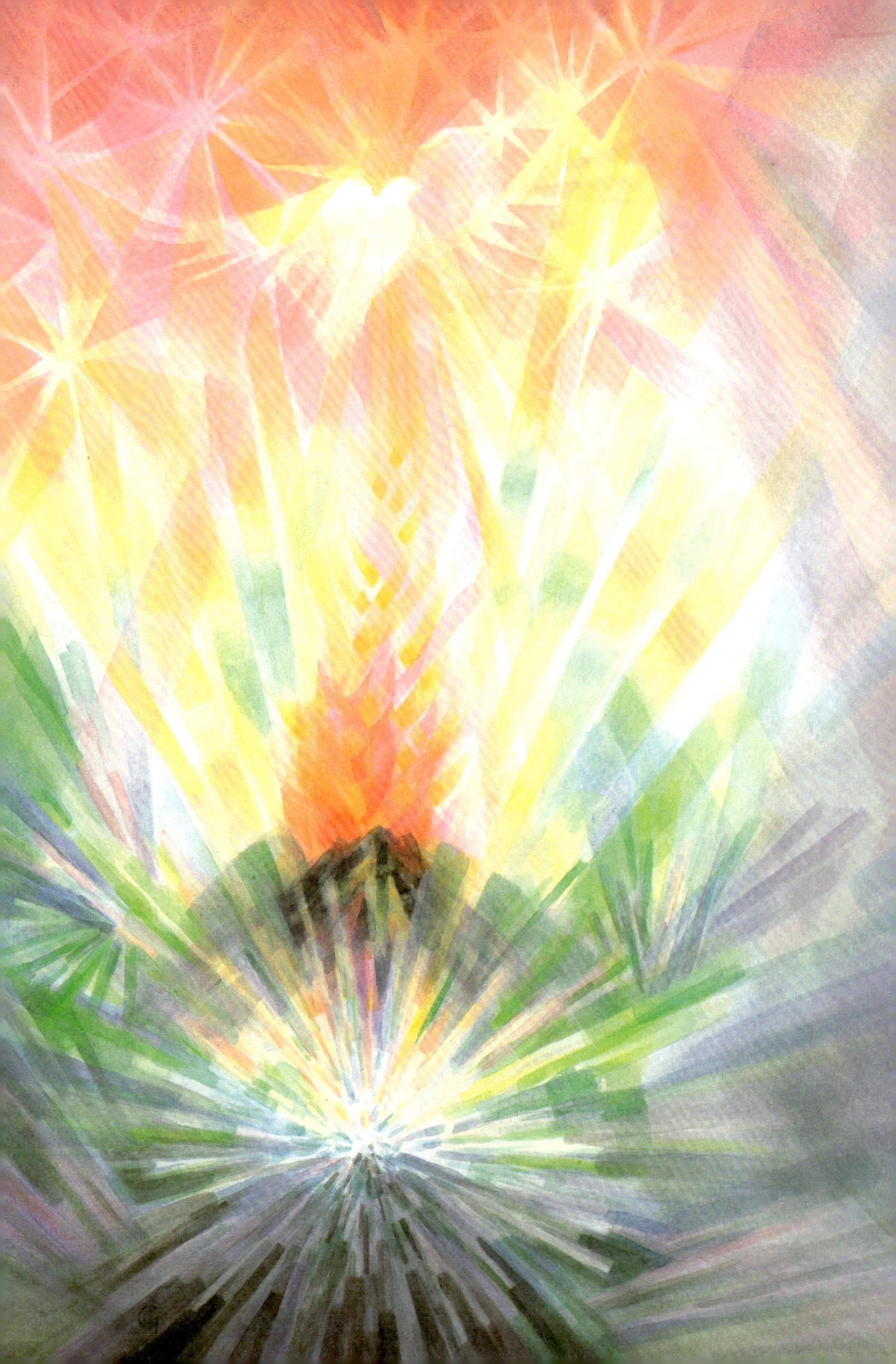

Dr. med. Jürgen Schürholz

Die anthroposophischen Heilmittelhersteller

Von dem ersten Ärztekurs «Geisteswissenschaft und Medizin», den Rudolf Steiner in Dornach vor Ärzten und Medizinstudenten hielt, ging ein die Medizin erneuernder Impuls aus. Schon nach einem Jahr kam es zur Gründung der beiden ersten «Klinisch-therapeutischen Institute» in Arlesheim (Schweiz) und in Stuttgart. Die therapeutische Arbeit dort machte die Herstellung von bewährten und auch neuen Arzneimitteln notwendig, die der auf Allseitigkeit veranlagten anthroposophisch erweiterten Medizin entsprachen. Die zu den Kliniken jeweils eingerichteten Laboratorien stellen nicht nur die Anfänge der Weleda dar, sondern waren der Geburtsort einer anthroposophisch erweiterten Pharmazie.

Eine aus der Natur entnommene Substanz muß durch ein geeignetes pharmazeutisches Verfahren erst zum Arzneimittel zubereitet werden. Somit ist das Herstellungsverfahren das Bindeglied zwischen Natursubstanz und Patient. Unter diesem Aspekt muß der Qualität des Herstellungsverfahrens prinzipiell eine gleich hohe Bedeutung zugemessen werden wie dem Arzneimittelausgangsstoff.

Da ein Arzneimittel nicht schlechthin wirksam sein kann, sondern im-

< Das Antimon kommt als Erz vor allem in seiner Schwefelverbindung, dem Grauspießglanz oder Antimonit vor. Es hat eine eigentümliche, strahlige oder feinfaserige Struktur, die auch in seinem Oxid wieder auftaucht. Es läßt sich leicht verdampfen. Der ‹Rauch› schlägt sich in kalten Flächen als Antimonspiegel nieder. Es hat also gerade zum Luftelement und zur Wärme, den physischen Trägern von Seele und Geist, eine besondere Affinität. Es wirkt überall dort, wo die Geschlossenheit der menschlichen Persönlichkeit in Gefahr ist. Auf der leiblichen Ebene drückt sich das z. B. bei Geschwüren aus. Auf der seelischen Ebene wird Antimon eingesetzt bei psychosomatischen Krisen mit Identitätsverlust und manischen Erregungszuständen. Auf der geistigen Ebene verstärkt es die Gedankenkräfte. (Illustration: Gabriela de Carvalho.)

mer nur im Hinblick auf ein bestimmtes Anwendungsgebiet und auf einen bestimmten zu erwartenden Heilerfolg, ist der Zusammenhang, in den das Arzneimittel durch die therapeutische Zielsetzung des Arztes gebracht wird, entscheidend für die Wahl des Herstellungsverfahrens, das jedem anthroposophischen Heilmittel zugrunde liegt.

So sind die hier gemeinten Arzneimittel solche, die gemäß der anthroposophischen Menschen- und Naturerkenntnis gefunden, entwickelt, hergestellt und später angewandt werden. Die im folgenden aufgeführten Heilmittelhersteller arbeiten alle auf diesen Grundlagen. Die beiden größten Betriebe Weleda und Wala stellen den Ärzten umfassende Sortimente von Medikamenten zur Verfügung. Andere Firmen wie die Helixor-Heilmittel GmbH u. Co., Novipharm Austria, Abnoba-Heilmittel GmbH wie auch das Forschungsinstitut Hiscia, in dem das älteste Mistelpräparat hergestellt wird, stehen ganz oder überwiegend im Dienste der Misteltherapie.

Marc Wethmar

Weleda – Im Einklang mit Mensch und Natur

Die Gründung der Weleda AG ist untrennbar mit der Entstehung der anthroposophischen Medizin verbunden. Anfang 1920 gab Rudolf Steiner den ersten Ärztekurs unter dem Titel «Geisteswissenschaft und Medizin». Die Fragen der Teilnehmer nach Heilmitteln, die aus dieser Geisteswissenschaft heraus konzipiert sind, führte letztendlich zu der Gründung der Weleda, damals noch unter dem Namen «Internationale Laboratorien AG».

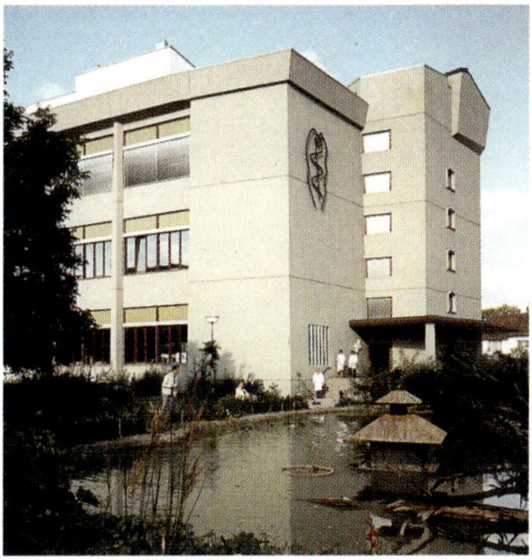

Produktionsgebäude der Weleda

Nach mehr als 70 Jahren ist die primäre Zielsetzung der Weleda unverändert:

1. der anthroposophischen Therapierichtung, das heißt Ärzten und Patienten, die gewünschten Heilmittel zur Verfügung zu stellen;
2. qualitativ hochstehende Körperpflegepräparate den Menschen zugänglich zu machen, die ein Bedürfnis danach haben.

Entscheidend ist, daß für die Weleda seit ihrer Gründung nicht das unternehmerische Ziel der Gewinnmaximierung am Anfang steht, sondern das Schaffen von Voraussetzungen, um für die anthroposophische Therapierichtung Heilmittel zur Verfügung zu stellen. Anliegen und Ziel unseres Unternehmens ist nach wie vor diese dienende Aufgabe. Die anthroposophische Therapierichtung

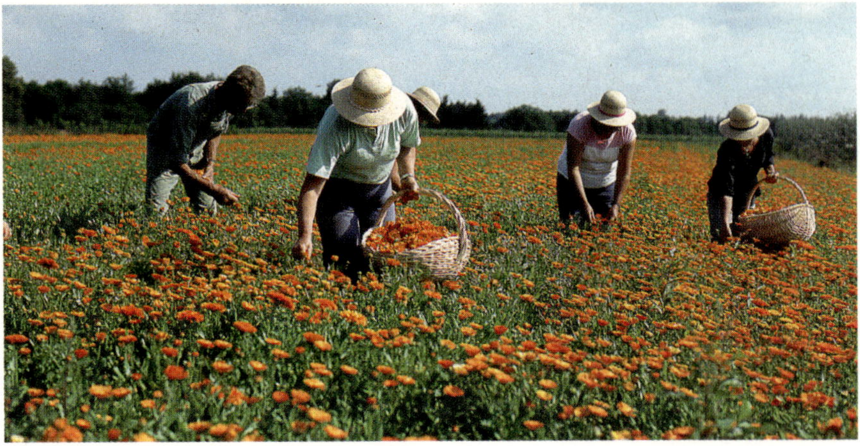

Calendula-Ernte

umfaßt alle Ärzte, die sich mit diesen Heilmitteln befassen und damit arbeiten wollen. Außerdem bietet die Weleda ein breites Spektrum an Heilmitteln an, die der Patient in der Selbstmedikation anwenden kann.

Selbstverständlich müssen wir wirtschaftlich vernünftig handeln, um diese Aufgabe auf Dauer erfüllen zu können. Der Bereich der Körperpflege hat dabei eine wichtige tragende Funktion.

In dem Bereich der Heilmittel und Körperpflegepräparate aus natürlichen Substanzen (also ohne synthetische Duft- und Konservierungsstoffe und ohne synthetisch erzeugte Wirkstoffe) besteht die Weleda seit 1921. Weleda-Niederlassungen und -Vertretungen in mehr als 30 Ländern haben für eine weltweite Verbreitung ihrer Präparate gesorgt. Allein in der deutschen Niederlassung, der Weleda in Schwäbisch Gmünd sind mehr als 400 Mitarbeiter beschäftigt.

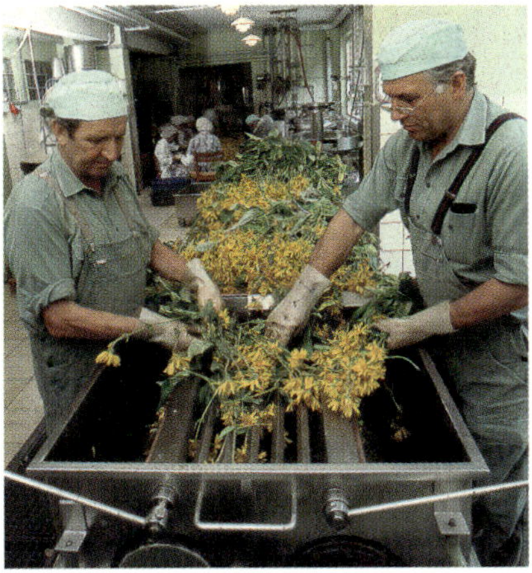

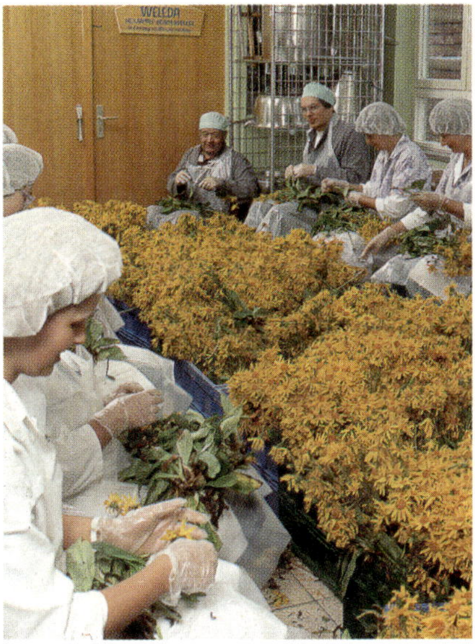

Arnika-Verarbeitung

Wir sind für die Welt verantwortlich, in der wir leben

Wir meinen in der Weleda, daß für Heilung und Pflege nur Rohstoffe verarbeitet werden dürfen, die den Lebensprozessen des menschlichen Organismus entsprechen. So werden z.B. Pflanzen, soweit wie möglich aus biologisch-dynamischem Anbau ohne künstliche Zusätze, zu Heilmitteln und Körperpflegepräparaten verarbeitet, die Menschen helfen, ohne der Natur zu schaden.

Natürliche Rohstoffe

Die Qualität der Weleda-Präparate beginnt bereits im firmeneigenen biologisch-dynamischen Heilpflanzenanbau. Mehr als 200 verschiedene Heilpflanzen werden auf einer Fläche von mehr als 10 ha aufgezogen. Ein Großteil der Frischpflanzen stammt aus diesem Anbau. Von den darüber hinaus benötigten Pflanzen, die wir in getrocknetem Zustand weiterverarbeiten (Drogen), können die meisten aus den vielfältigsten Gründen (Bodenbeschaffenheit, Kli-

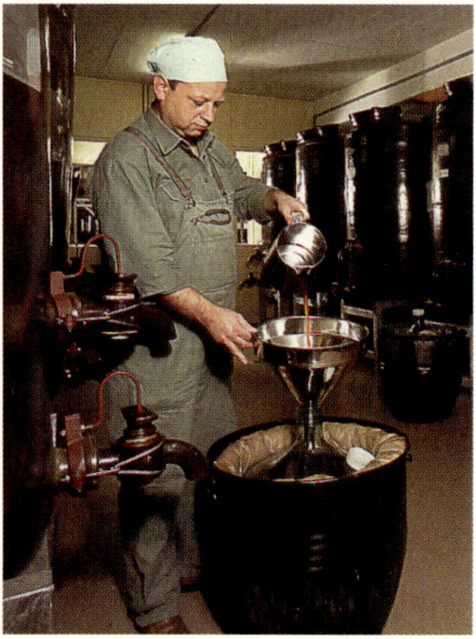

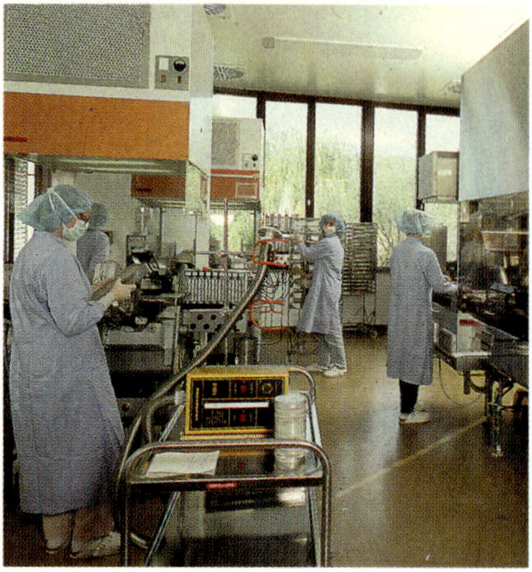

Heilmittelabfüllung

Tinkturenkeller

ma, Höhenlage usw.) nicht im eigenen Anbau aufgezogen werden. Diese müsen zugekauft werden, wo es möglich ist, aus kontrolliert biologischem oder biologisch-dynamischem Anbau. Für alle eingehenden Rohstoffe, so auch für die Wildpflanzen, werden umfangreiche Kontrollen durchgeführt, die teilweise über die Vorschriften des Deutschen Arzneibuches hinausgehen. Für die biologisch-dynamische Anbauweise haben wir uns entschieden, weil sie den ökologischen Anbau weltweit am konsequentesten betreibt.

Anschließend werden die Produkte in zum Teil aufwendigen Prozessen schonend weiterbehandelt: getrocknet, gepreßt, zu Extrakten verarbeitet. In großen Steinzeug- und Glasbehältern halten sich die so gewonnenen «Urtinkturen» ohne Konservierungsstoffe frisch und gewinnen (wie ein guter Wein) sogar noch an Reife und Qualität.

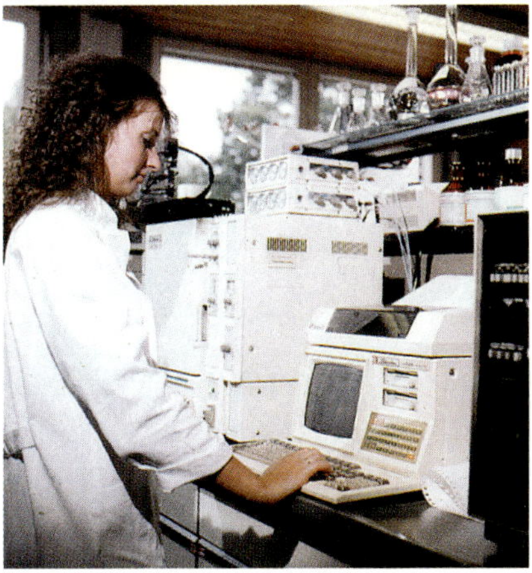

Qualitätskontrolle mit modernen Meßverfahren

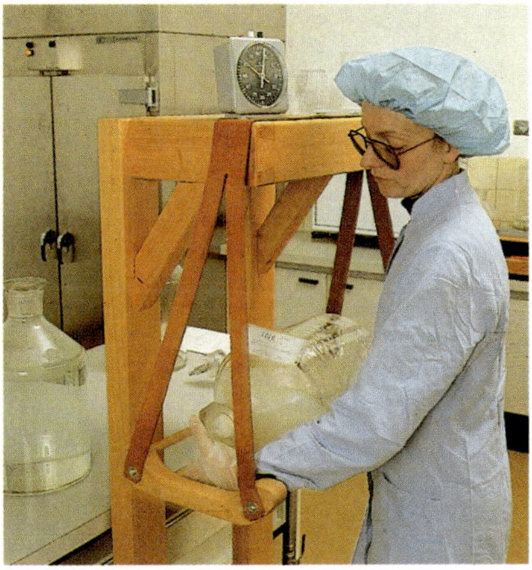

Potenzieren

Sinnvoll heilen und pflegen

Für Weleda-Heilmittel und -Körperpflegepräparate ist der Prozeß der Veredelung von außerordentlicher Wichtigkeit. Zum Beispiel werden die natürlichen Rohstoffe bestimmten rhythmischen Prozessen unterzogen, die auf den ebenfalls rhythmischen Aufbau der menschlichen Organisation abgestimmt sind. Wichtig dabei: Die Rhythmisierung unserer flüssigen Präparate, die z.B. für die Potenzierung von Bedeutung ist, wird bei uns von Menschenhand ausgeführt.

Grundsätzlich verlangt die pharmazeutische Verarbeitung von Heilpflanzen oder mineralischen Stoffen viel Wissen und Können sowie langjährige Erfahrung. Bei der Rohstoffverarbeitung und Laboruntersuchung natürlicher Präparate treten eine Vielzahl von Fragestellungen auf, die bei synthetisch erzeugten Produkten unbekannt sind. Deshalb mußten viele Technologien eigens entwickelt werden.

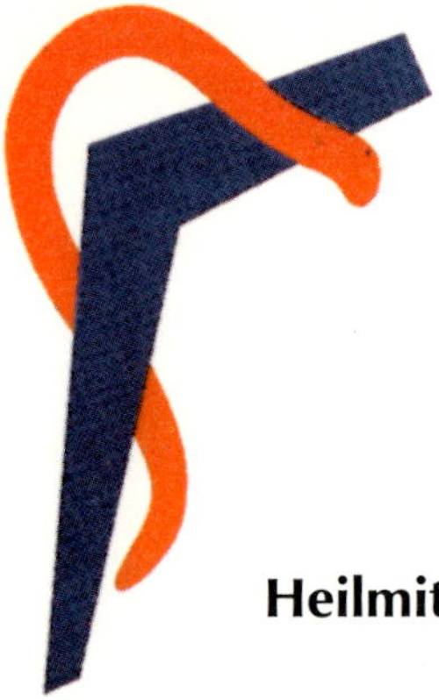

Heilmittel

Etwa 3000 verschiedene Heilmittel werden in der Weleda produziert. Außer diesen Fertigarzneimitteln werden täglich individuelle, vom Arzt speziell für einen Patienten zusammengestellte Rezepturen hergestellt. Diesen aufwendigen Service leisten wir, weil wir die individuelle Behandlung des Patienten durch ein vom Arzt eigens komponiertes Arzneimittel für wichtig halten.

Bevor ein neues Heilmittel tatsächlich beim Patienten angewendet werden kann, muß es einen langen Weg von aufwendigen Prüfungen und Untersuchungen durchlaufen. In der Erprobung unserer Arzneimittel arbeiten wir international eng zusammen mit Ärzten und Pharmazeuten, die wir regelmäßig über ihre Erfahrungen konsultieren. Auch mit verschiedenen Kliniken im In- und Ausland stehen wir in regelmäßigem, intensivem Austausch.

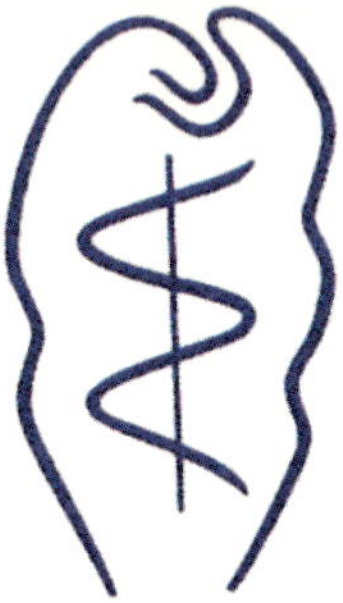

Körperpflegepräparate

In zunehmendem Maße werden von den Verbrauchern auch hochwertige Naturprodukte für die Körperpflege verlangt. Die 70jährige Erfahrung im Bereich der Heilmittelforschung und -anwendung sowie die strengen Kontrollen eines pharmazeutischen Unternehmens kommen auch der Qualität der Weleda-Körperpflegepräparate zugute. Tierversuche lehnen wir dabei grundsätzlich ab. Inzwischen umfaßt das Sortiment mehr als 70 Körperpflegeartikel «vom Scheitel bis zur Sohle» in allen marktüblichen Größen und Gebinden.

1 Ausnahmen bilden die Haarshampoos, die milde, waschaktive synthetische Substanzen enthalten, und die Sonnenschutzcreme mit ihrem UV-Faktor. In beiden Fällen konnte bisher noch keine «natürliche» Lösung gefunden werden.

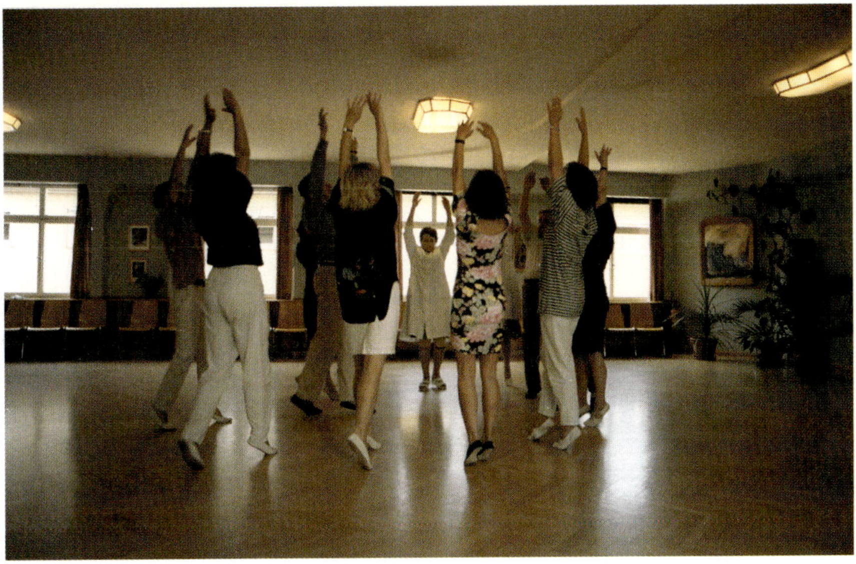

Betriebseurythmie

Was wir unter Qualität verstehen: Leben verbinden

Seit 70 Jahren setzt sich die Weleda einen hohen Qualitätsmaßstab, der in vielen Punkten wesentlich über den üblichen Qualitätsstandard hinausgeht – dies auch im Bereich der wachsenden Zahl von Naturpräparaten. Weleda-Präparate sind nicht nur «ohne synthetische Wirk- und Hilfsstoffe»,[1] nicht nur «natürlich». Sie sind mehr: Sie verbinden Leben mit Leben.

Was ist «Leben»?

In der naturwissenschaftlichen Forschung weiß man inzwischen, daß es für die Erklärung von Lebensprozessen nicht ausreicht, Stoffunktionen oder Stoffeigenschaften zu summieren. Unsere Erfahrung hat gezeigt: Die Addition allein reicht als wissenschaftliche Erkenntnismethode für das Leben nicht aus. Eine der wichtigsten Eigenschaften alles Lebendigen ist gerade durch das gekennzeichnet, was über die

Summe der Stoffe hinausgeht: der Zusammenhang einer lebendigen Einheit, die sich z.B. in Form, Gestalt und Wesensart von Pflanzen, Tieren und Menschen ausdrückt. Von diesem inneren Zusammenhang der einzelnen Wesen und ihren intensiven Wechselbeziehungen ausgehend, werden die Heilmittel und Körperpflegepräparate der Weleda komponiert. Die nachweisbaren Erfolge dieser Präparate beruhen darauf, daß der Mensch nicht als isoliertes Wesen im Weltgeschehen gesehen wird, sondern in einer engen Beziehung zu der ihn umgebenden Welt. Diese Beziehung beschreibt auch das Weleda-Firmenmotto «Im Einklang mit Mensch und Natur».

Michael Werner

Zur Mistelpräparatherstellung im Verein für Krebsforschung

Knapp 10 km südlich von Basel, in der Gemeinde Arlesheim, befindet sich das Forschungsinstitut Hiscia, in dem seit Ende der 40er Jahre an der Herstellung, Weiterentwicklung und Forschung von Mistelpräparaten zum therapeutischen Einsatz gegen die Krebserkrankung gearbeitet wird.

Das Institut Hiscia ist Teil des Vereins für Krebsforschung, der 1935 unter anderem von der Ärztin Ita Wegman gegründet wurde, um eine Möglichkeit zu schaffen, den vielfältigen Anregungen und Hinweisen Rudolf Steiners zur Mistelpflanze und deren Verarbeitung zu einem Medikament konzentriert nachzugehen.

Ein zusätzlicher Schwerpunkt der Tätigkeit ergab sich durch die im Jahre 1963 auf Initiative von Alexandre Leroi in Arlesheim eröffnete Lukas-Klinik. Diese Spezialklinik für Geschwulstkranke verfügt heute über 46 Betten. 120 Mitarbeiter, darunter 12 permanente Ärzte, betreuen dort jährlich Hunderte von Patienten mit einer individuell abgestimmten Mistelbehandlung.

Forschungsinstitut Hiscia Arlesheim / Schweiz

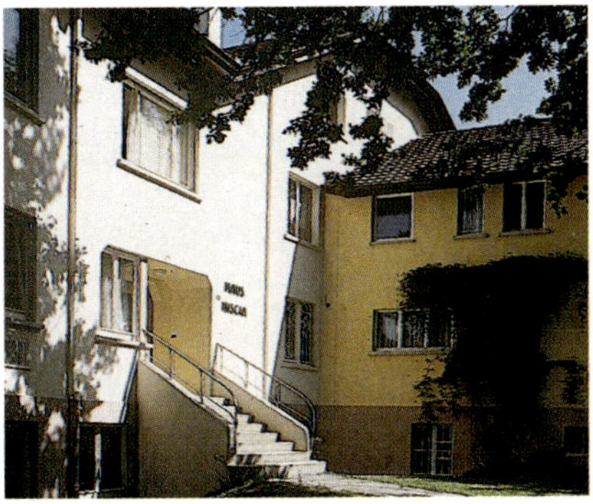

Lukas-Klinik Arlesheim / Schweiz

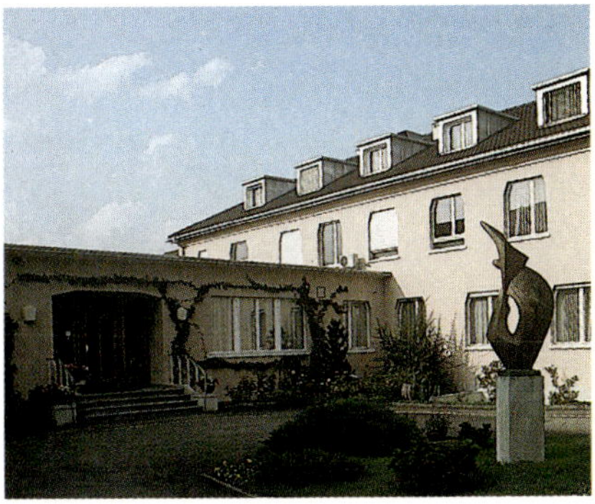

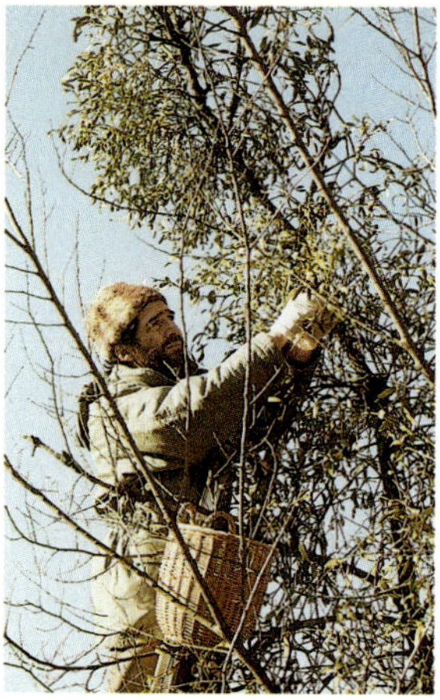

Mistelernte im Winter.
Kultivierte Misteln auf Ulme

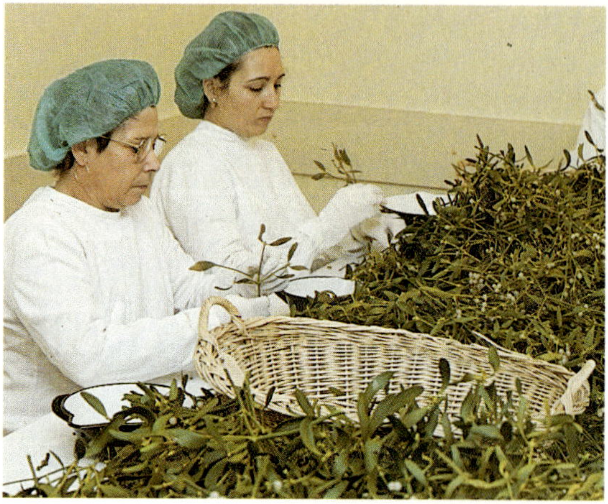

Verlesen der geernteten Misteln

An der Herstellung und Weiterentwicklung der Mistelpräparate sowie deren chemischer und biologischer Untersuchung arbeiten heute ca. 50 Mitarbeiter, darunter Ärzte, Apotheker, Biochemiker, Biologen und Physiker.

Die Mistelpräparate werden durch ein spezielles Herstellungsverfahren aus Misteln von verschiedenen Wirtsbäumen gewonnen. Die Ernte der hierfür erforderlichen Pflanzen erfolgt zweimal im Jahr, im Frühsommer (Juni) und im Winter (Dezember). Geerntet wird dabei vorwiegend in Frankreich, in Waldgebieten, die abseits großer Verkehrsstraßen und Industriezentren liegen. In kleinem, aber zunehmendem Umfang wird die Mistel aber auch schon – nach zeit- und arbeitsaufwendiger Mistelkultivierung – in eigenen Plantagen geerntet.

Nach dem sorgfältigen Verlesen der geernteten Pflanzenteile wird die Mistel mittels einer milchsauren Fermentation extrahiert. Aus dem Pflanzenbrei gewinnt man anschließend durch Abpressen und Filtration einen Pflanzensaft. Die so erhaltenen Sommer- und Wintersäfte werden dann, auf einer speziell für dieses Präparat konstruierten Mischmaschine, zum Mistel-Konzentrat weiterverarbeitet.

Das Fertigpräparat erhält man durch

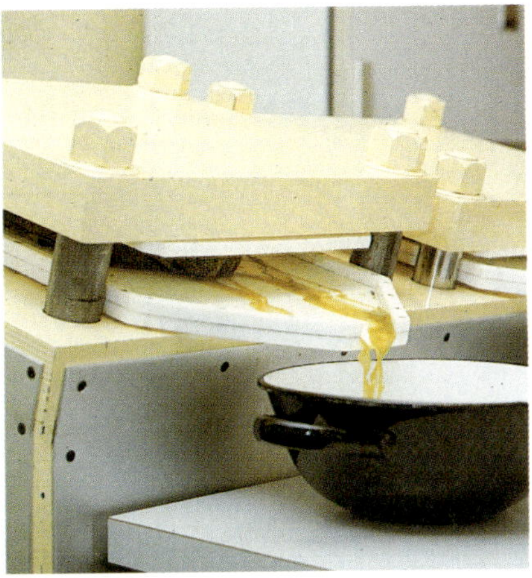

Abpressen des Pflanzenextraktes

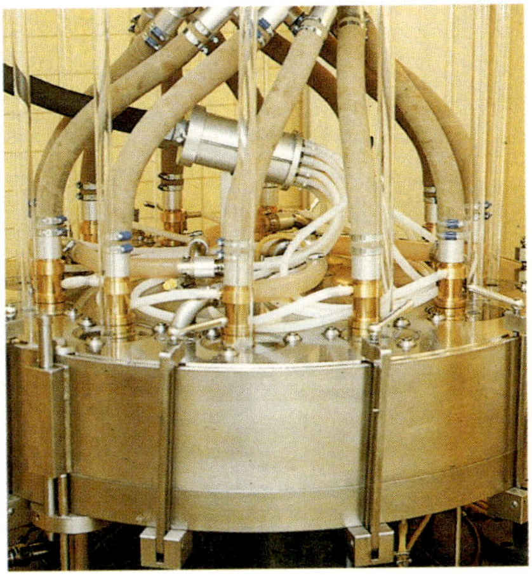

Spezialmaschine zur Herstellung der Mistelsaftmischung

anschließende Verdünnung mit isotonischer Lösung, Sterilfiltration und Abfüllung in Ampullen. Diese letzten Verfahrensschritte sowie der Vertrieb der Präparate über Großhandel und Apotheken erfolgen durch die Weleda AG.

Dr. med. Heinz-Hartmut Vogel

Die Wala-Heilmittel GmbH

Die historisch-geistesgeschichtlichen Hintergründe der Wala

Um die Mitte des vergangenen Jahrhunderts kamen die auf Hippokrates basierende Medizin und die auf Paracelsus zurückgehende Medizin an ein Ende.
Letzter Ausläufer war die Humoralpathologie Rokitanskis in Wien.
Mit der Zellularpathologie Virchows und der sich um die Mitte des letzten Jahrhunderts rasch ausbreitenden naturwissenschaftlichen Beschränkung der Medizin auf Maß, Zahl und Gewicht (*Du Bois-Reymond, Brügge und von Müller*) war ein geistiges Vakuum in der Medizin entstanden. Keimhaft begründete ein Kreis von Naturphilosophen um die überragende schöpferische Gestalt *Goethes* eine Natur- und Menschenanschauung, in der der Mensch als geistig-schöpferisches Wesen gleichsam die Seelenachse bildete. Schrittweise formte sich ein Weltbild, das – soweit damals überschaubar – die Entwicklung der Erde, der Naturreiche und des Menschen in *einen* großen gemeinsamen Evolutionsprozeß zusammenzufassen suchte. Im Umkreis Goethes wirkten der Arzt und Philosoph *Schelling*, der Naturforscher *Oken* und Goethes Freund *Herder* an einem neuen Weltbild.
Diese Bemühungen wurden durch die beeindruckenden Ergebnisse der Naturwissenschaften, der Physik und Chemie, aus dem Blickfeld vor allem der Ärzte verdrängt. Nur *Samuel Hahnemann*, der Arzt und Chemiker (1755-1843), versuchte, eine neue Krankheitsauffassung und eine neue Therapie zu entwickeln, und zwar auf der Grundlage der inneren «Verwandtschaft» von Krankheitserscheinungen und Natursubstanzen. Er entwickelte mit dem Gedanken «Similia similibus curentur» und mit der Herstellung potenzierter, d.h. «dynamisierter» Natursubstanzen eine Krankheitslehre, die nur verständlich sein konnte auf dem Hintergrund der gleichzeitig entwickelten, einheitlichen, von uns heute als «Goethe-

anismus» bezeichneten Menschen- und Naturanschauung.

Durch *Rudolf Steiner* wurde das Weltbild Goethes und seiner Zeitgenossen zum Angelpunkt einer umfassenden Menschen- und Naturanschauung, die er für unsere Zeit «Goetheanismus» nannte.[1]

Es lag offenbar in der Biographie und dem Schicksal des Chemikers Rudolf Hauschka (1891 - 1959), Rudolf Steiner im Jahre 1924 in Arnheim, Holland, anläßlich eines Kongresses zu begegnen. Er hatte Gelegenheit, Rudolf Steiner nach den Grundlagen des Lebendigen zu fragen. Rudolf Steiner antwortete: «Studieren Sie die Rhythmen, Rhythmus trägt Leben.»

Dies war der schicksalhafte Beginn einer bis heute fortgesetzten Bemühung um die Herstellung von Heilmitteln auf der Grundlage einer neuen pharmazeutischen Zubereitung vor allem von Pflanzenheilmitteln unter der Anwendung von Rhythmen, die der Natur abgelesen sind. Es handelt sich vor allem um Pflanzenheilmittel-Zubereitungen ohne Alkohol durch die Fortführung der auf die lebende Pflanze einwirken-

Firmen- und Warenzeichen seit 1948, entworfen von dem Künstler Eduard Steiner.

Das WALA-Kollegium v. l. n. r.: Dr. Rudolf Hauschka, Max Kaphan, Maja Mewes, Dr. med. Margarete Hauschka-Stavenhagen

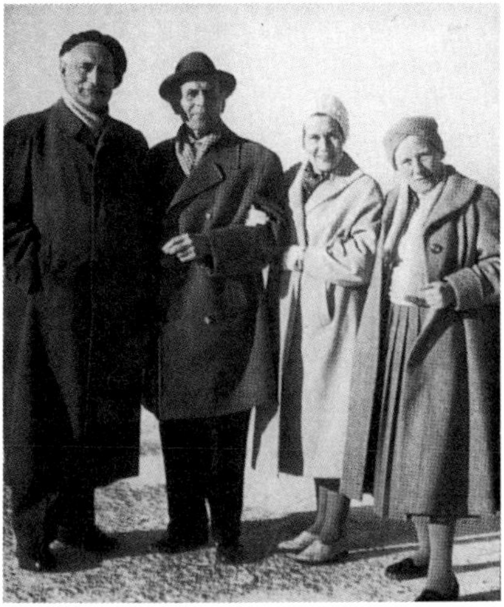

1 Rudolf Steiner: *Der Goetheanismus, ein Umwandlungsimpuls und Auferstehungsgedanke.* 6. Vortrag, Dornach, 12.1.1919, GA 188.

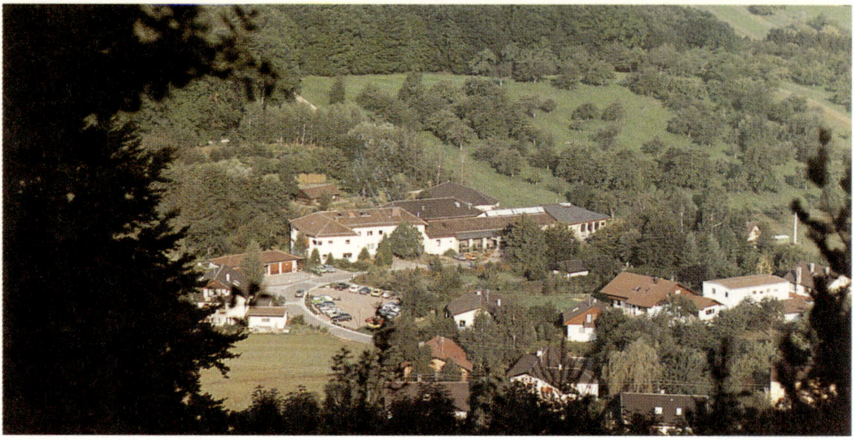

Die Betriebsgebäude der WALA Boll/Eckwälden am Rande der schwäbischen Alb

den Rhythmen von Morgen und Abend, Kühle und Wärme.

Bereits 1929 begann *Rudolf Hauschka* zusammen mit *Ita Wegman* am klinisch-therapeutischen Institut in Arlesheim mit der Herstellung von in dieser Weise rhythmisch zubereiteten Heilpflanzenauszügen. Diese Arbeiten fanden vor dem letzten Krieg in Ludwigsburg und Dresden ihre Fortsetzung durch die Apothekerin *Hilde Beck*. Es waren diese Laboratorien angeschlossen an das Zentrallaboratorium am klinisch-therapeutischen Institut in Arlesheim. Nach dem letzten Krieg 1945/46 begann Rudolf Hauschka mit seinen Mitarbeitern am Homöopathischen Krankenhaus München/Höllriegelskreuth erneut mit der Herstellung rhythmisch zubereiteter Heilpflanzenpräparate. Seitdem sind auf dem Hintergrund der durch die Geisteswissenschaft Rudolf Steiners erweiterten und vertieften Menschen- und Naturanschauung von Ärzten der «anthroposophischen Therapierichtung» zahlreiche *Heilmittelrezepturen* entstanden, die im Laufe der Jahre in den Heilmittelschatz der WALA eingegangen sind.

Daneben entstand seit 1966 auf dem Hintergrund der Erfahrungen im Umgang mit den Natur-Substanzen eine breite Produktpalette von *Körper- und Hautpflege-Präparaten.* 1950 erfolgten die Umsiedlung des

Laboratoriums nach Eckwälden und die rechtliche Begründung der WALA als selbständiges Unternehmen.

Die Firmenbezeichnung «WALA» geht aus dem neuen Verfahren hervor, nämlich: den wäßrigen Heilpflanzenansatz einem Wärme- und Lichtrhythmus am Morgen und Abend, bei Sonnenauf- und Sonnenuntergang auszusetzen. In der Zwischenzeit wird der Ansatz in einem Isolierschrank von allen Außeneinwirkungen weitgehend abgeschirmt und im Inneren auf ca. 37° C gehalten. Morgens und abends erfolgt eine Abkühlung gegen 4° C. Der Pflanzenansatz wird um diese Zeit von Hand in eine leichte Wirbelbewegung gebracht. Nach Abpressen des Pflanzenansatzes wird ein bestimmter Anteil der veraschten Rückstände der Grundsubstanzlösung wieder zugeführt; daher die Bezeichnung Wärme-Asche und Licht-Asche, die zu dem Firmennamen «WA-LA» geführt hat.

Die soziale Gestalt

Der rasche Aufstieg der WALA und die Verbreitung ihrer Heilmittel weit über Deutschlands Grenzen hinaus haben die Bedeutung dieses neuen Herstellungsverfahrens bestätigt. Die WALA ist ständig gewachsen, heute arbeiten in ihrem Zusammenhang 240 Menschen. Die soziale Gestalt, die sie sich gegeben hat, soll es den Mitarbeitern ermöglichen, die Kulturaufgabe der WALA mitzutragen. Die Überführung der Gesellschafteranteile der ehemaligen WALA OHG in eine Stiftung war der entscheidende Schritt, die finanzielle Grundlage der mit der Stiftung verbundenen WALA GMBH der Verfügung einzelner Personen zu entziehen. Die WALA-STIFTUNG ist Treuhänderin des gesamten Vermögens und hat die Aufgabe, die Gründungsziele der WALA auch in der Zukunft zu sichern. Neu ist ebenfalls die weitgehende Mitbeteiligung der Mitarbeiter am Betriebsergebnis. Jeder einzelne Mitarbeiter bekommt am Jahresende – soweit es die Ertragslage zuläßt – eine Gutschrift, die durch Einzelverträge die Mitarbeiter für die Eigenfinanzierung der Firma bis zu ihrem Ausscheiden aus dem Berufsleben zur Verfügung stellen. Dadurch soll erreicht werden, daß der Mitarbeiter bis in das finanzielle Ergebnis am Wohl und Wehe der Gesamtunternehmung beteiligt ist. Er ist es, der durch seine Arbeit die wirtschaftliche Grundlage und damit die Arbeitsplätze (auch in bewegten Zeiten) sichert. Diese soziale Gestaltung fordert die Mitarbeiter auf, die Kulturaufgaben, die die WALA übernommen hat, mitzutragen.

So steht die WALA inmitten des heutigen Wirtschafts- und Gesellschaftssystems, das die eigentumsmäßige Privatrechtsordnung auf die Spitze getrieben hat, indem ein wirtschaftliches Unternehmen «Gewinne erzielen» soll – wobei die Gewinne den Kapitalgebern zufließen. Es sollte deutlich geworden sein, daß mit dieser Gesinnung die Kulturaufgabe eines Heilmittelherstellers und die Kulturaufgabe der Medizin auf das schwerste belastet werden. Hinzu kommt die Gefahr, daß durch staatliche Maßnahmen in die freie Therapie-Entscheidung der Ärzte und in die freie Therapiewahl der Bürger eingegriffen wird. So gehört es ebenfalls zu den Aufgaben der WALA-Leitung, den therapeutischen Freiraum gegen eine materialistische Therapierichtung zu sichern, die noch immer – wie zu Beginn der naturwissenschaftlichen Ära der Medizin – den leidenden Menschen und die tieferen, oft schicksalhaften Krankheitsursachen rein naturwissenschaftlich erklären und behandeln will.

So steht die WALA mit anderen Heilmittelherstellern in der öffentlichen Auseinandersetzung um die Erhaltung eines freien Kulturraumes in unserer Zeit.

Für tiefer gehende Fragen stehen zur Verfügung:

- Informationsblätter der WALA über Kosmetika, Diätetika (Elixiere)
- «Wege der Heilmittelfindung» von Dr. H.-H. Vogel. In diesem Buch werden sämtliche WALA-Präparate in ihrer Zusammensetzung und ihrer therapeutischen Anwendung auf der Basis der anthroposophischen Medizin in aller Ausführlichkeit beschrieben.

Dr. med. Dietrich Schlodder

Die Helixor Heilmittel GmbH & Co. in Rosenfeld

Im Bemühen, einen Beitrag zur Weiterentwicklung der Mistelpräparate und zur Steigerung ihrer Wirksamkeit bei Krebs- und auch bei Leukämieerkrankungen zu leisten, schloß sich im Jahre 1971 eine Arbeitsgruppe von Ärzten, Pharmazeuten und Technikern zum *Verein für Leukämie- und Krebstherapie e.V.* zusammen. Frucht dieser Arbeit war ein neues Mistelpräparat, das ab 1972 klinisch erprobt und einer wachsenden Zahl interessierter Ärzte zur Verfügung gestellt wurde.

Das neue Verfahren zeichnete sich durch folgende Besonderheiten aus:

– Aus der Mistel-Frischpflanze wird ein wäßriger Extrakt hergestellt, der nicht fermentiert wird, um die empfindlichen Mistelsubstanzen weitgehend zu erhalten.

– Da die Mistel im Jahreslauf charakteristische Veränderungen durchläuft, wird zu vier verschiedenen Zeiten geerntet, jeweils zu Beginn und am Ende des Winters und des Sommers, um die unterschiedlichen Qualitäten der Mistel im Jahreslauf zu erfassen und zum eigentlichen Heilmittel zu vereinen. Besonders berücksichtigt werden Licht- und Wärmequalitäten, die in der Blüten- und Fruchtbildung zum Ausdruck kommen.

– Der Extraktionsprozeß wird nach einem Verwirbelungsprinzip durchgeführt, das sich an den Prozeß der Präparateherstellung in der biologisch-dynamischen Landwirtschaft anlehnt. Auch der Mischprozeß, durch den Winter- und Sommerextrakte zum endgültigen Heilmittel vereinigt werden, geschieht in Form eines speziellen, wissenschaftlich gut untersuchten Wirbelprozesses.

Da es bald nicht mehr möglich war, der zunehmenden Nachfrage durch ehrenamtliche Arbeit nachzukommen, wurde 1975 die *HELIXOR-Heilmittel GmbH & Co.* gegründet.

Neben Herstellung und Vertrieb des Mistelpräparates und einiger Heilpflanzensalben ist die weitere Erforschung der Mistel und ihrer Wirkungsweise ein wichtiges Unternehmensziel. Auch wird an der Entwicklung weiterer Medikamente auf Grundlage der anthroposophischen

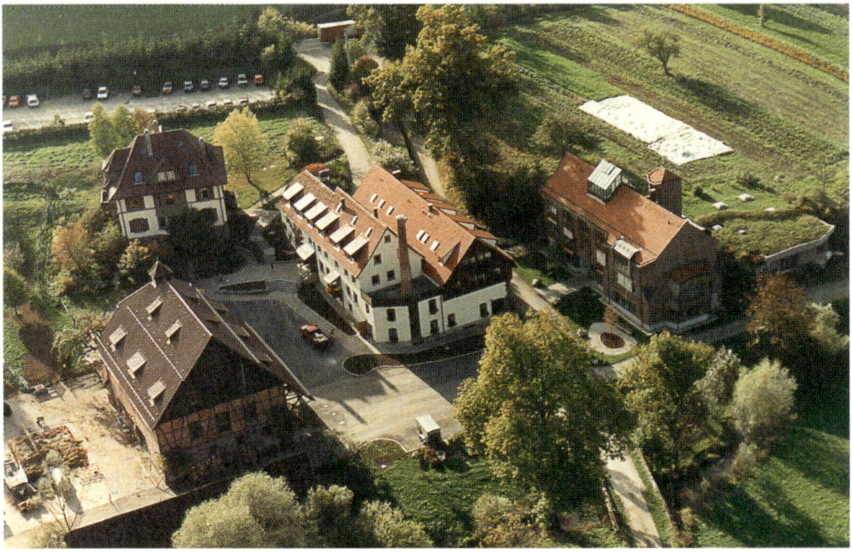

Hofgut Fischermühle: Rechts im Bild das Herstellungs- und Laborgebäude der Firma Helixor

Helixor-Herstellungsraum: Links Extraktionsgefäße, rechts spezielle Mischapparatur

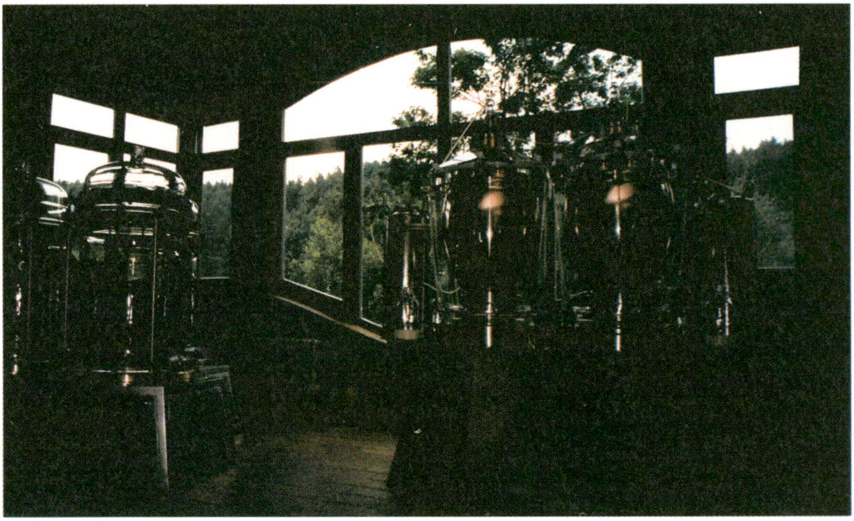

Menschen- und Naturerkenntnis gearbeitet. In der hauseigenen Forschungsabteilung wird ein ganzheitlich-goetheanistischer Forschungsansatz mit modernen naturwissenschaftlichen Methoden zu einer fruchtbaren Synthese verbunden. Außerdem besteht eine intensive Zusammenarbeit mit mehreren Universitäts- und Max-Planck-Instituten sowie mit Kliniken und niedergelassenen Ärzten. Derzeit werden fast 20 % des Umsatzes in die Forschung investiert.

Seit 1980 ist die Firma im Hofgut Fischermühle bei Rosenfeld im Zollern-Alb-Kreis zu Hause, in einem idyllischen Mittelgebirgstal zwischen Schwarzwald und Schwäbischer Alb. Fast 70 Mitarbeiter sind in Herstellung, Vertrieb, Forschung, Therapieberatung und Verwaltung sowie in der angegliederten biologisch-dynamischen Landwirtschaft tätig. Letztere versorgt einen großen Kundenkreis mit Milchprodukten, Getreide und Gemüse in Demeter-Qualität und ist auch für den Heilpflanzenanbau zuständig.

Das ganze Unternehmen steht im Besitz der gemeinnützigen *Stiftung Helixor*. Die erwirtschafteten Erlöse fließen satzungsgemäß in die Förderung zahlreicher medizinischer, sozialer und pädagogischer Institutionen und Forschungsprojekte.

Auch kulturelle Aktivitäten werden im Hofgut Fischermühle gepflegt: Im Festsaal finden regelmäßig öffentliche Vorträge, Konzerte, Rezitationen, Theater- und Eurythmieaufführungen sowie Tagungen statt. Träger dieses Geisteslebens ist der gemeinnützige Verein *Gemeinschaft Fischermühle e.V.,* der sich die Gesunderhaltung der Lebensbedingungen für Mensch, Tier, Pflanze und Erde zum Ziel gesetzt hat und sich in fünf Sektionen bzw. Arbeitsgemeinschaften gliedert.

Dr. med., Dr. phil. Dieter Kissel

Novipharm Austria

Das Mistelpräparat aus Österreich

Mit der Gründung der NOVIPHARM GESELLSCHAFT[1] in Pörtschach am Wörthersee in Österreich im Jahre 1980 fand eine nahezu dreißig Jahre währende Forschungsbemühung ihren Abschluß und zugleich ihre Realisation in der Welt. Sicher eine lange Zeit von der ersten Idee, ein Mistelpräparat als Heilmittel gegen Krebs herstellen zu wollen, bis hin zur ersten Ampulle im Sterillabor.

Doch nicht nur «Bücher haben ihre Geschichte», wie es im Sprichwort heißt, auch menschliche Unternehmungen, anthroposophische Initiativen haben sie. Und es zeugt von der großen Beharrlichkeit der daran beteiligten Menschen, warten zu können, bis der Boden und die Zeit reif sind.

Antoine de Saint-Exupéry, der französische Schriftsteller und Kriegsflieger des Zweiten Weltkrieges, hat unserer Zeit mit seinem Büchlein «Der kleine Prinz» Gedanken geschenkt, die, in scheinbar naive Handlungen verpackt, erleuchtend sein können für die Menschen der Gegenwart. Eine Schlüsselszene in diesem Buch ist die Begegnung des kleinen Prinzen auf der Erde mit dem Fuchs, welcher ihm beim Abschied die folgende Weisheit sagt:

«Hier ist mein Geheimnis. Man sieht nur mit dem Herzen gut, das Wesentliche ist für die Augen unsichtbar ...»

Dieses Wesentliche, das eigentlich Unsichtbare auf die Erde herunterzuholen, lag auch in den Bemühungen des Begründers der Anthroposophie, Dr. Rudolf Steiner. Es gilt auch für die verschiedenen medizinischen Initiativen, die sich an seinem Gedankengut und durch seine Impulsgebung entwickelt haben.

1 NOVIPHARM Gesellschaft mit beschränkter Haftung, Gründungsjahr 1980, Sitz: A-9210 Pörtschach/Österreich, Zweigniederlassung in Deutschland 7530 Pforzheim.
1983 wurden die Mistelpräparate in Österreich vom Bundesministerium für Gesundheit und Umweltschutz registriert, 1986 erfolgte die Zulassung in der Bundesrepublik Deutschland. 1991 wurde das Präparat in Finnland von den Bundesbehörden zugelassen.

Die Verwandlung der Mistel vom Baum in ein menschengemäßes Tumortherapeutikum steht am Anfang aller Bemühungen zur Heilung des gekränkten, darniederliegenden krebskranken Menschen.
Im Durchschauen der Natur aber liegt die Möglichkeit, «dasjenige zu bekämpfen, was aus der normalen Entwicklung irgendwie im krankhaften Zustand herausfällt» (R. Steiner). Zahlreich und über ein großes Vortragswerk verstreut sind die Ausführungen von Rudolf Steiner über die Mistel: mythologische, pharmazeutische und klinische Hinweise. Wie soll mit diesen Angaben umgegangen werden?
Es liegt im Wesen der anthroposophischen Geisteswissenschaft, daß die Angaben des Geistesforschers nicht einfach geglaubt oder z.B. in bezug auf die Mistelpharmazeutik als praktische Handlungsanweisungen nachvollzogen werden sollen, sondern daß die Angaben durch ein Sich-Vertiefen in ihren Gedankeninhalt innerlich durchschaubar werden. Dies führt zur freien erkenntnismäßigen Entscheidung im praktischen Tun.
Problembezogene naturwissenschaftliche und goetheanistische Forschungen können den anthroposophischen Erkenntnisweg helfend begleiten.

Der Herstellungsgang der Mistelpräparate beruht also auf dem geisteswissenschaftlichen Gedankengut, auf den Angaben von Rudolf Steiner, in einer eigenständig entwickelten, einer individuell verarbeiteten und verantworteten Erkenntnisweise bei gleichzeitiger Berücksichtigung sinnhafter Erfahrungen.

Von der Ernte zur Ampulle

Die Verwandlung der nativen Mistelsubstanz geschieht für das Präparat im Dreierschritt des pharmazeutischen Prozesses:
der Ernte, Extraktion und des Mischungsvorganges.
Entsprechend der Angaben von Rudolf Steiner werden zwei Ernten von Mistelpflanzen durchgeführt, zur Weihnachtszeit und im Hochsommer. Diese Zeitangaben fallen mit dem geistigen Atmungsvorgang der Erde zusammen (R. Steiner): Zur Weihnachtszeit hat die Erde im Zeichen des Schützen ihr Seelisch-Geistiges eingeatmet, sie ist zur Mitt-Winterzeit, geistig gesehen, lebendig (R. Steiner). In der Hochsommerzeit hat die Erde im Zeichen der Zwillinge ihr Geistig-Seelisches ausgeatmet, dieses ist in den kosmischen Raum ergossen. Die Erde

macht in der Johannizeit, in geistigem Sinne gesehen, einen Entvitalisierungsprozeß durch, «sie erstirbt im Sommer» (R. Steiner).

Die jahreszeitlich differenten Ernten der Mistelpflanze werden nun einem rhythmisch gesteuerten, wäßrigen Frischpflanzen-Extraktionsverfahren zugeführt. Die Rhythmik des Herstellungsganges bewirkt in dieser Anschauung eine Aktivierung der entbundenen Mistelheilkräfte.

Der dritte Arbeitsschritt ist die maschinelle Mischung des Sommerextraktes mit dem Winterextrakt. Es kommen horizontale und vertikale Kräfte, also physikalische Kräfte, maschinell gesteuert, zur Anwendung. In den horizontal kreisenden Wintersaft tropft durch eine Spezialvorrichtung senkrecht der Sommersaft. Zentripetale Kräfte treten auf, es entsteht in der Mischung eine neue Struktur, die das heilende Prinzip der Mistelpräparate in sich vereint.

Dies drückt sich u.a. darin aus, daß die Kräfte und Inhaltsstoffe des *Sommersaftes* vom Gesunden her die entarteten Tumorzellen bekämpfen und durch Anregung besonderer Systeme der körpereigenen Abwehr in ihrer Angriffsfähigkeit so schwächen, daß sie wirkungslos werden. So wird das überwuchernd wirkende Physische beim Karzinom zurückgedrängt, und die ordnenden

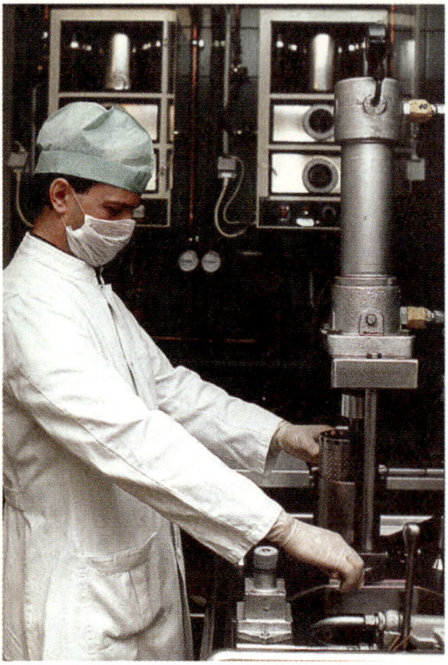

Laborant an einer Filteranlage

Kräfte des Organismus werden gestärkt.

Der *Wintersaft* mit seiner bewahrenden Heilkraft hat dann die Aufgabe, mit seinen anderen Inhaltsstoffen und Kräften dem eingeleiteten Heilungsprozeß Tiefe und Dauer zu verleihen.

Damit ist mit diesem speziellen Mischungsverfahren die Mistel vom Baum zu einem *menschengerechten* Heilmittel geworden.

Die Verwirklichung einer Idee und der krebskranke Mensch

Natürlich müssen die Ergebnisse, die auf diesem individuell gestalteten Erkenntnisweg und dem daraus entwickelten pharmazeutischen Prozeß gefunden wurden, der Wirklichkeit standhalten, das heißt, in der Misteltherapie krebskranker Patienten muß sich der Erfolg des Mistelforschers beweisen.

Doch es ist kein Zufall, daß dieses oben ausführlich dargestellte *Tropfenprinzip* – in dem das wesentliche der Mistelpräparate gesehen wird – in der Therapie erneut erfolgreich aufgegriffen wird, und zwar in der Mistelinfusionstherapie für besondere Karzinomerkrankungen. Mistelsubstanz wird dabei nämlich in stofflichen Dimensionen, in relativ hohen Konzentrationen, *tropfend* über ein Blutgefäß dem Blutkreislauf vermittelt, wird also mit einer Infusion unmittelbar in den Zirkulationsprozeß, in den menschlichen Organismus, in das – die Ich-Organisation im physischen Leib tragende – Blut eingefügt, damit es dort weiter verwandelnd wirken kann.

Daß die Misteltherapie auch subkutan in typischer Weise heilsam wirkt, bedarf eigentlich nicht der besonderen Erwähnung; es wird in einer Fülle von Einzelfalldokumentationen, aber auch in prospektiven Studien demonstriert.

Anthroposophische Geisteswissenschaft und moderne Naturwissenschaft sind keine Gegensätze, sondern ergänzen sich in ihrem eigenständigen Wahrheitsgehalt. So finden naturwissenschaftliche Forschungsergebnisse Berücksichtigung in der Gesamtkonzeption der Mistelpräparate, wie z.B. in den standardisierten In-Prozeß-Kontrollen oder den Endqualitätskontrollen zur Gewährleistung gleichbleibender Qualität bei jeder Charge. Aber es werden auch naturwissenschaftliche Basisstudien zur Auffindung immunologischer und tumorhemmender Potenzen in den entstandenen Mistelextrakten sehr intensiv durchgeführt.

Die Bekämpfung maligner Tumore aus dem Gesunden heraus, und nicht durch Vernichtung der körpereigenen Abwehr, wie es beispielsweise durch chemotherapeutische Tumorstrategien in Kauf genommen wird, zeichnet Mistelpräparate aus, die im Konzept einer kombinierten Tumortherapie dem Arzt die Möglichkeit bieten, auch beim Krebskranken heilend zu dienen.

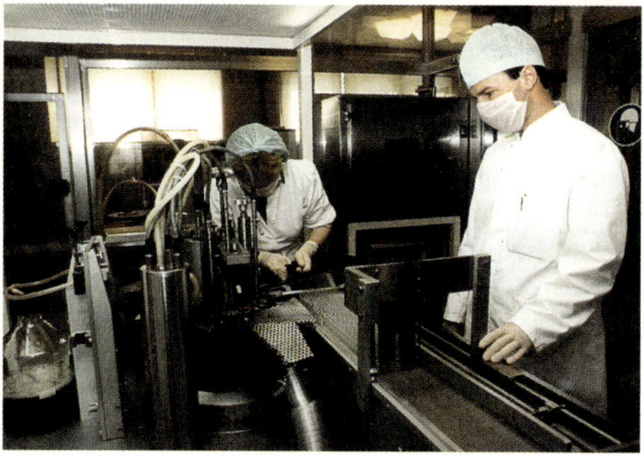

Mitarbeiter an der Ampulliermaschine vor der Endabfüllung

Misteltherapie ist ganzheitliche Therapie

Die Krebserkrankung betrifft den ganzen Menschen, sie trifft ihn in seinen leiblichen, seelischen, biographischen und sozialen Dimensionen. Es bedarf deshalb ganzheitlicher Konzepte.

Die Behandlung mit dem Mistelpräparat ist nur Baustein im Therapiegebäude. Misteltherapie ist keine wundersame Tumorheilung für alles und alle. Sie ist eine adjuvante Behandlungsform, die nur im Rahmen einer umfassenden Tumortherapie zu sehen ist.

Aber es wird unter der Injektion des Mistelpräparates in diesem ganzheitlichen Konzept mehr verstanden als nur die Verabreichung eines wohldefinierten Anteils irgendeiner chemischen Substanz. Anders als auf bestimmte Leitsubstanzen hin zu standardisieren, deren Evidenz einmal im Laborversuch ermittelt wurde, wird die Meinung vertreten, daß der klar gestaltete pharmazeutische Prozeß und damit die vorausgegangene Erkenntnisarbeit von Menschen die Voraussetzung ist für die Qualität des Mistelpräparates und seiner klinischen Wirksamkeit.

Thomas-Christoph Götte / Armin Scheffler

Abnoba Heilmittel GmbH

Abnoba ist der Name einer keltischen Göttin der Heilquellen des Nordschwarzwaldes und der Vogesen. Ihr Tempel stand in Pforzheim in der Nähe des Gründungsortes der Stadt bei der Altstadtkirche, worauf heute noch ein Straßenname hinweist. Die Firma ABNOBA Heilmittel GmbH wurde 1970 gegründet und widmet sich ausschließlich der Herstellung der Mistelpräparate für die Krebstherapie. Derzeit beschäftigt die Firma 24 Mitarbeiter. Sie besitzt 72 Zulassungen nach neuem Arzneimittelgesetz für Mistelpräparate von neun Wirtsbäumen in acht Verdünnungsstufen. Das ist das umfangreichste Mistelsortiment eines Herstellers. Außerdem gehören der Firma zwei europäische Patente für spezielle Verfahren zur Herstellung von Mistelarzneimitteln. Bei dem einen handelt es sich um die Herstellung des Mistelpreßsaftes, bei dem auch fettverwandte Substanzen in wäßriger Lösung gewonnen werden. Dies ist in Form kleiner Membranbläschen, die man als Vesikel bezeichnet, möglich. Das zweite Patent richtet sich auf das Strömungsverfahren zum Kolloidaufbau der Mistelpräparate. Durch dieses Verfahren werden die unterschiedlichen Substanzen aus Sommer- und Wintermistel bis in den submikroskopischen Bereich miteinander verbunden.

Nun wird sicherlich die Frage entstehen, warum denn eine Heilpflanze wie die Mistel eine solch aufwendige Forschung und Entwicklung allein für die Arzneimittelherstellung erfordert. Reicht es denn nicht, die wirksamen Substanzen aus der Pflanze auszuziehen und unter Umständen diese allein in isolierter Form anzuwenden? Hätte diese Vorgehensweise nicht sogar Vorteile, weil man in einer ganz bestimmten Weise die Qualität der Stoffe und ihre Dosierung beherrschen könnte? – So wird ja tatsächlich gedacht! Diese Denkungsart berücksichtigt aber nicht, daß ein großer Unterschied besteht, ob ein hochwirksamer Arzneistoff in isolierter Form oder in Verbindung mit Begleitsubstanzen angewendet wird. Jedermann weiß, daß die Anwendung eines fettfreundlichen Stoffes in einer bloß fettigen Salbengrundlage oft fehlschlägt, während die Einbettung desselben fettfreundlichen Stoffes in ein Fett-Wasser-Gemisch feinster Verteilung zu einer hohen Wirksamkeit führen kann. Aber nicht dadurch unterscheiden sich anthroposophische Arzneimittel zur Krebstherapie von anderen Arzneimitteln, daß sie nach einer Herstellungsart suchen, die dem Substanzgefüge am besten entspricht, sondern dadurch, daß nach einem wirklichen Verständnis der in der Pflanze vorliegenden Substanzkomposition und ihres Zusammenhanges mit dem kranken Menschen gefragt wird. Eine solche Frage ist sinnvoll, wenn man davon ausgehen kann, daß in der Natur Weisheit waltet, die mit geschultem menschlichen Erkennungsvermögen wissenschaftlich erfaßt werden kann.

Was ist zur Erkenntnis dieser Weisheit bisher erarbeitet, und worin besteht der Charakter solcher Naturforschung? Dies soll zuerst beantwortet werden, bevor dann gezeigt wird, wie das Verständnis der Mistelpflanze den Maßstab für das Herstellungsverfahren abgibt.

Die Grundlagen für die Krebs-Mistel-Forschung sind:

- die von Rudolf Steiner gegebenen geisteswissenschaftlichen Hinweise zur Krebskrankheit, zur Mistelpflanze, zu ihrer pharmazeutischen Verarbeitung und zur Misteltherapie,
- die eigenständige Erarbeitung einer sachgemäßen Mistelidee und einer Idee der Krebskrankheit und
- die klinischen Beobachtungen.

Da die überkommenen Hinweise Rudolf Steiners verschieden gedeutet werden können, ist eine eigenständige Erarbeitung der originären Aussagen notwendig. Dies ist nur möglich, wenn der Hintergrund, aus dem heraus diese Aussagen gegeben wurden, mit eigenen Gedanken aufgebaut werden kann. Dieser Hintergrund besteht in Ideen, durch die im Buche der Natur gelesen werden kann.

Im gewöhnlichen Sprachgebrauch bezeichnet man schon jeden neuen Einfall, der auch vollständig «ausgedacht» sein kann, als eine Idee. Das trifft nicht den Inhalt des hier gemeinten Begriffes «Idee». Hier soll unter Idee ein Sinnzusammenhang verstanden werden, der sich beim Betrachten eines Naturgegenstandes oder auch des Menschen aus der Sache heraus ergibt, weil die geistige Wirksamkeit der Idee und die hervorgebrachte Erscheinung untrennbar sind. Als Idee der Mistel wird also der Sinn aller Erscheinungen der Mistel im Vergleich zur normalen Pflanzenentwicklung erfaßt. Ebenso ergibt sich als Idee der Krebskrankheit der Sinn aller Erscheinungen der Krebskrankheit im Vergleich zum gesunden Menschen. Solche Ideen sind wirksame Tatsachen, während die willkürlich ausgedachten rein von der Subjektivität des Menschen abhängen. Die Mistelidee oder die Idee der Krebskrankheit kann jedermann entdecken, der sich die notwendigen Beobachtungsvoraussetzungen zum Entdecken dieser Idee verschafft. Damit ist ein wesentlicher Punkt der anthroposophischen Menschen- und Naturerkenntnis angesprochen. Denn sie hat Mittel und Wege, geistige Zusammenhänge wissenschaftlich streng zu erfassen, die von der heutigen, nur materielle Zusammenhänge anerkennenden Naturwissenschaft nicht berücksichtigt werden. Fast die gesamte Forschungsförderung, die die Firma Abnoba leisten kann, fließt in diese Art der Naturforschung, die goetheanistisch genannt wird, weil Goethe sie zuerst angewendet hat.

Mit einem solchen Ideenverständnis läßt sich die Mistel folgendermaßen charakterisieren:

- In der Mistel wirken unmittelbar Gegensätze aufeinander.
- Die Mistel bleibt keimhaft unter den Pflanzen aufgrund der Hemmung, die durch die aufeinander prallenden Gegensätze zustande kommt.
- Die Mistel widersetzt sich der normalen Entwicklung und blüht und fruchtet zur Unzeit.

Diese zum Teil von Rudolf Steiner verwendeten Formulierungen erfordern natürlich eine Erläuterung: Die Tatsache, daß Gegensätze sich fast aufhebend zusammenwirken, zeigt sich am deutlichsten darin, daß die Mistel während einer Sproßentwicklung auf dem aufbauenden, langen, vegetativen Sproß stets einen normalerweise zum Absterben bestimmten, generativen, kurzen Sproßteil mit Blüten entwickelt. Bei anderen Pflanzen würden diese beiden Organbereiche im Zeitablauf typischerweise streng auseinandergehalten. Die Mistel läßt sie zeitgleich entstehen, so daß sie auf die räumliche Entwicklung hemmend einwirken. Es entsteht Jahr für Jahr im vegetativen Bereich nur ein einziges Zwischenknotenstück mit einem Blattpaar, das unentwickelt wie zwei Keimblätter erscheint. Auch auf der Gegenseite, im generativen Bereich, bleiben die Blüten extrem reduziert. Nur ein

Kreis von vier ledrigen unscheinbaren Blättchen erfüllt die Funktionen von Kelch-, Blüten-, Honig- *und* Staubblättern, die sonst räumlich getrennt gebildet werden. Solche an der Gestalt ablesbaren Hemmungserscheinungen zeigen sich auch an vielen anderen Stellen.

Zum zweiten Punkt, dem «Keimhaftbleiben der Mistel», ist auszuführen, daß als Folge der Hemmungserscheinungen die Mistel auch bei den von ihr gebildeten Stoffen die üblichen Ausdifferenzierungen meidet. Ihr Holzanteil bleibt in hohem Maße von lebendem Gewebe durchdrungen und grün. Ihre Gewebe bleiben jungem Pflanzengewebe ähnlich. Im substantiellen Bereich betont sie die für junges Pflanzengewebe typischen Schleimzucker und die stark oxidationsempfindlichen phenolischen Verbindungen, die man vom Braunwerden frischen, jungen oder auch unreifen Pflanzengewebes kennt. Dazu gehört auch, daß die Mistel einen sehr hohen Eiweißanteil hat, der für junges Pflanzengewebe charakteristisch ist. Ihre Hauptgifte, die Viscotoxine und Lektine, gehören zu den Eiweißen. Bei diesen Substanzen kommt auch das erste Motiv der Gegensätze wieder heraus. Denn diese Gifte wirken im menschlichen Organismus gegensätzlich. Lektine

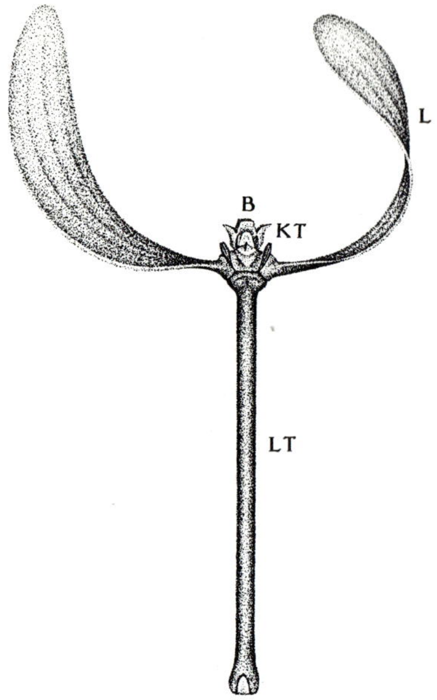

Mistelzweig: kurzer generativer Trieb (KT) mit Blüten (B) und langer vegetativer Trieb (LT) mit Laubblättern (L)

verklumpen rotes Blut, Viscotoxine lösen es in Verbindung mit körpereigenen Enzymen auf.

Zum dritten Punkt, dem Tatbestand, daß die Mistel alles zur Unzeit macht, wäre auszuführen, daß sie im Hochsommer, nach einer zunächst ganz normalen Entwicklung eines Holzgewächses, das bekanntermaßen nach oben, der Schwere der Erde entgegen und zum Licht wächst, sich während einer vier Wochen dauernden Phase intensiver

Wachstumsbewegungen aus dieser Orientierung heraus emanzipiert und zum Kugelbusch abschließt. Im Winter dagegen entwickelt sie Blüten und Früchte, während eine typische Blütenpflanze in dieser Zeit eine Ruhephase durchmacht. Was so im Sommer als räumliches und im Winter als zeitliches «Sich der Entwicklung der normalen Pflanze Widersetzen» erscheint, gipfelt in der Bildung der Mistelfrüchte. Normalerweise werden in den Früchten Samen, umhüllt von besonderen Samenschalen, entwickelt, die dann eine Ruhephase überstehen. Die Mistel dagegen bettet ihre grünen Embryonen in ein grünes Nährgewebe, das unmittelbar von einer lichtdurchlässigen Schleimhülle umgeben ist. So kommt es, daß die Mistelkeimlinge statt zu ruhen ständig wachsen, wenn die Außentemperatur es erlaubt. Ja sie sind sogar abhängig vom Licht. Schon nach zwei bis drei Tagen Dunkelheit verliert die Hälfte der Mistelkeimlinge ihre Keimungsfähigkeit. Das aber zeigt, daß sich die Mistel in der Frucht im Winter, statt ruhende Samen zu bilden, wie eine Pflanze im Sommer verhält, aber in einer eigenen Welt, und umgekehrt, statt im Sommer zu gedeihen, sich zum Kugelbusch, ebenfalls wie in einer eigenen Welt, «samenartig» abschließt.

Die so beschreibbare Idee der Mistelbildung ist die Grundlage für das Herstellungsverfahren der Mistelpräparate:

1. Es wird auf den jungen Pflanzensubstanzzustand mit seinen Gegensätzen zwischen fettfreundlichen und wasserfreundlichen zuckerartigen Substanzen und seinem hohen Eiweißgehalt Rücksicht genommen. Dazu ist ein Verfahren entwickelt worden, das zu einem grünen, auch die natürlichen Membransysteme extrahierenden wäßrigen Preßsaft führt. Jeder Oxidationseinfluß wird streng vermieden.

2. Bei der Ernte wird auf das gegensätzliche Verhalten von Sommer– und Wintermistel Rücksicht genommen. Im Sommer werden die grünen vegetativen Organe und im Winter hauptsächlich die generativen Organe geerntet und nach einer genauen Rezeptur verarbeitet.

3. Um aus dem Sommer-Winter-Gegensatz *ein* Arzneimittel herzustellen, wird ein speziell entwickeltes Verfahren zur Verbindung des Sommer- und Wintersaftes angewendet: Das Strömungsverfahren zur Mistelbearbeitung bewirkt eine Substanzsynthese im submikroskopischen Bereich mit Hilfe der oberflächenaktiven Stoffe der Mistel. Diese Verbindung kann man im Sin-

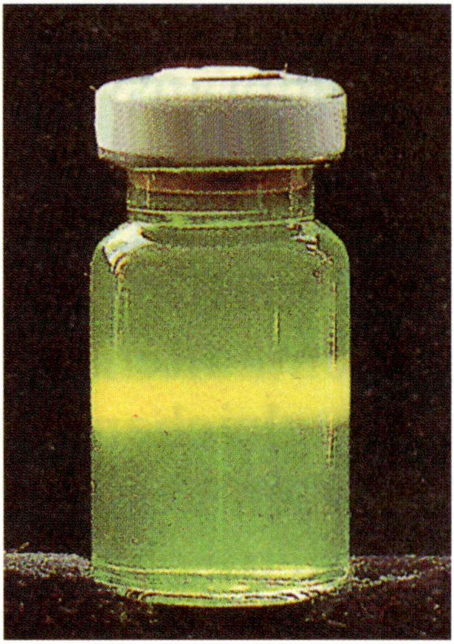

Kolloidales Mistelpräparat, von hinten mit Tageslicht durchleuchtet und einem gebündelten Kunstlichtstrahl von der Seite. Das Präparat enthält Vesikel aus genuinen Membransystemen von etwa 50 – 180 nm Durchmesser. Da Chlorophyll in Membranen gelöst ist, sind die Präparate in konzentrierter Form grün. (Die zur Anwendung bestimmten Präparate weisen je nach Verdünnungsgrad nur noch eine gelbgrüne Färbung auf bzw. sind farblos.)

ne einer biologischen Membransynthese auffassen, die bis in den Kolloidaufbau nachzuweisen ist. Strömungsverfahren sind die einzige Möglichkeit, potentiell gegensätzlich wirksame Substanzprozesse in einem Präparat zu vereinen. Dies wird durch den gezielten Aufbau räumlicher «Prozeßgrenzen» versucht, die der räumlichen Gliederung in lebendem Gewebe entsprechen.

4. Die Mistelpräparate sind durch eine kontrollierte gleichbleibende Extraktion und eine genaue Rezeptur, die durch die eigene Ernte gewährleistet ist, standardisiert. Sie enthalten daher auch gleichmäßige Lektingehalte.

Diesem Verständnis gemäß wird auch in der klinischen Anwendung mit Gegensätzen gearbeitet. Mistelpräparate zeigen in hoher Dosierung, das sind die Verdünnungsstufen 2 und 3, direkt zytotoxische Wirkungen gegen Krebsgewebe. Erfahrungen hierzu liegen zum Beispiel bei der Behandlung maligner Ergüsse des Pleuraspaltes, das ist der Raum zwischen Lunge und Rippenfell, vor. Eine mittlere Art der Anwendung liegt in der Beeinflussung des Immunsystems durch mittlere Dosierung. Hier werden vor allem die Verdünnungsstufen 4, 5 und 6 angewendet. Insbesondere die zelluläre Immunabwehr, die zum Beispiel mit dem Multitest Merieux kontrolliert werden kann, reagiert hier. Mistelpräparate in hoher Verdünnung haben deutliche Wirkungen im seelischen Bereich. Mit den Verdünnungsstufen 10, 20 und 30 können einerseits Tumorschmerzen bekämpft werden, andererseits wirken diese Dosierungen auf das Schlafverhalten, das eigene Wärmeempfinden und die Initiativkraft normalisierend.

Die Krebstherapie mit Mistelpräparaten erfordert das Berücksichtigen der individuellen Lage des Patienten. Die Mistelpräparate mit ihrem großen Spektrum an Verdünnungsstufen und Wirtsbaumunterschieden bieten dazu die Möglichkeiten. Auf die Differenzierung der Misteln nach den Bäumen, auf denen sie wachsen (Wirtsbäume), konnte hier der Kürze des Textes wegen nicht eingegangen werden. Arbeiten dazu liegen vor.

Zusammenfassend läßt sich sagen, daß bei der Herstellung der Mistelpräparate darauf geachtet wird, daß aus Gegensätzen ein keimhafter oder auch quellartiger Substanzzustand erreicht wird. Insofern ist der Name der Quellgöttin Abnoba für die Firma und auch für das Herstellungsverfahren sinnbildlich. Dem Bild gemäß wird für die Herstellung Quellwasser aus Bad Liebenzell verwendet, das aus den Tiefen des Schwarzwaldgranites stammt und niemals mit Oberflächenwasser in Verbindung gekommen ist.

Heinrich W. Brettschneider

Das Carl Gustav Carus-Institut

Das Carl Gustav Carus-Institut wurde 1966 durch eine Gruppe anthroposophischer Ärzte in Pforzheim mit der Absicht gegründet, die Therapie der Krebskrankheit auf anthroposophischer Grundlage zu fördern. Dies sollte vor allem durch die Entwicklungsarbeit an einem Krebsheilmittel geschehen, das aus der Weißbeerigen Mistel (Viscum album L.) zu gewinnen ist.

Den ursprünglichen Impuls hierzu hatte Rudolf Steiner gegeben, als er schon bald nach der Jahrhundertwende zahlreiche Vorträge über die besondere Stellung der Mistel im Naturganzen hielt und schließlich 1920 die Ärztin Ita Wegman dazu anregen konnte, erstmalig Präparationen aus Viscum album in der klinischen Therapie zu verwenden. Doch zugleich mit dem Hinweis auf diese besondere Natursubstanz hatte Rudolf Steiner Gründe genannt, warum die Mistel in der Form, in der sie natürlich vorkommt, noch nicht die zur Krebstherapie erforderlichen Eigenschaften hat. Diese müssen durch pharmazeutische Technik erreicht werden.

Ist das nicht selbstverständlich? Sind doch alle Präparate der modernen Medizin aus natürlichen Substanzen hervorgegangen: durch standardisierte Extraktion, Konzentration und Reinigung; durch Nachahmung, Resynthese oder vielfältige Um- und Abwandlung im chemischen Labor; oder von vorneherein durch Neusynthese aus anorganischen Stoffen und anschließende Selektion im klinischen Experiment nach dem Prinzip des «Trial and Error».

Doch gerade diese Selbstverständlichkeit, mit der heute die Wirkungen von Natursubstanzen im beseelten Organismus des Menschen nur dann als wissenschaftlich anerkannt werden, wenn sie auf chemische Formeln reduzierbar sind, ist durch die Schriften und Vorträge Rudolf Steiners bereits damals in Frage gestellt worden. Zwar betrifft diese Warnung im Grunde genommen alle Maßnahmen am Organismus des Menschen; doch in der Krebs-Mistel-Frage kulminiert gewissermaßen der Gegensatz, der sich zwischen der anthroposophischen Fragestellung und den sogenannten Selbstverständlichkeiten der Gegenwartskultur auftut. Es kann der Inhalt dieses Gegensatzes hier aus Platzgründen nur angedeutet werden. Eine Bezugnahme auf ihn ist allerdings unvermeidlich, soll verständlich werden, warum dieses neue Forschungsinstitut so und nicht anders eingerichtet wurde.

Im gesunden menschlichen Organismus stehen Geist, Seele und Körper in einem dynamischen Gleichgewicht zueinander. Dieses Gleichgewicht darf zwar individuelle Züge tragen, aber es darf keines der drei Glieder die alleinige Oberhand gewinnen. Sonst erkrankt der Mensch. Bei den meisten Krankheiten besteht der Verlust des Gleichgewichtes darin, daß Seele und Geist in irgend einem Organ zu stark im Verhältnis zum physischen Körper wirken. Die Folge ist, daß Schmerzen auftreten und das Organ in seiner physischen Tätigkeit herabgelähmt wird.

Hier besteht die Therapie darin, das übermäßige Wirken von Seele und Geist in angemessener Weise von dem betroffenen Organ abzulenken. Dies letztere gelingt relativ einfach, denn viele Pflanzen sondern Substanzen ab, die auf Seele und Geist ablenkend wirken. Besonders schön ist dies am Beispiel des Mohnsaftes zu sehen, den man nur noch ein wenig fördern muß, um daraus ein stark wirksames Heilmittel zu gewinnen. Nach dem Prinzip des Absonderns und Isolierens funktionieren im Grunde alle klassischen und auch alle modernen Verfahren der Pharmazie. Es wird dabei mehr oder weniger nur künstlich verstärkt, was sich im allgemeinen Entwicklungsgang der meisten Pflanzen ohnehin vollzieht.

Bei der Krebskrankheit ist die Situation jedoch grundverschieden. Heimtückischerweise werden hier zunächst gar keine Schmerzen verspürt, und der Körper ist in seiner Wirksamkeit nicht herabgelähmt, sondern im Gegenteil: Er wuchert! Geist und Seele sind also bei der Krebskrankheit zu schwach im Verhältnis zur Eigentendenz des Körpers, die sich im unkontrollierten Wachstum zeigt.

Hier kann die Therapie nicht im Ablenken bestehen, sondern darin, daß Geist und Seele wieder stärker in den Leib eingreifen. Dafür gibt es bisher kaum irgendwelche Methoden, denn so wie die Substanzen im Pflanzenreich die allgemein vorherrschende Tendenz haben, sich abzusondern, so lassen sich Geist und Seele viel leichter vom Körper ablenken als dazu bewegen, am Körper zu arbeiten. Für diesen Fall wird eine Heilpflanze benötigt, die ihre Substanzen nicht absondert, sondern das Gegenteil davon tut.

Eine solche Pflanze ist die Mistel, denn die Mistel widersetzt sich den allgemeinen Entwicklungstendenzen des Pflanzenreiches: Sie wurzelt nicht in der Erde, sondern wächst auf Bäumen; und sie grünt, blüht und fruchtet im Winter, also gerade zu einer Zeit, da die anderen Pflanzen Entwicklungsruhe halten.

Auf diese Sonderstellung der Mistel im Naturganzen hat zuerst Rudolf Steiner hingewiesen. Die Forschung, die bisher im Carl Gustav Carus-Institut geleistet wurde, hat diesem Hinweis hinzufügen können, daß auch die Mistelsubstanz eine Sonderstellung innehat. Denn sie widersetzt sich primär jeglicher Sonderungstendenz, die wir sonst von Pflanzensubstanzen kennen.

Die Forderung, die sich aus den Hinweisen Rudolf Steiners und der eigenen Forschung für die Pharmazeutik der Mistel ergibt, ist deshalb den Maßstäben der klassischen und auch der modernen Pharmazeutik diametral entgegengesetzt. Wie das? Es handelt sich darum, wahrnehmen und verstehen zu lernen, inwiefern die Mistel «vermöge ihrer Kräfte alles dasjenige nicht will, was die geradlinig sich entwickelnden Organisationskräfte wollen» (Rudolf Steiner). Mit den «geradlinigen Organisationskräften» ist der Typus der Pflanze im allgemeinen gemeint, auf dessen Hintergrund die Mistel sich als Absonderlichkeit hervorhebt. Die Mistel widersetzt sich den allgemeinen Entwicklungstendenzen natürlicher Organismen. Gerade dadurch wird sie zum Krebs-Heilmittel – sofern es gelingt, dieses «Nichtwollen», dieses Gehemmt-Sein der sonst vorherrschenden Entwicklungstendenz noch zu verstärken.

Aus dieser Problemstellung heraus erklärt sich der besondere Entwicklungsgang des Carl Gustav Carus-Institutes: Als erstes mußte eine botanische Abteilung gegründet werden, damit geklärt werden konnte, welches denn «die geradlinig sich entwickelnden Organisationskräfte» des Pflanzenreiches sind, von denen sich die Mistel so deutlich abhebt. Noch im selben Jahr erfolgte dann die Gründung eines Labors für Strömungsphysik. Rudolf Steiner hatte nämlich darauf hingewiesen, daß die besondere pharmazeutische Behandlung der Mistel-Substanz als Krebs-Heilmittel im wäßrigen Milieu und mit den Mitteln modernster Strömungs-Technologie zu erfolgen habe. Zentrifugen, die Substanzgemische auftrennen, gab es schon lange. Wie aber kann eine Technologie entwickelt werden, die das Gegenteil tut, die die natürliche Sonderungstendenz der Substanzen hemmt?

Spätestens hier mag dem einen oder anderen Leser die Frage kommen: Muß denn alles genau nach Rudolf Steiners Angaben gemacht werden? Gibt es denn keinen eigenen Weg? – Solche Fragen zielen auf das Problem der wissenschaftlichen Methodik, derer man sich zu bedienen hat. Das bewegte auch die Gründer und ersten Mitarbeiter des Carl Gustav Carus-Institutes von Anfang an. Außerhalb der anthroposophischen Bewegung waren die Anregungen Rudolf Steiners damals noch völlig unbeachtet geblieben. Innerhalb derselben hatte man sie oftmals als Offenbarungen ehrfürchtig entgegengenommen und unmittelbar als praktische Handlungsanweisungen in die Tat umgesetzt. Doch die Ergebnisse der daraus entstandenen Verfahren waren noch ungenügend. Es mußte also ein Weg gefunden werden, durch eigene Erfahrungen den Ausgangspunkt zu finden. Dieser wurde nun in Goethes naturwissenschaftlichem Werk gesucht, dessen Methode Rudolf Steiner als Weg des modernen Naturwissenschaftlers bezeichnet hat, die geisteswissenschaftlichen Aussagen selbst zu erfahren. Und da Carl Gustav Carus der erste Arzt war, der Goethes naturwissenschaftlicher Arbeitsweise nahestand, wurde er zum Namenspatron des Institutes.

Welches ist die Methode Goethes? Man kann Goethes Methode als eine naturwissenschaftliche Arbeitsweise bezeichnen, die das Ziel hat, die in der Natur wirksamen Ideen zu erkennen. Was sind aber «in der Natur lebendig schaffende Ideen», und warum soll man – falls es sie gibt – gerade diese erkennen lernen? Genügt es denn nicht, die natürlichen Mechanismen zu entschlüsseln? Die Antwort des Arztes, der es mit dem kranken Menschen zu tun hat, ist diese: Nur wenn es mir gelingt, die Verbindung zu finden von dem, was in der Seele meines Patienten vorgeht, über das, was in seinem Körper geschieht, bis hin zu dem, was die Stoffe der Außenwelt «in ihrem Innersten zusammenhält», kann ich die Hoffnung haben, wirklich zu helfen!

Das Mittel Goethes, die Brücke zwischen den aus der Seelentiefe aufsteigenden Ideen und den in der äußeren Natur erfahrbaren Phänomenen zu finden, ist die Metamorphose, die den weiten Weg vom Mikro- zum Makrokosmos in kleine Schritte zerlegt. Sie muß methodisch entwickelt und objektiv gangbar gemacht werden. Mit dieser Aufgabe hängt zusammen, daß inzwischen im Carl Gustav Carus-Institut insgesamt mehr als 20 Mitarbeiter und Mitarbeiterinnen (Botaniker, Chemiker, Mineralogen, Pharmazeuten, Physiker, Techniker und Ärzte) in einem ständigen Austausch stehen. Das Carl Gustav Carus-Institut versteht sich als Forum des Ideen-Austausches, der Ideen-Kritik und der Durchführung einer goetheanistisch begründeten pharmazeutischen Entwicklungsarbeit. Dies alles wird in Vorträgen und Kursen sowie einem eigenen Publikationsorgan, dem «Tycho de Brahe-Jahrbuch für Goetheanismus», weitergegeben.

Teil 5:
Patienten helfen sich selbst

Ekkehard von Blücher

Der Verein für ein erweitertes Heilwesen – eine anthroposophische Patientenbewegung

Im Jahre 1952 entstand in Deutschland eine Patientenbewegung, die sich seitdem auf allen Gebieten für die anthroposophische Medizin einsetzt. Rudolf Steiner, der Begründer der Anthroposophie, gab schon 1920 Hinweise auf eine solche Initiative. Wie wichtig sie ist und welche Bedeutung sie haben kann, ist in den vergangenen Jahrzehnten ständig klarer geworden. Zur heutigen Situation:

– In Deutschland, in der EG und darüber hinaus wird bei allen Gesetzgebungsverfahren, die das Gesundheitswesen betreffen, über die Patienten hinweggegangen. Auch bei den Krankenkassen sind sie als Partner wenig oder nicht gefragt. Obwohl sie die Beiträge einzahlen, bestimmen die Organe der Versicherung, für welche Behandlungen die Kosten erstattet werden.

– Dem steht gegenüber das wachsende Bewußtsein vieler Menschen für eine Neuorientierung im Gesundheitswesen. Aus Einsicht und Erfahrung wenden Kranke sich immer häufiger naturgemäßen Heilverfahren zu. Sie wollen bei der Wahl der Behandlung nicht bevormundet werden und streben ein partnerschaftliches Zusammenwirken mit dem Arzt an.

Eine solche Partnerschaft ist auch uns ein Anliegen. Als Patienteninitiative fühlen wir uns einer natur- und menschengemäßen Medizin und deren Heilmethoden, vor allem der anthroposophischen Medizin, verpflichtet.

Wie und wo wir arbeiten

Der Verein für ein erweitertes Heilwesen e.V. ist in Bad Liebenzell-Unterlengenhardt (Nordschwarzwald) ansässig. Hier sind Vorstand und

Geschäftsführung mit zur Zeit zehn Mitarbeitern tätig. Von hier aus werden die Mitglieder betreut, überregionale Tagungen und Kongresse organisiert und vor allem die Aufgaben wahrgenommen, die auf gesundheitspolitischem Gebiet notwendig sind.

Enger Kontakt und hilfreiche Zusammenarbeit besteht mit den 75 Arbeitsgruppen und Therapeutika, die, über ganz Deutschland verteilt, vor Ort für den Verein tätig sind.

Unsere Aufgaben: Studienveranstaltungen, Bücher, Informationsschriften

Wir wollen Menschen Anregungen und Hilfe geben, die aus eigener Verantwortung eine bewußte Lebensführung anstreben.

Eine solche Initiative ist heute vor allem deshalb wichtig, weil unser medizinisches System den eigentlichen Ursachen – zum Beispiel von Nervosität, depressiver Verstimmung und vegetativer Labilität – hilflos gegenübersteht.

Der anthroposophischen Medizin liegt eine Menschenkunde zugrunde, die den Zusammenhang herstellt zwischen Leib, Seele und Geist. Die eigenen, im Menschen liegenden Gesundungskräfte anzusprechen und zu stärken, seine Gemüts- und Willensimpulse zu harmonisieren entspricht einer zeitgemäßen Methode der Selbsterziehung, die von immer mehr Menschen gesucht wird.

Diesem Ziel dienen

- die jährlich stattfindende Studienwoche «Gesundung und Selbstverwirklichung durch Selbsterziehung»
- eine Vielzahl von Büchern, die – vor dem Hintergrund der Anthroposophie geschrieben – Rat und Hilfe geben können
- die Reihe der Merkblätter als Informationsschriften zu vielen Bereichen des Lebens.

Bisher sind etwa 50 verschiedene Themen behandelt, die von der Kindheit bis zum Alter viele Fragen lebenspraktisch beantworten. Immer geht es dabei um Anregung zu eigenem Handeln. Diese Texte liegen bereits in elf Sprachen vor und sind in über zwei Millionen Exemplaren vertrieben worden. Weitere Übersetzungen, besonders für Osteuropa, sind in Vorbereitung. Daraus wird ersichtlich, welche Verbreitung diese Schriften gefunden haben.

Arztpraxen, Therapeutika, Krankenwohnungen

Des weiteren ist es unser Anliegen, die Niederlassung anthroposophischer Ärzte zu unterstützen und Hilfen zu geben bei der Neugründung von Therapeutika, die als neue Modelle im Gesundheitswesen zu sehen sind. Therapeutika wollen Orte der Begegnung sein. Dort werden die anthroposophischen Therapien wie auch vielseitige Kurse und Seminare im Sinne einer zeitnotwendigen Prävention angeboten.

Unsere Hilfestellung ist jetzt für die neuen Bundesländer sowie die osteuropäischen Nachbarländer wie Rußland, Polen, CSFR, Ungarn, Slowenien, Litauen und Lettland sowie Rumänien und Bulgarien besonders dringend erforderlich. In der vergangenen Zeit wurden wir sogar um Hilfe aus Südamerika und Südafrika gebeten.

Unser Bestreben ist es außerdem, weiterhin neue Ideen für die Weiterentwicklung unseres Gesundheitswesens zu verwirklichen. Das Projekt «Krankenwohnung» befindet sich bereits in der Erprobungsphase.

Vertrauen ist das eine goldene Wort, das in der Zukunft das soziale Leben beherrschen muß. Liebe zu dem, was man zu tun hat, ist das andere goldene Wort. Und in der Zukunft werden diejenigen Handlungen sozial gut sein, die aus allgemeiner Menschenliebe gemacht werden.

Rudolf Steiner

Die anthroposophische Medizin in der politischen Auseinandersetzung

Als in den siebziger Jahren das Arzneimittelgesetz (AMG) einschließlich aller folgenden Novellierungen entstand, war es erstmalig gelungen, die Anerkennung der anthroposophischen Medizin, Homöopathie und Phytotherapie als «Besondere Therapierichtungen» gesetzlich zu verankern. Dieser beachtliche Schritt erfolgte, nachdem sich viele Menschen in der Öffentlichkeit energisch für diese Therapien eingesetzt hatten. So wurden auch die Medikamente der anthroposophischen Medizin in Deutschland gesichert.

Als deutscher Verein konnten wir vor einigen Jahren unseren Wirkungsbereich auf die Länder der Europäischen Gemeinschaft ausdehnen. Dies gelang durch die Gründung der «European Federation of Natural Medicine Users (E.F.N.M.U.)» in England. Wer hätte noch vor wenigen Jahren geahnt, wie wesentlich und wirksam solche Patienten- und Verbraucherzusammenschlüsse auf dem politischen Felde sind! Über die E.F.N.M.U. gelang es, in Parlament und Kommission der EG – sowohl in Straßburg als auch in Brüssel – Kontakte zu knüpfen und beratend tätig zu sein. Das in Deutschland Erreichte darf auf Europaebene nicht wieder in Frage gestellt werden. Diese Patienten- und Interessentenorganisation hat das Ziel, den Erhalt und weiteren Ausbau eines gerechten und pluralistischen Gesundheitswesens zu sichern.

Das betrifft zunächst die rechtliche Basis der naturheilkundlichen Therapierichtungen. In allen betroffenen Ländern müssen die Bemühungen fortgesetzt werden, eine umfassende Therapiefreiheit zu erreichen. Dazu gehört auch die wissenschaftliche Auseinandersetzung mit der sogenannten Schulmedizin. Als Patienteninitiative können und müssen wir deshalb weiterhin unsere berechtigten Interessen, gemeinsam mit den Ärzten, vertreten.

Die Therapiefreiheit in der Krankenversicherung

Die jahrelangen Bemühungen unseres Vereins, gemeinsam mit Herstellern und Ärzten, haben sich gelohnt. Heute werden alle anthroposophischen Medikamente von den gesetzlichen und privaten Krankenkassen bezahlt. Falls das im Ausnahmefall einmal nicht geschieht, sollte der Patient umgehend Einspruch erheben und uns davon in Kenntnis setzen. Das vitale Interesse des Patienten an der gewünschten Therapie muß bei der Kasse erkennbar werden.

Das gilt besonders für die Heileurythmie und künstlerische Therapie, die bisher nur zögernd von den Krankenkassen übernommen werden. Das ist um so problematischer, als die Kosten aller sog. schulmedizinischen Maßnahmen – wenn auch noch so teuer und wegen ihrer Nebenwirkungen vielleicht nicht nur hilfreich – ohne weiteres erstattet werden. Trotz gegenteiliger Beteuerungen wird die Einseitigkeit unseres Gesundheitswesens daran erkennbar.

Sie können mithelfen!

Als Vertreter der vielen Patienten, die die Anthroposophische Medizin in Praxen, Therapeutika, Kliniken und Sanatorien in Anspruch nehmen und schätzen, fühlen wir uns der Förderung dieser Medizin verpflichtet. Aufgrund der Beiträge und zinsgünstiger Darlehen, die wir von unseren Mitgliedern erhalten, können wir auch finanzielle Hilfe leisten. Diese wird, wie geschildert, nach der Öffnung des Ostens besonders für die neuen Bundesländer und die osteuropäischen Staaten benötigt. Überall wächst das Interesse an der anthroposophischen Medizin, und zur Verwirklichung wird sachlicher Rat, aber auch materielle Hilfe gebraucht.

Wir bauen auf unvoreingenommene Menschen,

- die sich zu selbstverantwortlichem Tun aufgerufen fühlen,
- die sich für die vielseitigen Aufgaben einsetzen und unsere Ziele mittragen wollen,
- die sich in einer Patientengemeinschaft engagieren für die vollständige Gleichstellung naturheilkundlicher Therapien im künftigen Europa,
- die sich deshalb für eine Mitgliedschaft in unserem Verein entscheiden und/oder auch in einer Arbeitsgruppe ihre persönliche Mithilfe einbringen möchten.

Teil 6:
Nachwort

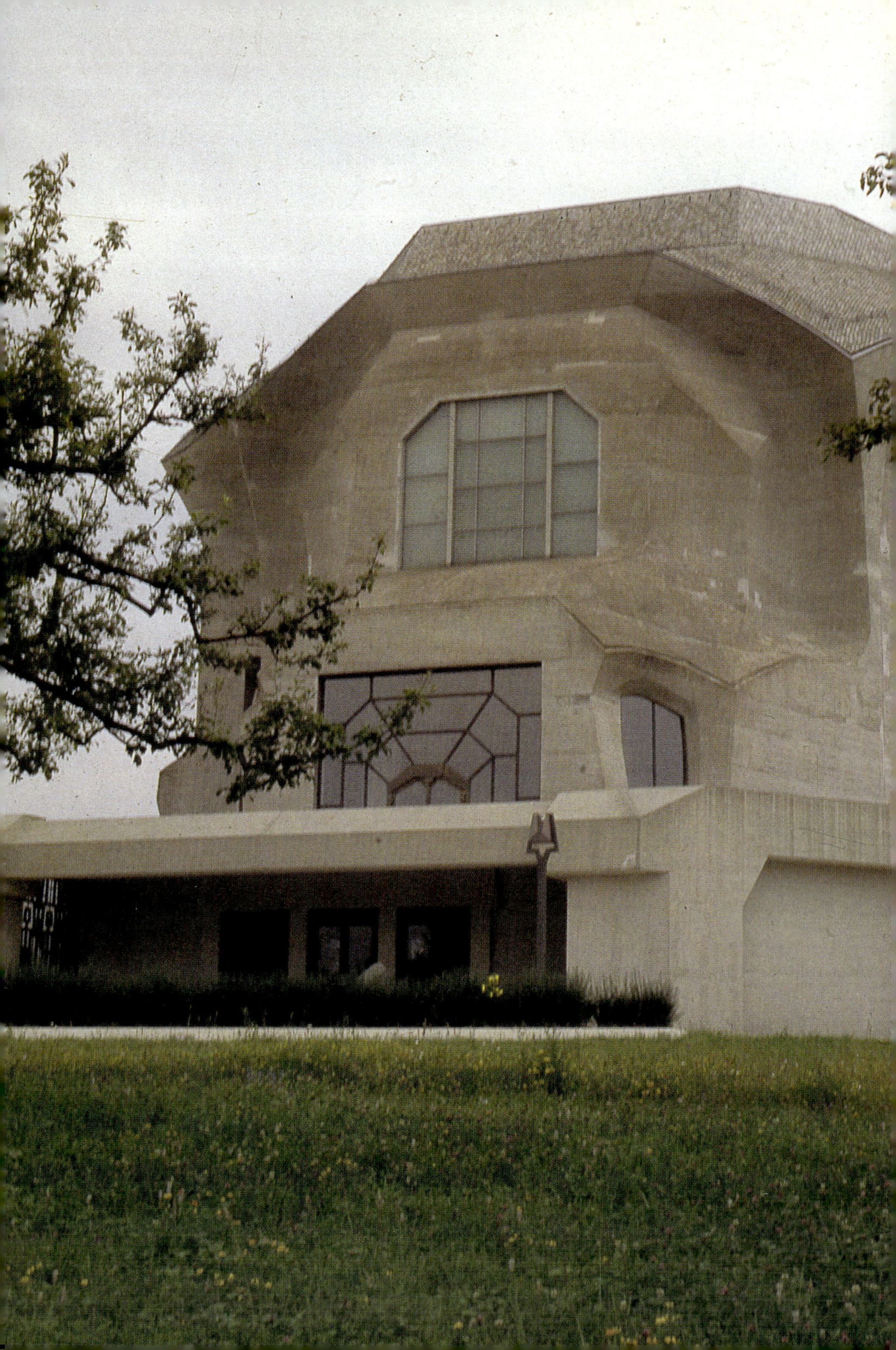

Dr. med. Michaela Glöckler

Anthroposophie und die Zukunft der Medizin

> *Freuden sind Geschenke des Schicksals, die ihren Wert in der Gegenwart erweisen, Leiden dagegen sind Quellen der Erkenntnis, deren Bedeutung sich in der Zukunft zeigt.*
>
> *Rudolf Steiner*

«Anthroposophie ist ein Erkenntnisweg, der das Geistige im Menschenwesen zum Geistigen im Weltenall führen möchte.» Dieser von Rudolf Steiner gewiesene Schulungsweg hat Zukunft, weil er jedem Menschen die Möglichkeit gibt, die in ihm veranlagten Entwicklungsmöglichkeiten in systematischer Weise auszubilden und sie nicht nur den Zufällen von Erziehung und Leben zu überlassen. «Es schlummern in *jedem* Menschen Fähigkeiten, durch die er sich Erkenntnisse über höhere Welten erwerben kann. Der Mystiker, der Gnostiker, der Theosoph sprachen stets von einer Seelen- und Geisterwelt, die für sie ebenso vorhanden sind wie diejenige, die man mit physischen Augen sehen, mit physischen Händen betasten kann … Es hat, seit es ein Menschengeschlecht gibt, auch immer eine Schulung gegeben, durch die solche, die höhere Fähigkeiten hatten, denen Anleitung gaben, die ebensolche Fähigkeiten suchten.» So beginnt das grundlegende Schulungsbuch Rudolf Steiners «Wie erlangt man Erkenntnisse der höheren Welten?». Es ist das vordringlichste Bestreben der Anthroposophie, der materialistischen Weltanschauung der Gegenwart eine geistgemäße an die Seite zu stellen, die helfen kann, die schädlichen Auswirkungen des Materialismus auf den Umgang mit

< **Das Goetheanum Dornach / Schweiz. Sitz der Freien Hochschule für Geisteswissenschaft und der Medizinischen Sektion**

der Natur und den Menschen selbst zu lindern und womöglich zu heilen. So möchte auch die anthroposophische Medizin Teil einer größer angelegten Kulturerneuerung sein, wie sie sich aus dem Verständnis des menschlichen Wesens selbst und seinem Zusammenhang mit der natürlichen und der seelisch-geistigen Welt ergeben kann. So liegt es auch speziell im Interesse anthroposophischer Ärzte und Therapeuten, den Dialog mit der Schulmedizin und mit anderen Naturheilverfahren im Sinne einer «Erweiterung der Heilkunst» zu pflegen. Als wissenschaftliche Medizin ist die anthroposophische Medizin in fortwährender Entwicklung begriffen. Im Hinblick auf die Zukunft sieht sie die Weiterarbeit auf folgenden Gebieten als vordringlich an:

1. Weiterentwicklung des durch die Anthroposophie veranlagten spirituellen Substanzverständnisses und entsprechender therapeutischer Verfahren, insbesondere auf dem Gebiet der Krebstherapie und der immunologischen Forschung.
2. Weiterentwicklung der künstlerisch-therapeutischen Verfahren.
3. Aufklärung über den präventivmedizinischen Charakter von Erziehung und Selbsterziehung.
4. Erarbeitung eines neuen Krankheitsverständnisses, das dem Kranken die Möglichkeit gibt, sein Leiden als leiblich-seelischen Lernprozeß aufzufassen, der sich als Aufgabe für das menschliche Ich stellt.
5. Wirken für ein neues Verständnis des Zusammenhangs von Mensch und Natur, das nicht nur gemeinsame Evolution voraussetzt, sondern auch zur konkreten Mitverantwortung des Menschen für die Weiterentwicklung der Natur und der Erde aufruft.
6. Mitarbeit am Aufbau eines «gesunden Gesundheitswesens».
7. Mitarbeit an einem neuen Berufsethos. Die anthroposophische Medizin versteht sich als christliche Heilkunst: «Die Erde hat die Mission, die Liebe überall hinein zu verweben ... Daher

Menschheitsrepräsentant. Holzstatue von Rudolf Steiner. Als zentrales Kunstwerk für den ersten Goetheanumbau geplant, der 1922 abbrannte. Heute im zweiten Goetheanumbau untergebracht. >

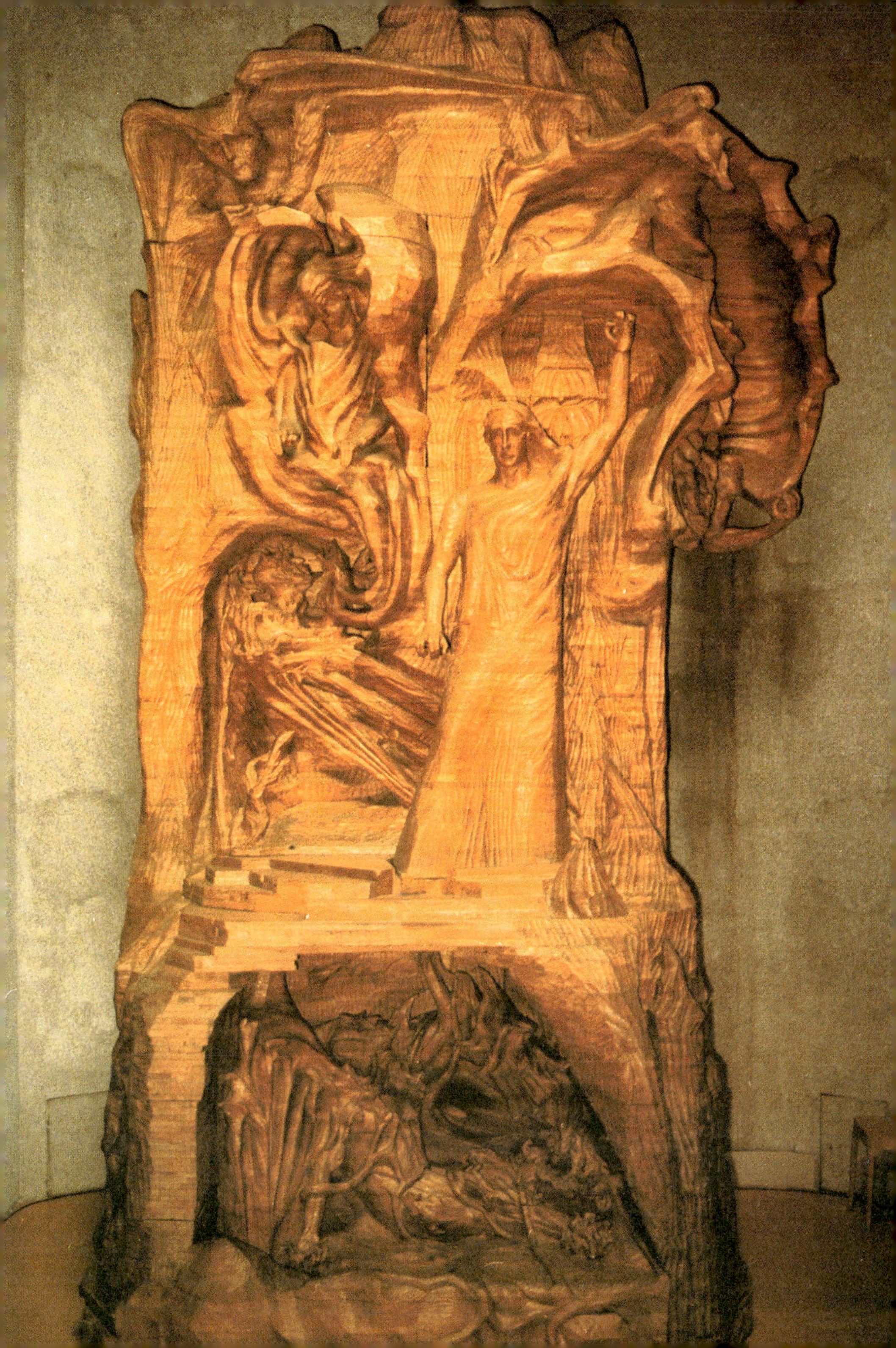

können wir nur durch Zuführung von Liebe wirkliche Hilfeleistung haben» (Rudolf Steiner). Dies kann nur gelingen, wenn das Prinzip der Liebe auch in die Art des Wissenserwerbs wieder eingeführt wird. Goethe hat es für seine Forschungen so formuliert: «Man lernt nichts kennen als das, was man liebt.» Durch Liebe wird bloßes Wissen zur Weisheit. Die Freiheit des Forschens und Handelns aber gewinnt durch sie Verantwortung und Ehrfurcht zurück vor der Schöpfung und der Würde des in Entwicklung begriffenen Menschen.

Teil 7:
Wo finde ich was?

Adressenteil

Die nachfolgenden Adressen erheben keinen Anspruch auf Vollständigkeit. Alle Adressen sind nach Postleitzahlen sortiert.

1. Anthroposophische Ärzte

Adressen niedergelassener Ärzte und therapeutischer Einrichtungen können bei den jeweiligen Ländergesellschaften erfragt werden.

1.1 Deutschland

Gesellschaft Anthroposophischer Ärzte e.V.
Trossinger Straße 53
Postfach 75 07 21
7000 Stuttgart 75
Tel. 0711 / 47 15 01

Gesellschaft Anthroposophischer Ärzte der ehemaligen DDR
Dr. med. Andreas Ossapofsky
Georg-Weig-Straße 3
O-8122 Radebeul

1.2 International

Medizinische Sektion am Goetheanum
Postfach 134
CH-4143 Dornach

Internationale Vereinigung Anthroposophischer Ärzte-Gesellschaften (IVAA)
Dr. Giancarlo Buccheri (Präsident)
Viale Belisario 8
I-20145 Milano

ARGENTINIEN
Asocaciòn Argentina de Medicina Anthroposòfica
Dr. Maria Ryckeboer
Carlos Pellegrini 2180
AG-1640 Martinez (Buenos Aires)

BELGIEN
Vereinigung van Antrop. Belgische Aertsen
Dr. med. Marnix Schaubroek
St. Denisjslaan 82
B-9000 Gent

Brasilien

Associaçao Brasileira de Medicina Antroposófica
Dr. med. Sonia Setzer
Rua Irineu Marinho 578
BR-04641 Sao Paulo

Dänemark

Dans Sehkab for antroposopfisk Medicin
Dr. med. Elisabeth Møller-Hansen
P. S. Kröursvej 6
DK-8270 Höjbjerg

Estland

Anthroposophische Ärztegesellschaft
Frau Ulle Pechter
Nova 97 – 411
EE 2400 Tartu / Estland

Frankreich

Assocciation médicale anthroposophique en France
Dr. med. Robert Kempenich
1, rue Goethe
F-67000 Strasbourg

Grossbritannien

Anthrop. Medical Association
Dr. med. Rosemary Wynne
The Old Forge, Bel End
Belbroughton
GB-Stourbridge
West Midland DY9 9UJ

Italien

Gruppo Medica Antrop. Italiano
Dr. med. Giancarlo Buccheri
Viale Belisario 8
I-20145 Milano

Kanada

Canadian Association for Anthropophic Medicine
Werner A. Fabian, M. D.
5 Robert St. / P.O. Box 56
Thornton, Ont. LOL 2NQ

Niederlande

Nederlandse Vereniging van Anthroposofische Artsen
Dr. med. Jaap van de Weg
Groesbeekseweg 47
NL-6524 ON Nijmegen

Norwegen

Norske Legers Forening for Antroposofisk Medisin
Dr. Harald J. Hamre
Kirkeveien 560
N-1364 Hvalstad

Österreich

Arbeitsgemeinschaft für Österreichische Ärzte
Dr. Harald Silber
Apollogasse 30/7
A-1070 Wien

Polen

Dr. med. Andrzej Kozlowski
Ul. Berlinga 40/94
PL-15-814 Bialystok

SCHWEIZ
Vereinigung anthroposophisch orientierter Ärzte in der Schweiz
Dr. A. Theurillat
Asylstraße 58
CH-8032 Zürich

SCHWEDEN
L A O M
Per Dahlström
Nynäs
S-15300 Järna

SPANIEN
Asociaciòn de Médicos para la Medicina Antroposòfica
C/Alfredo Marquerite 9
E-28034 Madrid

SÜDAFRIKA
Anthroposophical Medical Association in Southern Africa
Tobias House
6 Crescent Rd Wynberg
7800 Cape / South Africa

TSCHECHOSLOWAKEI
Dr. Rudolf Prix
Hrdého 837
CSFR-50009 Hradec Kralová

USA
PAAM – Physicians association for Anthroposophical Medicine
Dr. med. Christa van Tellingen
4242 Main Street
Fair Oaks CA 95628

2. Klinische Einrichtungen
(Krankenhäuser, Sanatorien, Erholungsheime)

2.1. Deutschland

Deutsches Rotes Kreuz und Freimaurer Krankenhaus
Suurheid 20
2000 Hamburg 56
Anthroposophisch-medizinische Abteilung Tel. 040 / 81 84 85

Erholungsheim Spöktal
3045 Bispingen-Steinbeck

Erholungsheim Bauckhof
3144 Sottorf-Amelinghausen

Gesundungshaus
Postfach 67, Am Kurpark 10
3423 Bad Sachsa

Sonnenhof Marbeck
OT Marbeck Haus Nr. 3 A
4280 Borken

Sanatorium Schloß Hamborn
Dr. med. Michael Boock
4799 Borchen 3
Tel. 05231 / 3 80 91

Krankenhaus Lahnhöhe
Überregionales Zentrum für Ganzheitsmedizin
Postfach 21 94, Am Kurpark 1
5420 Lahnstein
Tel. 02621 / 161

Gemeinnütziges Gemeinschafts-krankenhaus Herdecke
Beckweg 4
5804 Herdecke
Tel. 02330 / 621

Gästehaus und Therapeutikum
Die Ederhöhe
5920 Bad Berleburg 13

Fachklinik Melchiorsgrund
Freie Lebensstudien-Gemeinschaft
6323 Schwalmtal

Filderklinik
Gemeinnütziges Gemeinschafts-krankenhaus
Haberschlaiheide 7
7024 Filderstadt 4
Tel. 0711 / 77 03 0

Paracelsus-Krankenhaus
Burghaldenweg 60
7262 Bad Liebenzell-Unterlengenhardt
Tel. 07052 / 20 41

Klinik Öschelbronn
Am Eichhof
7532 Niefern-Öschelbronn
Tel. 07233 / 680

Landhaus Schwarze
OT Süßenmühle
7770 Überlingen

Heilstätte Sieben Zwerge
Fachklinik für Drogenkrankheiten
Grünwangenstraße 4
7777 Salem-Oberstenweiler
Tel. 07544 / 507-0

Friedrich Husemann Klinik
Fachklinik für Psychiatrie
7801 Buchenbach b. Freiburg
Tel. 07661 / 39 20

Kurklinik Studenhof
Dr. med. Petersen
7821 Dachsberg-Urberg
Klinik für dynamische Therapie
Tel. 07672 / 739

Sanatorium Sonneneck
Kanderner Straße 18
7847 Badenweiler
Tel. 07632 / 75 20

Kurhaus am Stalten
Sanatorium für Allgemeinmedizin
Dr. med. Jörg Fels
7853 Steinen
Tel. 07629 / 471

Therapeutische Gemeinschaft für Kinder- und Jugendpsychiatrie
Sonderkrankenhaus / Psychiatrie
7861 Neuenweg
Tel. 07673 / 7891

Kreiskrankenhaus Heidenheim
Homöopathische Abteilung
Frau Dr. Kusserow
Schloßhausstraße 100
7920 Heidenheim
Tel. 07321 / 34 95 23

2.2 International

Diät- und Kneipp-Sanatorium
Dr. Felbermayer
A - 6794 Gaschurn/Montafon
Tel. (0043) 5558 / 86 170

Merian-Iselin-Spital
Anthroposophische Belegabteilung
für Innere Medizin
Föhrenstraße 2
CH - 4054 Basel

Lukas-Klinik
Brachmattstraße 19
CH - 4144 Arlesheim
Privatklinik zur Behandlung
Geschwulstkranker
Tel. (0041) 61 / 701 33 33

Ita-Wegman-Klinik
Pfeffinger Weg 1
CH - 4144 Arlesheim
Privatklinik für Innere Medizin
Tel. (0041) 61 / 705 10 11

Kurheim Casa Andrea Cristoforo
Dependance der
Ita-Wegman-Klinik
CH - 6612 Ascona-Collina
Tel. (0041) 93 / 35 18 41

Park Attwood Clinic
Privatklinik für Innere Medizin
Trimpley, Bewdley
GB - Worcestershire DY 12 1 RE
Tel. (0044) 2 99 74 44

Willem Zeylmans van Emmichoven-Klinik
Prof. Bronkhorstlaan
Postbus 401
NL - 3720 AK Bilthoven
Tel. (0031) 30 / 79 08 12

Rudolf Steiner Klinik
Nieuwe Parklaan 58
NL - 5297 Haag

Vidar-Klinik
Dr. Andersen
Postfach 1654
S - 15300 Järna

Clinica-Tobias
Rua Regina Badra 576
04641 - São Paulo
Brasilien
Tel. (005511) 24 73 799

Fellowship Community
Paul Scharff M.D.
Spring Valley
NY 10977
USA

3. Therapeutika in Deutschland

Therapeutika sind Arztpraxen – auch Gemeinschaftspraxen –, in denen ein größeres Angebot anthroposophischer Therapieverfahren besteht wie z.B. Heileurythmie, Rhythmische Massage, Kunsttherapien (Malen, Plastizieren, Sprachgestaltung) und Gesprächstherapie.
Die Adressen werden auf Anfrage hin für die verschiedenen Städte in Deutschland mitgeteilt durch:

Verein für ein erweitertes Heilwesen
Johannes-Kepler-Straße 56-58
7263 Bad Liebenzell 3
Tel. 07052 / 2034, 2035, 2567

Gesellschaft Anthroposophischer Ärzte
Trossinger Straße 53
Postfach 75 07 21
7000 Stuttgart 75
Tel. 0711 / 47 15 01

Berufsverband für künstlerische Therapien auf anthroposophischer Grundlage
Urachstraße 44
7800 Freiburg
Tel. 0761 / 7 16 58

3.1. Heileurythmische Behandlung

Auskunft über Möglichkeiten heileurythmischer Behandlung – stationär oder ambulant – erteilt:

Berufsverband Heileurythmie e.V.
Heubergstraße 15
7000 Stuttgart 1

4. Heilpädagogik und Sozialtherapie

(Behinderte und sozial Pflegebedürftige)

Konferenz für Heilpädagogik und Sozialtherapie

(innerhalb der Medizinischen Sektion der Freien Hochschule für Geisteswissenschaft am Goetheanum)

Sekretariat
Brosiweg 9
CH - 4143 Dornach
Tel. 061 / 701 84 85
Fax 061 / 701 81 04

Hier kann ein internationales Verzeichnis der verschiedenen heilpädagogischen und sozialtherapeutischen Einrichtungen angefordert werden.

Europäische Kooperation für anthroposophische Heilpädagogik und Sozialtherapie
Secretariaat Christophorus
Duinweg 35
NL-3735 LC Bosch-en-Duin
Tel. (0031) 3404 / 35 222
Fax (0031) 3404 / 31 117

Verband anthroposophischer Einrichtungen für Heilpädagogik und Sozialtherapie
Schloßstraße 9
6363 Echzell 2
Tel. 06035 / 81 190

Amfortas-Gemeinschaft e.V.
Untere Augasse 2
7530 Pforzheim
07231 / 66711

Arbeitsgemeinschaft heilpädagogischer Schulen
c/o Karl Schubert-Schule
Obere Weinsteige 40
7000 Stuttgart 70
Tel. 0711 / 76 40 84

Camphill-Institutionen
Heimsonderschule Föhrenbühl
7799 Heiligenberg-Steigen
Tel. 07554 / 8001-0

5. Altenpflegestätten, Altenheime

Mika-Rothfos-Stiftung
Vogt-Kölln-Straße 155
2000 Hamburg 54
Tel. 040 / 570 88 50

Tobias-Haus
Alten- und Pflegeheim
Am Hagen 6
2070 Ahrensburg
Tel. 04102 / 5 13 68

Friedrich-Rittelmeyer-Haus
Lönsstraße 26
3000 Hannover 1
Tel. 0511 / 85 20 06

Altersheim Kloster Frankenberg
Frankenberg Plan 6
3380 Goslar
Tel. 05321 / 2 00 13

Albert-Kolbe-Heim
Hansteinstraße 1
3500 Kassel
Tel. 0561 / 2 16 75

Heinrich-Zschokke-Haus e.V.
Anthroposophische Einrichtung für Sozialtherapie
Hagener Strasse 60
4000 Düsseldorf 12
Tel. 0211 / 29 95 82

Bettina-von-Arnim-Haus
Altenwohn- und Pflegeheim
Vittinghoffstraße 11
4300 Essen 1
Tel. 0201 / 47 20 54

Hermann-Keiner-Haus
Alten- und Pflegeheim
Mergelteichstraße 47
4600 Dortmund 50
Tel. 0231 / 71 07-1

Altenwerk Schloß Hamborn
Alten- und Pflegeheim
Schloß Hamborn 38
4799 Borchen
Tel. 05251 / 38 91

„Anders alt werden"
Schlangenstraße 46
4800 Bielefeld 1
Tel. 0521 / 32 56 01

Carmen-Sylvia-Haus
Schloßstraße 16
5600 Wuppertal 2
Tel. 0202 / 8 91 62

Christoffer-Haus
Melanchthonstraße 61
5900 Siegen 1
Tel. 0271 / 23 05 80

Haus Ederhöhe e.V.
Alten- und Pflegeheim m. Bibl.
Ederhöhe 4
5920 Bad Berleburg
Tel. 02755 / 677

Kontakt Freie Alten- und Krankenpflege
Leibnitzstraße 5
6000 Frankfurt 1
Tel. 069 / 43 91 60

Melissa – Ambulante sozialpflegerische Dienste
Hügelstraße 69
6000 Frankfurt 50
Tel. 069 / 53 09 31 09

Haus Aja Textor-Goethe
Alten- und Pflegeheim
Hügelstraße 69
6000 Frankfurt 50
Tel. 069 / 53 09 30

Altenpflegeheim
Haus Morgenstern
Gänsheidestraße 100
7000 Stuttgart 1
Tel. 0711 / 24 80 61

Nikolaus Cusanus-Haus
Törlesäckerstraße 9
7000 Stuttgart 70
Tel. 0711 / 45830

Altenwohn- und Pflegeheim
Ch. Wilkens
Rudolf-Steiner-Weg 15
7024 Filderstadt 4

Anthroposophisch orientierte Betreuung und Pflege
Haus Arche
Oberweiler 6
7119 Wohlmuthausen
Tel. 07947 / 79 52

Oetinger-Zweig
Hohenstein 10
7157 Murrhardt
Tel. 07192 / 38 95

Johanneshaus Öschelbronn
Am Eichhof
7532 Niefern-Öschelbronn 2
Tel. 07233 / 670

Haus Columban
Postfach 12 70
Hebelstraße 32
7860 Schopfheim
Tel. 07622 / 3 99 60

Altenwerk Marthashofen
8082 Grafrath
Tel. 0814 / 830

Künstlerisch-Soziales Therapeutikum e.V.
Reichartstraße 20
O-5082 Erfurt

August-Vockrodt-Haus
Altersheim der Christengemeinschaft
Charlottenstraße
O-6400 Sonneberg

Altersheim der Christengemeinschaft
Wachbergstraße 6
O-8054 Dresden

6. Ausbildungsstätten

6.1 Ärztliche Fortbildung

Gemeinnütziges Gemeinschaftskrankenhaus Herdecke
Beckweg 4
5804 Herdecke

Anthroposophisches Ärzte-Seminar e.V. Filderklinik
Haberschlaiheide 1
7024 Filderstadt

Gesellschaft anthroposophischer Ärzte
Trossinger Str. 53
7000 Stuttgart 75

Klinik Öschelbronn
Am Eichhof
7532 Niefern-Öschelbronn

Friedrich-Husemann-Klinik
7801 Buchenbach

Medizinische Sektion am Goetheanum
Postfach 134
CH-4143 Dornach

Ita Wegman Klinik
Pfeffinger Weg 1
CH-4144 Arlesheim

Ärzteseminar an der Lukas-Klinik
Brachmattstraße 19
CH-4144 Arlesheim

6.2 Ausbildung Krankenpflege

Ausbildungsinstitut für Krankenpflege
Gemeinschaftskrankenhaus Herdecke
Beckweg 6
5804 Herdecke

Freie Krankenpflegeschule an der Filderklinik e.V.
Haberschlaiheide 1
7024 Filderstadt 4

Fort- und Weiterbildungsinstitut für Krankenpflege
Johannes-Kepler-Straße 19
7263 Bad Liebenzell

6.3 Ausbildung Altenpflege

Altenpflegeseminar Dortmund
Mergelteichstraße 47
4600 Dortmund 50

Sozialpädagogisches Zentrum
Fachseminar für Altenpflege
Hügelstraße 69
6000 Frankfurt 50

6.4 Massage und Hydrotherapie

Margarethe Hauschka-Schule
Künstlerische Therapie
Gruibinger Straße 29
7325 Boll

6.5 Künstlerische Therapie

Artaban
Schule für heilpädagogische Maltherapie
Westfälische Straße 82
1000 Berlin 31

Musiktherapeutische Arbeitsstätte e.V.
Arno-Holz-Straße 16
1000 Berlin 41

Anny-von-Lange-Schule
Ausbildungsstelle für Musiktherapie
Alfredstraße 37
2000 Hamburg 26

Freie Kunst-Studienstätte Ottersberg
Am Wiestebruch 66-68
2802 Ottersberg

Alanus-Hochschule
Johannishof
5305 Alfter

Margarethe Hauschka-Schule
Künstlerische Therapie
Gruibinger Straße 29
7325 Boll

Staatlich anerkannte Fachhochschule für Kunsttherapie
Sigmaringer Straße 15
7440 Nürtingen

Iona-Schulungsstätte für künstlerische Therapie
Hinter den Gärten 1
7776 Owingen

Seminar für Künstlerische Therapie
Mühlweg 18
7902 Blaubeuren

6.6 Heileurythmie

in Deutschland:

Berufsverband Heileurythmie e.V.
Heubergstraße 15
7000 Stuttgart 1
Tel. 0711 / 28 29 27

Heileurythmie-Ausbildung e.V. Stuttgart
Heubergstraße 15
7000 Stuttgart 1
Tel. 0711 / 28 29 27

Heileurythmie-Ausbildung Hamburg
Suurheid 20
2000 Hamburg 56
Tel. 040 / 8 70 28 06

im Ausland:

Heileurythmie-Ausbildung am Goetheanum
Auskunft: Medizinische Sektion am Goetheanum
Postfach 134
Christine Junghans
CH - 4143 Dornach
Tel. (0041) 61 / 7 01 58 78

Heileurythmie-Ausbildung in Holland
p.A. Gertrud Mau
Gentsestraat 68
NL - 2587 HW Den Haag
Tel. (0031) 70 / 703 55 10 93

Training in Curative Eurythmie
Linda Nunhöfer, Christine Hebert, Maidlin Vogel
c/o Eurythmie School
Peredur Centre for the Arts
Dunnings Road
East Grinstead
GB - West Sussex RH19 4NF
Tel. 0342 / 31 25 27

Terapeutisk eurythmie-utbildning
p.A. Gunvor Kumlander
Vidarkliniken
S - 15300 Järna
Tel. (0046) 8551 / 5 03 19

6.7. Ernährungslehre und Küchenpraxis

Arbeitskreis für Ernährungsforschung e.V.
Zwerweg 19
7263 Bad Liebenzell 3

6.8. Heilpädagogik und Sozialtherapie

Über Ausbildungsmöglichkeiten im In- und Ausland informiert:

Konferenz für Heilpädagogik und Sozialtherapie
Brosiweg 9
CH-4143 Dornach
Tel. (0041) 61 / 701 84 85

7. Anthroposophische Hersteller von Heil- und Pflegepräparaten und pharmazeutische Forschungsinstitute

Weleda AG
Möhlerstraße 3
7070 Schwäbisch Gmünd
Tel. 07171 / 6050-1

Forschungsinstitut Hiscia
Verein für Krebsforschung
Kirschweg 9
CH-4144 Arlesheim
Tel. (0041) 61 / 701 23 23

Wala GmbH
7325 Eckwälden / Bad Boll
Tel. 07164 / 20 71-73

Helixor
Heilmittel GmbH & Co
Postfach 8
7463 Rosenfeld 1
Tel. 07428 / 291-0

Novipharm GmbH
Klagenfurter Straße 164
A-9210 Pörtschach W.S.
Tel. 04272 / 2751-0

Abnoba Heilmittel
Güterstraße 53
7530 Pforzheim

Carl Gustav Carus-Institut
Am Eichhof
7532 Niefern-Öschelbronn

8. Patientenorganisationen

Verein für ein erweitertes Heilwesen e.V.
Johannes-Kepler-Str. 56-58
7263 Bad Liebenzell 3
Tel. 07052 / 2034

Es existieren 75 regionale Arbeitsgruppen. Die Adressen werden auf Anfrage bekanntgegeben.

Europäischer Verbraucher-Verband für Naturmedizin
Johannes-Kepler-Str. 56-58
7263 Bad Liebenzell 3
Tell. 07052 / 2034

Literaturverzeichnis

1. Werke Rudolf Steiners

Die Rudolf Steiner Gesamtausgabe (GA) erscheint im Rudolf Steiner Verlag Dornach/Schweiz.

a) Allgemeine anthroposophische Werke

Grundlinien einer Erkenntnistheorie der Goetheschen Weltanschauung. GA 2, [7]1979.

Wahrheit und Wissenschaft. GA 3, [5]1980.

Die Philosophie der Freiheit. GA 4, [15]1987.

Theosophie. Einführung in übersinnliche Welterkenntnis und Menschenbestimmung GA 9, [31]1987.

Wie erlangt man Erkenntnisse der höheren Welten? GA 10, [23]1982.

Die Geheimwissenschaft im Umriß. GA 13, [30]1989.

Von Seelenrätseln. GA 21, [5]1983.

Zusammen mit Ita Wegman: *Grundlegendes für eine Erweiterung der Heilkunst nach geisteswissenschaftlichen Erkenntnissen.* GA 27, [7]1991.

b) Vorträge über Medizin

Geisteswissenschaft und Medizin. GA 312, 20 Vorträge für Ärzte und Medizinstudierende, 1. Ärztekurs, [6]1985.

Geisteswissenschaftliche Gesichtspunkte zur Therapie. GA 313, 9 Vorträge für Ärzte und Medizinstudierende, 2. Ärztekurs, [4]1984.

Physiologisch-Therapeutisches auf Grundlage der Geisteswissenschaft. 12 Vorträge vor Ärzten, [3]1989.

Heileurythmie. GA 315, 8 Vorträge für Ärzte und Eurythmisten, [4]1981.

Meditative Betrachtungen und Anleitungen zur Vertiefung der Heilkunst. GA 316, Weihnachtskurs und Osterkurs für Ärzte, [3]1987.

Heilpädagogischer Kurs.
GA 317, 12 Vorträge für Heilpädagogen und Ärzte, [7]1985.

Das Zusammenwirken von Ärzten und Seelsorgern.
Pastoral-medizinischer Kurs.
GA 318, 11 Vorträge für Ärzte und Priester, [3]1984.

Anthroposophische Menschenerkenntnis und Medizin.
GA 319, 11 öffentliche Vorträge, [2]1982.

2. Allgemeine Literatur zur anthroposophischen Medizin

Walter Bühler:
Der Leib als Instrument der Seele in Gesundheit und Krankheit.
[11]1990, Verlag Freies Geistesleben, Stuttgart.

Volker Fintelmann:
Intuitive Medizin.
Einführung in eine anthroposophisch ergänzte Medizin. 1986, Hippokrates-Verlag, Stuttgart.

Friedrich Husemann / Otto Wolff:
Das Bild des Menschen als Grundlage der Heilkunst.
Entwurf einer geisteswissenschaftlich orientierten Medizin.
Verlag Freies Geistesleben, Stuttgart.

Band 1: Zur Anatomie und Physiologie, [10]1991.

Band 2: Zur allgemeinen Pathologie und Therapie, [5]1991.

Band 3: Zur speziellen Pathologie und Therapie, [4]1993.

Olaf Koob:
Erkennen und Heilen.
Anthroposophische Gesichtspunkte zur seelischen Hygiene.
[2]1988, Verlag Freies Geistesleben, Stuttgart.

HEINZ HERBERT SCHÖFFLER:
Anthroposophische Medizin.
Eine Erstinformation mit einem Verzeichnis der Kliniken und Sanatorien der anthroposophisch-medizinischen Bewegung. 21991, Verlag am Goetheanum, Dornach.

HERBERT SIEWEKE:
Anthroposophische Medizin.
Studien zu ihren Grundlagen. 21982, Verlag am Goetheanum, Dornach.

HERBERT SIEWEKE:
Gesundheit und Krankheit als Verwirklichungsformen menschlichen Daseins.
2. Aufl. 1993 in Vorbereitung, Verlag am Goetheanum, Dornach.

OTTO WOLFF:
Anthroposophisch orientierte Medizin und ihre Heilmittel.
51990, Verlag Freies Geistesleben, Stuttgart.

OTTO WOLFF:
Die naturgemäße Hausapotheke.
Praktischer Ratgeber für Gesundheit und Krankheit. 51990. Verlag Freies Geistesleben, Stuttgart.

Zentrum für Dokumentation von Naturheilverfahren:
Dokumentation der besonderen Therapierichtungen und natürlichen Heilweisen in Europa. Band 1. 1992, VGM Verlag, Bonn

3. Weiterführende Literatur zu einzelnen Kapiteln dieses Buches

Gebären und geboren werden

DIETRICH BAUER, HARTMUT GÖRK, MAX HOFFMEISTER:
Gespräche mit Ungeborenen: Kinder kündigen sich an.
1986, Verlag Urachhaus, Stuttgart.

WERNER HASSAUER:
Die Geburt als Enthüllungserlebnis. In: *Die Geburt der Individualität: Menschwerdung und moderne Geburtshilfe.*
1984, Verlag Urachhaus, Stuttgart.

Kinderheilkunde

MICHAELA GLÖCKLER, WOLFGANG GOEBEL:
Kindersprechstunde.
101992, Verlag Urachhaus, Stuttgart.

MICHAELA GLÖCKLER (HRSG.):
Das Schulkind – Gemeinsame Aufgaben von Arzt und Lehrer.
1992, Verlag am Goetheanum, Dornach.

PETRA LANGE:
Hausmittel für Kinder.
1987, Rowohlt Verlag, Reinbek.

A. MICHAEL STELLMANN:
Kinderkrankheiten natürlich behandeln.
31992, Gräfe und Unzer, München.

Biographiearbeit

GUDRUN BURKHARD:
Das Leben in die Hand nehmen.
Arbeit an der eigenen Biographie.
1992, Verlag Freies Geistesleben, Stuttgart.

Flensburger Hefte
Biographiearbeit, Biographiearbeit II,
1992, Verlag der Flensburger Hefte, Flensburg.

BERNHARD LIEVEGOED:
Lebenskrisen – Lebenschancen.
[4]1985, Kösel Verlag, München.

BERNHARD LIEVEGOED:
Der Mensch an der Schwelle.
Biographische Krisen und Entwicklungsmöglichkeiten.
[4]1991, Verlag Freies Geistesleben, Stuttgart.

RUDOLF TREICHLER:
Die Entwicklung der Seele im Lebenslauf.
Stufen, Störungen und Erkrankungen des Seelenlebens.
[4]1992, Verlag Freies Geistesleben, Stuttgart.

MATHIAS WAIS:
Biographiearbeit.
1992, Verlag Urachhaus, Stuttgart.

Musiktherapie

GERHARD BEILHARZ (HRSG.):
Erziehen und Heilen durch Musik.
1988, Verlag Freies Geistesleben, Stuttgart.

RITA JAKOBS:
Musiktherapie. Ein Beitrag aus anthroposophischer Sicht. In: *Soziale Hygiene,* Merkblätter des Vereins für ein Erweitertes Heilwesen, Bad Liebenzell.

HEINER RULAND:
Musik als erlebte Menschenkunde.
Praxis der Musiktherapie.
1990, Gustav Fischer Verlag, Stuttgart.

RUDOLF STEINER:
Das Wesen des Musikalischen und das Tonerlebnis im Menschen.
GA 283, 8 Vorträge, [5]1989.

Heileurythmie

ELISABETH BAUMANN:
Aus der Praxis der Heileurythmie.
[3]1983, Verlag am Goetheanum, Dornach.

JULIA BORT:
Heileurythmie mit seelenpflegebedürftigen Kindern.
1958, Arlesheim.

WALTER HOLTZAPFEL (HRSG.):
Arzt und Heileurythmie.
[2]1984, Verlag am Goetheanum, Dornach.

K.-J. JANKE:
Grundlagen und Wesen der Heileurythmie.
Ihre Bedeutung bei der Behandlung von behinderten Kindern.
Medizinische Dissertation, Erlangen/Nürnberg 1987.

MARGARETE KIRCHNER-BOCKHOLT:
Grundelemente der Heileurythmie.
[3]1981, Verlag am Goetheanum, Dornach.

PIRKO OLLILAINEN:
Heileurythmie in der Behandlung krebskranker Patienten. In: Markus Treichler (Hrsg.), *Der krebskranke Mensch.* 1989, Verlag Freies Geistesleben, Stuttgart.

H. RHEINGAUS:
Vergleichende Untersuchung der Wirkung einer aktiv trainierenden und einer künstlerisch übenden Bewegungstherapie bei einer kardiologischen Rehabilitation.
Marburg 1983.

MARIE JOSETTE SPECHT, CHRISTOPH TAUTZ:
Heileurythmie und Medizin.
Grundlagen und Beispiele einer therapeutischen Herausforderung in der Kinderheilkunde.
1986, Verlag Urachhaus, Stuttgart.

RUDOLF STEINER:
Eurythmie.
Die Offenbarung der sprechenden Seele.
GA 277, [2]1980.

RUDOLF STEINER,
Die Entstehung und Entwicklung der Eurythmie.
GA 277a, [2]1982.

RUDOLF STEINER:
Eurythmie als sichtbarer Gesang.
Ton-Eurythmie-Kurs.
GA 278, [4]1984.

RUDOLF STEINER:
Eurythmie als sichtbare Sprache.
Laut-Eurythmie-Kurs.
GA 279, [5]1990.

RUDOLF STEINER:
Heileurythmie.
GA 315, 8 Vorträge für Ärzte und Eurythmisten, [4]1989.

Psychosomatische Medizin

RUDOLF TREICHLER:
Grundzüge einer geisteswissenschaftlich orientierten Psychiatrie. In: Husemann/Wolff, *Das Bild des Menschen als Grundlage der Heilkunst.* Band III. [4]1993, Verlag Freies Geistesleben, Stuttgart.

Käthe Weizäcker:
Psychotherapie und Anthroposophie.
Ich-Reifung durch imaginative Traumerkenntnis.
[2]1987, Verlag Urachhaus, Stuttgart.

Psychosomatische Jugendmedizin

Henning Köhler:
Die stille Sehnsucht nach Heimkehr.
Geisteswissenschaftliche Gesichtspunkte zur Pubertätsmagersucht.
1987, Verlag Freies Geistesleben, Stuttgart.

Krebs

Rita Leroi (Hrsg.):
Misteltherapie.
Eine Antwort auf die Herausforderung Krebs.
1987, Verlag Freies Geistesleben, Stuttgart.

Markus Treichler (Hrsg.):
Der krebskranke Mensch in der anthroposophischen Medizin.
1988, Verlag Freies Geistesleben, Stuttgart.

Angst und Psychosen

Henning Köhler:
Vom Rätsel der Angst.
Wo die Angst begründet liegt und wie wir mit ihr umgehen können.
1992, Verlag Freies Geistesleben, Stuttgart.

Herta Lauer:
Angstanfälle.
Entstehung, Behandlung, Verlauf.
1991, Verlag Urachhaus, Stuttgart.

Rudolf Steiner:
Irrtum und Irresein. Krankheit und Heilung. In: *Metamorphosen des Seelenlebens.* GA 59, 1984.

Rudolf Steiner:
Die Mission des Zorns; Die Mission der Wahrheit; Die Mission der Andacht. In: *Metamorphosen des Seelenlebens.* GA 58, 1984.

Rudolf Treichler:
Die Entwicklung der Seele im Lebenslauf.
Stufen, Störungen und Erkrankungen des Seelenlebens.
[4]1992, Verlag Freies Geistesleben, Stuttgart.

AIDS

MICHAEL DEBUS, THOMAS MCKEEN, WOLFGANG SCHAD, MARKUS TREICHLER:
Aids, Krankheit unserer Zeit.
1989, Verlag Urachhaus, Stuttgart.

KLAUS DUMKE:
Aids – Die tödliche Befruchtung.
²1989, Verlag Freies Geistesleben, Stuttgart.

Heilpädagogik und Sozialtherapie

Camphill.
Fünfzig Jahre leben und arbeiten mit seelenpflege-bedürftigen Menschen.
Hrsg. von Cornelius Pietzner und Joachim Scholz, 1991, Verlag Freies Geistesleben, Stuttgart.

NILS CHRISTIE:
Jenseits von Einsamkeit und Entfremdung.
Gemeinschaften für außergewöhnliche Menschen.
1992, Verlag Freies Geistesleben, Stuttgart.

JOHANNES DENGER (HRSG.):
Plädoyer für das Leben mongoloider Kinder.
1990, Verlag Freies Geistesleben, Stuttgart.

Heilende Erziehung aus dem Menschenbild der Anthroposophie.
Leben, lernen und arbeiten mit seelenpflege-bedürftigen Kindern und Erwachsenen.
²1981, Verlag Freies Geistesleben, Stuttgart.

Heilende Erziehung.
Vom Wesen seelenpflege-bedürftiger Kinder und deren heilpädagogischer Förderung.
⁵1989, Verlag Freies Geistesleben, Stuttgart.

THOMAS J. WEIHS:
Das entwicklungsgestörte Kind.
Heilpädagogische Erfahrungen in der therapeutischen Gemeinschaft.
1991, Verlag Freies Geistesleben, Stuttgart.

Der alte Mensch – Pflege und Therapie

MICHAEL BRATER, GÜNTER KAUL:
Altenpflege.
Ansätze zu einem neuen Pflegekonzept auf der Grundlage einer Altersmenschenkunde.
1987, Verlag Urachhaus, Stuttgart.

VOLKER FINTELMANN:
Alterssprechstunde.
Ein Ratgeber zum Umgang mit dem Alter.
1991, Verlag Urachhaus, Stuttgart.

Flensburger Hefte:
Über Sterben und Tod.
1988, Verlag der Flensburger Hefte, Flensburg.

GISELA GAUMNITZ:
Vom Altwerden.
Eine Materialsammlung aus der Rudolf Steiner Gesamtausgabe.
1987, Verlag Die Pforte, Basel.

NORBERT GLAS:
Lichtvolles Alter.
1968, Mellinger Verlag, Stuttgart.

FRIEDRICH HUSEMANN:
Vom Bild und Sinn des Todes.
1954, Verlag Freies Geistesleben, Stuttgart.

KLAUS RASCHEN:
Der Mensch im Alter.
1989, Verlag Urachhaus, Stuttgart.

Sterbekultur

PHILIPPE ARIÈS:
Geschichte des Todes.
1982, dtv, München.

ALMUTH BOCKEMÜHL:
Zeit des Sterbens.
Vom Hingang eines alten Menschen.
1991, Verlag Freies Geistesleben, Stuttgart.

ARIE BOOGERT:
Beim Sterben von Kindern.
Erfahrungen, Gedanken und Texte zum Rätsel des frühen Todes.
1986, Verlag Urachhaus, Stuttgart.

CALVERT ROSZELL:
Erlebnisse an der Todesschwelle.
1991, Verlag Freies Geistesleben, Stuttgart.

Tod wird Leben, Stimmen der Meister.
Ausgew. von Frieder M. Reuschle, [9]1989, Mellinger Verlag, Stuttgart.

GEORGE RITCHIE:
Rückkehr von Morgen.
[16]1990, Francke-Buchhandlung, Marburg.

ELISABETH KÜBLER-ROSS:
Interviews mit Sterbenden.
1971, Kreuz Verlag, Stuttgart.

RUDOLF STEINER:
Der Tod als Lebenswandlung.
GA 182, 7 Vorträge, [3]1986.

RUDOLF STEINER:
Das Leben nach dem Tod.
13 Vorträge, ausgewählt und herausgegeben von Frank Teichmann. [2]1990, Verlag Freies Geistesleben, Stuttgart.

Heilmittelfindung und Heilmittelherstellung

WILLEM F. DAEMS (HRSG.):
Was sind potenzierte Heilmittel?
Zum Verständnis der homöopathischen und anthroposophischen Medizin.
[2]1993, Verlag Freies Geistesleben, Stuttgart.

OTTO WOLFF:
Anthroposophisch orientierte Medizin und ihre Heilmittel.
[5]1990, Verlag Freies Geistesleben, Stuttgart.

OTTO WOLFF:
Heilmittel für typische Krankheiten.
Zu den von Rudolf Steiner methodisch neu konzipierten Heilmitteln.
[2]1992, Verlag Freies Geistesleben, Stuttgart.

Weleda-Nachrichten
Erscheint 4mal im Jahr und wird auf Anforderung kostenlos zugesandt. Adresse siehe Hersteller.

Bild- und Textnachweis

Alle Photos, sofern nicht anders angegeben: Werbeagentur Eberle, Schwäbisch Gmünd.

Seite 18:
Porträt Rudolf Steiners,
© Verlag am Goetheanum.

Seite 19:
Porträt Ita Wegmans, Emanuel Zeylmans, aus *Wer war Ita Wegman?* Band 2, © Edition Georgenberg, Heidelberg 1992.

Seite 25:
Ausschnitt aus einem Glasfenster am Goetheanumbau,
© Verlag am Goetheanum.

S. 69:
Khalil Gibran, aus *Der Prophet,*
© Walter Verlag, Olten.

S. 73:
Edvard Munch, Vier Lebensalter, 1902, Öl auf Leinwand, 130 x 100 cm, Bergen, Sammlung Rasmus Meyer.

Seite 73:
Martin Buber, aus *Erzählungen der Chassidim,* © Manesse Verlag, Zürich 1949.

Seite 77 und 81:
Rainer Maria Rilke, *Der Engel* sowie *Briefe an einen jungen Dichter,* aus *Sämtliche Werke,* © Insel Verlag, Frankfurt/Main 1955.

Seite 111:
Christa Wolf, aus *Kein Ort nirgends,*
© Aufbau Verlag, Berlin.

Seite 141 – 144:
Fotos Bruno Wegmüller, Brachenreuthe.

Seite 151:
Georg Trakl, *Ein Winterabend,*
© Otto Müller Verlag, Salzburg.

Seite 152:
Vincent van Gogh, Der barmherzige Samariter, Öl auf Leinwand, 73 x 60 cm, Otterlo, Rijksmuseum Kröller-Müller.

Seite 162:
Emil Bock, © Verlag Urachhaus, Stuttgart.

S. 163:
Foto: Peter Walser.

S. 169, 171:
Fotos: McKeen.

S. 209 – 215:
Fotos: Weleda AG.

S. 217 – 220:
Fotos: Hiscia, Verein für Krebsforschung.

S. 222, 224:
Fotos: Wala Heilmittel GmbH.

S. 226:
Foto: Helixor Heilmittel GmbH & Co.

S. 228:
Fotos: Novipharm Austria.

S. 236, 238:
Zeichnung und Foto: Abnoba Heilmittel GmbH.

Über die Autoren

Ekkehard von Blücher. Nach Krieg und russischer Gefangenschaft (bis 1948) Einstieg in die Wirtschaft als Kaufmann. 1950 – 1964 Firma Günther Wagner, Pelikan-Werke, Hannover; 1964 – 1966 bei Firma Hermes, Großhesselohe b. München; 1966 – 1987 Geschäftsführer der Firma Weleda AG, Schwäbisch Gmünd; ab 1987 Geschäftsführender Vorstand im Verein für ein Erweitertes Heilwesen e.V.; seit 1988 Präsident der European Federation of Natural Medicine Users (EFNMU).

Heinrich W. Brettschneider ist als Internist in einer eigenen Praxis in Stuttgart tätig. Seit 1976 arbeitet er im Carl Gustav Carus-Institut mit.

Dr. med. *Michaela Glöckler,* geb. von Kügelgen, 1946 in Stuttgart geboren. Besuch der Freien Waldorfschule bis zum Abitur, Studium der Germanistik und Geschichte in Freiburg und Heidelberg. Zahlreiche freiwillige Praktika an Waldorfschulen während der Semesterferien. 1971 Staatsexamen für das Lehramt an Unter- und Mittelstufen der Gymnasien. 1972 bis 1978 Studium der Medizin in Tübingen und Marburg. Weiterbildung zum Kinderarzt am Gemeinschaftskrankenhaus in Herdecke und an der Universitäts-Kinderklinik in Bochum. Bis 1988 Mitarbeit in der Kinderambulanz am Gemeinschaftskrankenhaus in Herdecke und schulärztliche Tätigkeit in der Rudolf-Steiner-Schule in Witten. Seit Ostern 1988 Leitung der Medizinischen Sektion am Goetheanum, Freie Hochschule für Geisteswissenschaft in Dornach/Schweiz.

Thomas Götte, Jahrgang 1930, Diplomvolkswirt, seit 1972 Geschäftsführer der Abnoba Heilmittel GmbH in Pforzheim.

Dr. med. Dr. phil. *Dieter Kissel,* geboren 1944 in Saverne/Frankreich, Studium der Medizin in Heidelberg, ärztliche Tätigkeit in Kliniken und Institutionen, Abwendung von der Medizin, die als verhärtet erlebt wird; Studium der Pädagogik, Psychologie und Soziologie in München, nach dem jähen Tod des verehrten Lehrers Rückkehr zur Medizin, seit 1984 am Zentrum für Lebensgestaltung im Alter, Johanneshaus Öschelbronn, als leitender Arzt tätig.

Dörthe Krause-Kümmell, geboren 1943 in Danzig, in Flensburg aufgewachsen und dort Ausbildung in der Krankenpflege von 1963 – 1966. Zwei Jahre Tätigkeit als Krankenschwester an der Universitätsklinik in Köln, danach in London und Toronto. Seit 1973 Mitarbeit am Gemeinschaftskrankenhaus Herdecke. 1975 Ausbildung zur Lehrkraft für Krankenpflege; seit 1980 Leitung des Ausbildungsinstitutes für Krankenpflege am Gemeinschaftskrankenhaus in Herdecke.

Dr. med. *Michael Lamerdin*, geboren 1939, besuchte die Waldorfschule und studierte Medizin in München, Freiburg und Tübingen. Dort Promotion bei Prof. Wolfgang Kretschmer, Weiterbildung zum Frauenarzt in Laupheim/Württ. und Bremen. Oberarzt in Esslingen am Neckar. Seit Eröffnung der Filderklinik 1975 im Kollegium der leitenden Ärzte an der Abteilung Frauenheilkunde.

Dr. med. *Hertha Lauer*, 1933 in Berlin geboren, lebte dort bis zum Physikum, studierte in Münster und bis zum Abschluß in Tübingen. Dort durch Dr. Gerhard Kienle Bekanntschaft mit der Anthroposophie und der anthroposophischen Medizin. Bis 1977 an der Universität Tübingen. 1978 Ruf durch Dr. Kienle an das Gemeinschaftskrankenhaus Herdecke zum Aufbau der psychiatrischen Abteilung.

Dr. med. *René Madeleyn,* geboren 1951, Besuch der Freien Waldorfschule am Kräherwald in Stuttgart. Studium der Medizin in Tübingen. Facharztausbildung an der Universitäts-Kinderklinik in Marburg und am Gemeinschaftskrankenhaus Herdecke. Schularzttätigkeit an der Waldorfschule in Marburg und Wuppertal. Seit September 1991 leitender Arzt an der Kinderabteilung der Filderklinik.

Thomas McKeen, 1953 in Manila, Philippinen geboren, 1959 Umsiedlung nach Deutschland und Besuch der Freien Waldorfschule Stuttgart/Kräherwald. 1972 bis 1974 Philosophie-Studium am Bowdoin College in Maine/USA. Anschließend Medizinstudium in Tübingen und internistische Weiterbildung u.a. in der Filderklinik. Seit 1987 Leiter des Anthroposophischen Ärzteseminars.

Christine Pflug, geboren 1956, langjährige Arbeit in der Waldorfpädagogik, dann in der Sozialarbeit und Erwachsenenbildung. Ausbildung am «Centre for Social Development» (Institut für Erwachsenenbildung und Biographiearbeit auf anthroposophischer Grundlage) und in verschiedenen Methoden der humanistischen Psychologie. Seit 1988 Biographiearbeit in Hamburg in Form von Einzelberatung und Gruppenarbeit gemeinsam mit Kollegen.

Susanne Reinhold, geboren 1944. Besuch der Waldorfschule und Geigenstudium in München. Orchestertätigkeit in Deutschland und Holland. Musiktherapieausbildung in Boschen Duin/Holland und Abschluß an der Musiktherapeutischen Arbeitsstätte Berlin. Seit 1981 musiktherapeutisch tätig an der Filderklinik.

Rumi Reitsma, geboren 1938 auf Java, Indonesien. Ausbildung als Sozialarbeiterin in Holland, 12 Jahre berufliche Arbeit in der Betreuung und Begleitung von Schwerkranken und Sterbenden zu Hause sowie in der Seminar- und Altenarbeit, Ausbildung zur Krankenpflegerin in Kalifornien, USA. Seit 1989 als Altenpflegerin im Johanneshaus Öschelbronn.

Sabine Ried, geboren 1959 in Eppingen. Krankenpflegeausbildung, Mitarbeit in verschiedenen Altenhilfeeinrichtungen und Aufbau eines kleinen Altenpflegeheimes. 1985 Weiterbildung zur Lehrerin für Alten- und Krankenpflege in Unterlengenhardt. Mitbegründerin des Altenpflegeseminars Dortmund 1988, seither dort leitende Mitarbeiterin.

Dr. med. *Karl-Heinz Ruckgaber,* geboren 1952. Arzt für Kinder- und Jugendpsychiatrie-Psychotherapie. Leiter der psychosomatischen Jugendstation an der Filderklinik. Weiterbildung in anthroposophisch orientierter Psychotherapie und künstlerischer Therapie. Arbeitsschwerpunkte: Eßstörungen, Heilpädagogik, Rehabilitation psychisch Kranker.

Dr. *Armin Scheffler,* Jahrgang 1950, Diplom-Chemiker, seit 1976 an der Entwicklung von Mistelpräparaten im Carl Gustav Carus-Institut tätig. Zur Zeit Leiter eines Forschungsvorhabens zur Optimierung von Mistelpräparaten.

Dr. med. *Dietrich Schlodder,* Leiter der medizinisch-wissenschaftlichen Abteilung der Helixor Heilmittel GmbH & Co.

Dr. med. *Jürgen Schürholz*, geboren 1933. Kindheit in Murnau/Oberbayern. Nach dem Krieg Besuch der Rudolf Steiner Schule in Hamburg-Wandsbeck. Studium der Medizin in Hamburg-Eppendorf und Innsbruck. Während der Weiterbildung zum Arzt für Innere Medizin vierjährige wissenschaftliche Arbeit am Pathologischen Institut der Universität Tübingen. Ein Jahr Mitarbeit in der Weleda AG Heilmittel-Betriebe in Schwäbisch Gmünd während der Planungs- und Vorbereitungszeit der Filderklinik (bei Stuttgart). Seit deren Eröffnung 1975 als leitender Internist dort tätig. Ab 1978 Vorsitzender der Kommission C beim Bundesgesundheitsamt in Berlin. Mitarbeit im Vorstand der Gesellschaft Anthroposophischer Ärzte seit 1980.

Martin Straube arbeitet als Arzt in der Amfortas-Gemeinschaft in Pforzheim, die sich insbesondere die Behandlung und Betreuung der von der Krankheit AIDS Betroffenen zum Ziel gesetzt hat.

Markus Treichler, geboren 1947 in Stuttgart. Waldorfschüler, Studium in Philosophie, Psychologie und Medizin an verschiedenen Universitäten. Seit 1987 leitender Arzt der Abteilung für psychosomatische Medizin, künstlerische Therapien, Heileurythmie an der Filderklinik.

Dr. med. *Heinz-Hartmut Vogel*, Stiftungsvorstand der Wala-Stiftung.

Martin Walker, geboren 1950. Nach der Ausbildung zum Chemielaboranten und Chemotechniker Weiterbildung zum Marketing- und Vertriebsspezialisten in einem großen Chemie- und Pharmakonzern. Außendienstmitarbeiter, Schlüsselkundenbetreuung und Assistenz der Vertriebsleitung. Anschließend 2 ½ Jahre als Unternehmensberater im medizinischen Bereich. Seit 1991 bei einem großen anthroposophischen Heilmittelhersteller tätig, wo er die Werbung und Marktkommunikation leitet.

Dr. med. *Hans Werner*, Internist, geboren 1925, Mitbegründer und ehemaliger leitender Arzt an der Klinik Öschelbronn. Verantwortlich mittätig in der Gesellschaft Anthroposophischer Ärzte, in der Arzneimittelkommission C, im Verband der Anthroposophischen Kliniken, in anthroposophischen Initiativen in Ägypten und Moskau.

Dr. *Michael Werner*, geboren 1949, von Beruf Chemiker, arbeitete nach dem Studium einige Jahre in der chemischen Industrie und als Oberstufenlehrer an einer Waldorfschule. Seit 1988 als Betriebsleiter im Verein für Krebsforschung, Arlesheim/ Schweiz, tätig. Er betreut dort vornehmlich die Mistelpräparate-Herstellung und die damit verbundenen Forschungs- und Entwicklungsarbeiten.

Marc Wethmar, geboren 1959. Niederländer. Betriebswirtschaftsstudium in Groningen (Niederlande). Danach tätig in verschiedenen Unternehmen in den Niederlanden, u.a. als Betriebsberater und Personalleiter. Seit 1989 in der Weleda AG, Schwäbisch Gmünd tätig als Assistent der Geschäftsleitung, vor allem im Bereich Vertrieb In- und Ausland.

Dr. med. *Rosselke Zech,* geboren 1934 in Berlin. Medizinstudium Freie Universität Berlin, erste Kontakte zur Anthroposophie während des Studiums durch Studentengruppe. Nach der Approbation zwei Jahre klinische Arbeit an der Abteilung für natürliche Heilweisen am Städtischen Krankenhaus Berlin-Kreuzberg. 1965 – 1980 Lukas-Klinik Arlesheim, 1980 – 1987 kassenärztliche eigene Praxis Bonn-Bad Godesberg. Seit 1987 Mitarbeiter der Medizinischen Sektion am Goetheanum und Übernahme des Ärzte-Seminars an der Lukas-Klinik.

Ursula Ziegenbein, geboren 1935 in Freiburg i.Br. Waldorfschule Stuttgart. Eurythmie-Studium Else Klink, Köngen. Studium der Heileurythmie bei J. de Jaager, Trude Thetter, Dornach. Heileurythmisch tätig seit 1960 in Heilpädagogik, Waldorfschule, Klinik, freier Praxis. Seit 1974 leitend tätig in der Heileurythmie-Ausbildung Stuttgart. Heileurythmie-Kurse im In- und Ausland.

Sachregister

Ackerschachtelhalm 129
Adipositas 117
Aggregatzustände 202
Allergie, allergisch 60, 104
Alternativmedizin 21, 30
Alter 25, 68, 147ff., 186ff., 248
Altersweisheit 68
Ameisensäure 129
Anästhesie 20, 22
Angst, Ängste 100, 104f., 118, 122f., 131ff., 139, 148, 155, 160
Anorexia nervosa 99, 117, 119
Antibiotika 17, 62
Antimon 207
Antipyretika 17, 62
Antirheumatika 129
Arbeit mit Strafgefangenen 143
Arnika 211
Arzneimittel s. Heilmittel
Arzt-Patienten-Verhältnis 30
Asthma bronchiale 100, 104, 117
Atemnot 104, 112
Atmung, Atem 29f., 94ff., 104f., 122, 160
Augenheilkunde 20, 22, 176

Bäder 24, 153
Bäder 50, 118, 129
Bauchdrücken 112
Bauchwickel 118
Bedürfnisse 177
Beschützende Werkstätten 143
Bewegungsstörungen 100, 102, 126, 149
Bewegung 101ff., 112, 127ff., 191, 197
Bewußtlosigkeit 93ff., 102
Bewußtsein 26, 68, 93f., 96ff., 103f., 133f., 151, 155, 159, 189, 197, 199
Bewußtseinsstörungen 96, 102, 158
Bienengift 129
Bildekräfteleib s. Ätherleib unter Wesensglieder
Biographie, Biographiearbeit, Lebenslauf 24, 29ff., 67, 70ff., 80f., 114ff., 121, 154, 170, 178, 190, 193
Biologisch-dynamische Landwirtschaft 143, 211f., 225, 227
Blasenbrennen 112
Blut 231, 236
Blutdruck 29
Bluttransfusionen 200
Bothmer-Gymnastik 119
Bulimie 112, 117
Burn-Out-Syndrom 188

Calendula 210
Carzinom s. Krebs
Chirurgie 20, 22, 103, 115, 176
Chrotta 100
Colitis ulcerosa 100

Darmkrankheiten 117
Degenerative Erkrankungen 100, 104, 126, 150
Denken, Denktätigkeit, Gedankenkräfte 23, 29, 63, 66ff., 85ff., 100, 114, 122, 133f., 150f., 154, 189, 191,197, 207
Depression, depressiv 84, 100, 138, 248
Dermatologie 20, 22
Diagnose, Diagnostik 22, 30, 65, 117, 122, 141, 174
Diagnosezentren 17
Diätetik 115
Dreigliederung (des Menschen) 113f., 172
Drogen 135ff.
Drogenrehabilitation 204, 220
Durchfall 84

Egoismus 138f., 153
Einreibungen 24, 58, 62, 118, 153, 191
Ekzem 100, 117
Emotionen s. Fühlen
Empfindung 197
Engel 76f., 81
Entwicklung, Entwicklungsgesetze, Evolution 19, 26, 29, 40, 55, 64, 75f., 114, 160, 172, 178, 188, 191, 197f., 200, 218, 238f., 255f., 258
Entwicklungsstörungen 60, 100
Entwicklung des Gedankenlebens 67
Entzündung 17, 127, 137, 150f., 199f.
Erkrankungen s. Krankheit
Erschöpfungszustände 100
Erziehung 25, 143, 256
Eselsdistel 200
Eßstörungen 117
Eurythmie 19, 49, 101, 142, 172, 174ff., 180, 193
Evolution s. Entwicklung
Exkarnation 75

Familientherapie 119
Farben 112, 182
Formenzeichnen 154
Fortpflanzung 197
Frauenheilkunde s. Gynäkologie
Frühförderung 142
Fühlen, Gefühle, Emotionen 23, 29ff., 63, 85ff., 89, 114, 131ff., 169, 191

Geburt 27f., 35f., 39ff., 44, 47ff., 52f., 54, 60, 114, 155ff., 188
Geburtsimpulse 76f.
Geburtsmedizin 42
Gedankenkräfte s. Denken
Gegenstandsbewußtsein 28
Geist 18, 23, 29, 46, 54f., 61, 66, 75, 77, 86, 92, 94f., 102, 109, 113ff., 129, 133, 141, 156, 160, 178, 192, 207, 241, 248
Geistige Welt 35, 58
Gemeinschaften 142f.
Gemshorn 97, 99
Gesang 112, 193
Geschwüre 137
Gesprächstherapie 24, 51, 115, 118f., 129
Gestaltung 112
Gesundheit 16, 29, 44, 73, 92, 112, 114, 116, 141, 177f.

Gesundheitswesen 177, 247, 249ff., 256
– Demokratisierung 15, 18
– Kosten 15
– Reformen 15
– Vorsorge 15f., 25, 64, 185, 249, 256
Goetheanismus, goetheanistisch 221, 227, 229, 235, 244
Goetheanum Dornach 19f., 175, 255f.
Gynäkologie, Frauenheilkunde 20, 22, 103, 176

Hals-Nasen-Ohren-Heilkunde 20, 22
Handwerkliche Arbeit 135
Haschisch 135
Heileurythmie 49f., 83, 86, 88, 101ff., 118, 129, 135, 142, 174ff., 250
Heilmittel, Arzneimittel 17, 24, 197ff., 207ff., 233
Heilmittelhersteller 16, 207f.
Heilpädagogik 175f.
Heilpflanzen, Heilpflanzenanbau 211, 213, 222f., 227, 242
Heilung, heilen 28, 30, 32, 85, 88, 91, 98, 104, 109, 112, 200, 211
Heilverlauf 26
Helfer-Syndrom 188
Heroin 136
Herz-Kreislauferkrankungen 100, 104
Herzangst, Herzphobie 109ff.
Herzbeschwerden 109f., 112
Herzinfarkt 97, 84
Homöopathie, homöopathisch 24, 50, 249
Hörsinn 93
Humanalbumine 200
«Humanes Sterben» 157

Ich-Stärke 91
Idee(n) 243f.
immunologische Forschung 256
Immunsystem, Immunschwäche 137ff., 170, 238
Impfungen 62
Individualität, Individualisierung (s. auch Ich unter Wesensglieder) 23, 31, 49, 53, 58, 140f., 147, 177, 181
Infektion 167
Inkarnation 75
Innere Medizin 20, 22, 103, 176
Intellektualität 109
Intensivmedizin, Intensivstation 20, 22, 27, 56, 93, 95, 100, 102, 156

Johanniskraut 129, 153
Jugendalter 63, 110, 189

Kaiserschnitt 46, 48
Karma (siehe auch Schicksal) 76
Kiesel(säure) 64, 129
Kind, Kindheit 25, 35, 39ff., 54ff., 62f., 110, 117, 140, 150f., 189, 248
Kinderbesprechung 119
Kinderheilkunde, Pädiatrie 20, 22, 56, 66, 103, 176
Klimatherapie 50
Kompressen 62
Konstitution 30, 110, 167, 169
Kopfschmerzen 84, 107, 109
Körper, körperlich 24, 49, 66, 103, 111, 131, 133, 197, 241, 243
Körperpflege, Körperpflegepräparate 209f., 211, 213f., 216, 222

Krankenhausaufenthalt 17
Krankenwohnungen 17, 249
Krankheit, Erkrankung 17, 26, 28ff., 56, 60ff., 68, 70, 73f., 83ff., 88f., 91, 98, 101, 107f., 112, 114ff., 122, 131ff., 148, 150f., 158, 167, 169ff., 174, 177f., 185, 197ff., 220, 241, 256
Krankheitsentstehung 26, 31
Krebs, Tumorerkrankung, Carzinom 60, 64f., 74, 100, 104, 121ff., 125f., 150, 198, 217ff., 225, 228ff.
Kreuzweh 112
Kunst 83ff., 89, 99, 181ff.
Kunsttherapien 24, 50, 83ff., 111, 113, 115, 118f., 126, 154, 180, 250, 256

Lavendel 129
Leben 23, 29, 50, 66, 68, 99f., 197, 199, 215, 221
Lebenslauf s. Biographie
Lebensleib s. Ätherleib unter Wesensglieder
Leib 29ff., 40, 61, 75, 84, 86, 92, 102, 107f., 118, 122, 129, 133, 138, 141, 159, 170, 178, 189, 191, 198, 207, 241, 248
Leier 95, 97
Leukämie 225
Licht 58, 154, 156, 159, 163, 223, 225, 236f.
LSD 135
Lungenentzündung 63, 135
Magengeschwür 31
Magersucht s. Anorexia nervosa
Makrokosmos 87, 240
Malen, Maltherapie 86, 88ff., 118, 129, 135, 142, 154, 180, 182, 193
manisch-depressive Erkrankungen 131, 134
Materialismus, materialistisch 27, 83, 156, 255
Medikamentöse Behandlung 115
Meditation 44
Mensch s. Naturreiche
Mescalin 135
Metamorphose 243
– der Regenerations- in Gedankenkräfte 68
– der Wachstums- in Gedankenkräfte 66, 68, 190
midlife crisis 147
Mikrokosmos 87, 167, 243
Mineralisierungsprozesse 202
Mistel (Viscum album), Misteltherapie, Mistelpräparate 121, 123ff., 129, 208, 217ff., 225ff.
Mondknoten 76
Moorextrakt 129
Morbus Crohn 100
mündiger Patient 15, 28
Mündigkeit 26, 67
Musik, Musizieren, Musiktherapie 86, 88, 93ff., 101, 112, 118, 129, 135, 142f., 154, 169f., 176, 193
Muttermilch 60

Naturerkenntnis 30
Natur 49, 197f., 200f., 209ff., 220f., 229, 234f., 256
Naturheilkunde 250, 256
Naturheilmittel 58
Naturreiche 197f., 200, 220
– Mensch 197f., 200, 216f., 227

– mineralische Natur 24, 197f., 200
– Pflanze 24, 197f., 200, 227, 242
– Tier 24, 197f., 200, 216, 227
Natursubstanz(en) 201, 210, 220f., 240
Naturwissenschaft, naturwissenschaftlich 29f., 42f., 47, 62, 155ff., 215, 220f., 224, 227, 229, 231, 235, 243
Nervensystem 199
Nervosität 248
Neugeborenensterblichkeit 57
Neurologie 20, 22, 176
Nierenschmerzen 112

Organismus 51, 67f., 94, 98ff., 121ff., 127, 129, 138, 154, 170, 174, 198f., 200f., 203, 211, 230f., 237, 240f.
Organkrankheiten 111, 151
Organsprache 112
Orthopädie 20, 22

Packungen 62
Pädagogik 68, 141
Pädiatrie s. Kinderheilkunde
Pastoralmedizin 24
Patientenbewegung 247
Pflanze (s. auch Naturreiche) 211, 216, 235, 241
Pflanzenbetrachtungen 172
Pflege 177ff., 211, 237
Pharmazeutische(r) Verfahren, Prozeß 201ff., 207, 213, 221, 231f., 234, 240f.
Pharmazie 20, 172, 200, 204f., 207, 242, 244
Physiotherapie 142
Phytotherapie 249
Plastizieren, plastisch therapeutisches Gestalten 86, 88f., 90, 135, 154, 169, 172, 180, 182, 193
Polyarthritis 105, 126f.
Potenzieren 204f., 213, 220
Präexistenz 54, 188
Präventivmedizin 16, 68
«Programmierte Geburt» 47f.
Prophylaxe 174
Psychiatrie 20, 22, 176
Psychopharmaka 134f.
Psychosen 131ff.
Psychosomatik 53, 100, 103, 107ff., 127, 138, 176, 207
Psychotherapie 24, 26, 107, 111, 113, 115f., 133, 135
Pubertät 117, 136
Pubertätsmagersucht s. Anorexia nervosa
Puls 29f., 94, 96ff., 99, 122, 132

Rachitisvorsorge 62
Regenerationskräfte 66, 68, 198f.
Rehabilitation 185
Reiten 142
Religiosität 78, 143
Rheumatische Erkrankungen 104, 126ff.
Rhythmisches System 30, 114, 205
Rhythmus, Rhythmen 30f., 38, 42, 49f., 60, 76, 85, 96ff., 122, 125, 133, 142, 153, 191f., 197, 204, 213, 220, 230
Rhythmusstörungen 109f.
Riechen 149

Schädel-Hirn-Trauma 102

Schicksal 26ff., 31, 35f., 45, 49f., 70, 76, 80, 143, 147, 157, 161, 168, 170, 186
Schizophrener Formenkreis 134
Schlaf, schlafen 30, 50, 122, 125, 150f., 153, 239
Schlafbewußtsein 114
Schlaganfall 97
Schmecken 59, 149
Schmerz, Schmerzen 38, 45, 50f., 55, 58, 74, 84, 105, 111f., 126, 128, 155, 157, 159, 199, 239, 241
Schularzt 64, 68
Schulmedizin 20, 22, 54, 168, 250, 256
Schulung, Schulungsweg 52, 116, 255
Schwangerschaft 40, 44, 54
Schwefel 129
Schwerhörigkeit 148
Seele 18, 23, 29ff., 40, 54f., 56, 61, 66, 75, 77, 84, 86, 92, 94f., 102, 107f., 111ff., 122, 127, 129, 131, 133f., 158f., 162f., 167, 170, 193, 199, 207, 241, 243, 248
Seelenleib s. Astralleib unter Wesensglieder
Seelenpflege-bedürftige 140, 145
Seelische Hygiene 193
Selbsterkenntnis 25, 116
Selbsterziehung 25, 31, 116, 248, 256
Selbstheilungskräfte 17, 23, 32, 62f.
Selbstlosigkeit 39, 138
Selbstmedikation 210
Selbstverantwortung 31f., 251
Selbstverwirklichung 138f.
Sexualverhalten 138
Sieben-Jahres-Rhythmus 76
Sinnes-Nerven-System 114, 205
Sinnesorgane, Sinnesfunktionen 53, 56, 59, 64, 148f., 152
Sklerose 150f., 198f.
Sozialarbeit 143
Spiegelung der Lebensalter 150
Sprache, Sprechen, Sprachgestaltung 19, 86, 88, 101, 112, 119, 142, 150, 170, 176
Sterbebegleitung 155, 158, 161f.
Sterben s. Tod
Stoffwechsel 63, 99f., 126, 129, 153, 197, 199
Stoffwechsel-Gliedmaßen-System 114, 134, 205
Stoffwechselerkrankungen 104
Stutenmilch 60
Substanz(en) 17, 23, 67, 197f., 200ff., 207, 233f., 236ff., 241ff., 256
Substanzkunde 172

Tagesstätten 143
Tastsinn 149, 182
Temperament 43, 49, 109,132, 178
Theaterspiel 89, 119, 193
Therapeutische Beziehung 118
Therapeutische Gemeinschaft 164, 180
Therapiefreiheit 224, 250
Tiefenpsychologie 133
Tier s. Naturreiche
Tierversuche 214
Tod, Sterben 27, 35, 39, 43f., 53, 68, 78, 114, 122, 131, 143, 148, 151ff., 155ff., 167, 177, 188ff.
Todesangst 111, 153f.

Traum, Träumen 43
Traumbewußtsein 114
Trotzphase 117, 136
Tumorerkrankung s. Krebs

Unterbewußtsein 114

Verbrennungsprozesse 202f.
Verdauung 67
Vererbung 28
Verflüssigungsprozesse 202f.
Verhaltenstherapie 133f.
Verluftungsprozesse 202f.
Volksmärchen 35, 148

Wachbewußtsein 114
Wachen 30, 50, 122, 150f.
Wachstum 63ff., 197, 233
– geistiges 67f.
– leibliches 67
Wachstumskräfte 66
Wahrnehmung, wahrnehmen 43f., 55, 86f., 94, 96, 99, 103, 118, 134, 149, 169, 180, 193, 197
Waldorfschule 64, 66, 68, 143, 175
Wärme 35, 63, 83, 125, 153, 202, 205, 207, 212, 223, 225, 239
Wärmeorganisation 129, 149
Wegwarte (Cichorium intybus) 64
Wesensglieder 23f., 43, 46, 50f., 63, 150, 172, 202
– Astralleib 23f., 43, 46, 63, 150f., 169, 178, 200, 203
– Ätherleib 23f., 43, 46, 63, 65, 83, 147, 150f., 153, 169, 178, 200, 203
– Ich, Ich-Organisation 23f., 25f., 28, 31, 43, 46, 52f., 63, 78, 109, 114f., 121, 152, 154, 156, 158f., 167, 170, 178, 198, 200, 203, 231, 256
– physischer Leib 23, 41, 46, 50, 147, 178, 200, 203, 231
Wickel 24, 62, 153
Wiederverkörperung, wiederholte Erdenleben 27, 40, 76, 194
Wissenschaftsmethode 168, 243
Wollen, Wille 23, 29, 63,85ff., 114, 127, 133f., 139

Zahn- und Kieferheilkunde 20, 22
Zeichnen 89, 180ff.

Anthroposophisch orientierte Medizin

Bitte beachten Sie auch die nachfolgenden Seiten mit Informationen über weiterführende Literatur des Verlages zum Thema dieses Buches.

Auf Anforderung übersenden wir Ihnen gerne kostenlos unser Gesamtverzeichnis.

Verlag Freies Geistesleben GmbH
Postfach 13 11 22
7000 Stuttgart 1

Telefon: 0711/28 32 55
Telefax: 0711/ 262 46 06

Verlag Freies Geistesleben

Anthroposophisch orientierte Medizin

Gesundheit und Krankheit
Acht Vorträge von Rudolf Steiner.
Ausgewählt und herausgegeben
von Otto Wolff.
Rudolf Steiner – Themen aus dem
Gesamtwerk 10
3. Auflage 1992, 192 Seiten, kartoniert

Otto Wolff
Heilmittel für typische Krankheiten
Zu den von Rudolf Steiner methodisch
neu konzipierten Heilmitteln.
Menschenwesen und Heilkunst 18
2. Auflage 1992, 48 Seiten, kartoniert

Otto Wolff
Anthroposophisch orientierte Medizin und ihre Heilmittel
Sozialhygienische Schriftenreihe 20
5., erweiterte Auflage 1990,
62 Seiten, kartoniert

Was sind potenzierte Heilmittel?
Zum Verständnis der homöopathischen
und anthroposophischen Medizin.
Hrsg. von Willem F. Daems.
Praxis Anthroposophie 23
2. aktualisierte und erw. Auflage 1993.
Ca. 140 Seiten, kartoniert

Otto Wolff
Die naturgemäße Hausapotheke
Praktischer Ratgeber für
Gesundheit und Krankheit.
Sozialhygienische Schriftenreihe 16
5. Auflage 1990, 62 Seiten, kartoniert

Walther Bühler
Der Leib als Instrument der Seele
in Gesundheit und Krankheit.
Sozialhygienische Schriftenreihe 1
11. Aufl. 1990, 87 Seiten, kartoniert

Verlag Freies Geistesleben

Anthropospohisch orientierte Medizin

Krankenpflege zu Hause
auf der Grundlage der anthroposophisch orientierten Medizin
Herausgegeben von A. van Benthem.
Aus dem Holländischen von Angelika Sandkühler.
Sozialhygienische Schriftenreihe 10
3. Auflage 1988, 164 Seiten, kartoniert

Georg Kühlewind
Vom Normalen zum Gesunden
Wege zur Befreiung des erkrankten Bewußtseins.
Sozialhygienische Schriftenreihe 11
4. Auflage 1991, 248 Seiten, kartoniert

Der krebskranke Mensch in der anthroposophischen Medizin
Eine Hilfe zum Verständnis und zum Umgang mit der Krankheit.
Herausgegeben von Markus Treichler, mit Beiträgen von Andreas Goyert, Markus Treichler, Pirkko Ollilainen und Ludger Simon.
Sozialhygienische Schriftenreihe 17
1988. 188 Seiten, kartoniert

Klaus Dumke
Aids – Die tödliche Befruchtung
2. Auflage 1989. 152 Seiten, kartoniert

Olaf Koob
Erkennen und Heilen
Anthroposophische Gesichtspunkte zur seelischen Hygiene.
Sozialhygienische Schriftenreihe 12
2. Auflage 1988, 171 Seiten, kartoniert

Simeon Pressel
Bewegung ist Heilung
Der Bewegungsorganismus und seine Behandlung.
Sozialhygienische Schriftenreihe 13
3., erweiterte Auflage 1993.
Ca. 200 Seiten, kartoniert

Mit Kindern leben

Mit Kindern leben
Zur Praxis der körperlichen und seelischen Gesundheitspflege.
Sozialhygienische Schriftenreihe 8
3. Auflage 1984. 277 Seiten, kartoniert

Henning Köhler
Jugend im Zwiespalt
Eine Psychologie der Pubertät für Eltern und Erzieher.
3., durchgesehene Auflage 1992
232 Seiten, gebunden

Walter Holtzapfel
Krankheitsepochen der Kindheit
Menschenkunde und Erziehung 11
4., durchgesehene und erweiterte Auflage 1984
94 Seiten, kartoniert

Heinz Herbert Schöffler
Kind im Wandel des Jahrhunderts
Ein Kinderarzt zur Situation.
1985. 124 Seiten, kartoniert

Henning Köhler
Die stille Sehnsucht nach Heimkehr
Zum menschenkundlichen Verständnis der Pubertätsmagersucht.
1987. 233 Seiten, kartoniert

Verlag Freies Geistesleben

falter

In der Lösung von Rätseln, die uns die eigene Seele aufgibt, entfaltet sich das Geheimnis der menschlichen Freiheit.

Julian Sleigh
Lebenskrisen
Zwölf Schritte zu ihrer Bewältigung.
Aus dem Englischen von Susanne Lenz.
falter 4
2. Auflage 1990, 84 Seiten, gebunden

Paul von der Heide
Das helfende Gespräch
Schritte der Ich-Tätigkeit.
falter 7
1991. 109 Seiten, gebunden

Almut Bockemühl
Zeit des Sterbens
Vom Hingang eines alten Menschen.
falter 8
1991. 80 Seiten, gebunden

Henning Köhler
Vom Rätsel der Angst
Wo die Angst begründet liegt und wie wir mit ihr umgehen können.
falter 11
1992. 159 Seiten, gebunden

Jacques Lusseyran
Ein neues Sehen der Welt
Gegen die Verschmutzung des Ich.
falter 15
Neuausgabe 1993. Ca. 100 Seiten, gebunden